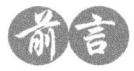

呼吸系统疾病是严重危害人们身体健康的常见病、多发病。人的呼吸与自然中的空气息息相关，人通过呼气将体内代谢的二氧化碳排出体外，通过吸气将自然界的新鲜氧气吸入体内，并通过肺组织将氧气运送到全身。呼吸系统不仅有呼吸功能，还对全身免疫、代谢、生化、内分泌等系统具有调节功能，所以人与自然之关系表现得最为紧密。随着人类社会的进步与经济的发展，在生活水平不断提高的同时，人们也面临着环境污染造成各种疾病增加的挑战，尤其是呼吸系统疾病的发病率呈逐年增加的趋势。提高人民群众的健康保护意识和医务人员的疾病防治水平已经成为当前的重要任务。为了满足广大人民群众对健康知识的需求以及对呼吸系统疾病了解的愿望，我们在总结临床实践经验的基础上组织编写了此书，以提高人们对呼吸系统疾病的认识。

本书内容涵盖了临床呼吸系统疾病的诊断与治疗，包括：呼吸系统解剖学、呼吸系统疾病常见症状、呼吸系统疾病常用治疗技术、呼吸系统疾病的药物治疗、肺部感染性疾病、弥漫性肺疾病、膈肌疾病、睡眠呼吸障碍疾病、职业性肺病、肺部肿瘤及呼吸系统急危重症等内容。本书内容新颖，实用性强，并附以图表，使阐述简明易懂。

在编写本书的过程中，我们希望能博采众长，吸收呼吸系统科学疾病研究的最新成果，因而也借鉴了一些前沿呼吸系统诊治方法与理论，在此，向各位专家学者和一线医务工作者表示感谢。尽管力求著作的科学性与实用性，但仍有可能因为医疗经验、学识水平的限制，使本书存在考虑不周之处，甚至出现一些错误恐亦难以避免，欢迎同仁及读者批评指正。

编 者
2021 年 1 月

呼吸内科常见疾病新规范

主 编 常静侠 等

河南大学出版社
HENAN UNIVERSITY PRESS
·郑州·

图书在版编目（CIP）数据

呼吸内科常见疾病新规范 / 常静侠等主编. -- 郑州：河南大学出版社, 2021.1
ISBN 978-7-5649-4569-5

Ⅰ. ①呼… Ⅱ. ①常… Ⅲ. ①呼吸系统疾病 – 诊疗 Ⅳ. ① R56

中国版本图书馆 CIP 数据核字（2021）第 026900 号

责任编辑：林方丽
责任校对：聂会佳
封面设计：陈盛杰

出版发行：河南大学出版社
    地址：郑州市郑东新区商务外环中华大厦 2401 号
    邮编：450046
    电话：0371-86059750（高等教育与职业教育出版分社）
        0371-86059701（营销部）
    网址：hupress.henu.edu.cn
印 刷：广东虎彩云印刷有限公司
版 次：2021 年 1 月第 1 版
印 次：2021 年 1 月第 1 次印刷
开 本：880 mm × 1230 mm 1/16
印 张：12.25
字 数：397 千字
定 价：75.00 元

（本书如有质量问题，请与河南大学出版社营销部联系调换。）

编 委 会

主　编　常静侠　李　娜　杜焰家　巫雄辉
　　　　　刘育良　魏　然　李志伟　井元红

副主编　钟子双　张华根　郑　阳　龚小艳　郭素娟
　　　　　冯　静　杨　希　严　丽　卿　瑞

编　委（按姓氏笔画排序）
井元红　中国人民解放军联勤保障部队第九八八医院
冯　静　郑州颐和医院（河南大学颐和医院）
先　俊　江门市中心医院
刘育良　梅州市人民医院（中山大学附属梅州医院）
严　丽　安徽医科大学第一附属医院
杜焰家　梅州市人民医院
巫雄辉　河源市人民医院
李志伟　西部战区总医院
李　娜　深圳市龙岗中心医院（深圳市第九人民医院）
杨　希　湖北医药学院附属襄阳市第一人民医院
张华根　梅州市人民医院（中山大学附属梅州医院）
陆婷婷　郑州人民医院
郑　阳　黄委会黄河中心医院
钟子双　梅州市人民医院（中山大学附属梅州医院）
卿　瑞　重庆市开州区人民医院
郭素娟　香港大学深圳医院
龚小艳　孝感市中心医院（武汉科技大学附属孝感医院）
常静侠　郑州大学第一附属医院
魏　然　郑州人民医院

目录

第一章 呼吸系统解剖学 ... 1
- 第一节 上呼吸道 ... 1
- 第二节 下呼吸道 ... 4
- 第三节 肺的组织结构 ... 7
- 第四节 肺脏血液循环 ... 11
- 第五节 肺的淋巴系统和神经 ... 12

第二章 呼吸系统疾病常见症状 ... 13
- 第一节 咳嗽 ... 13
- 第二节 咯血 ... 20
- 第三节 胸痛 ... 27
- 第四节 呼吸困难 ... 28
- 第五节 发热 ... 30

第三章 呼吸系统疾病常用治疗技术 ... 34
- 第一节 机械通气 ... 34
- 第二节 氧气疗法 ... 43
- 第三节 吸入疗法 ... 51

第四章 呼吸系统疾病的药物治疗 ... 55
- 第一节 β受体激动剂 ... 55
- 第二节 糖皮质激素 ... 66
- 第三节 茶碱类药物 ... 71

第五章 肺部感染性疾病 ... 77
- 第一节 急性上呼吸道感染 ... 77
- 第二节 急性气管-支气管炎 ... 79
- 第三节 慢性支气管炎 ... 80
- 第四节 流行性感冒 ... 85

第六章 弥漫性肺疾病 ... 90
- 第一节 弥漫性肺疾病概述 ... 90
- 第二节 特发性肺纤维化 ... 93
- 第三节 隐源性机化性肺炎 ... 98

第七章 膈肌疾病 ... 101
- 第一节 膈肌感染性疾病 ... 101
- 第二节 膈膨出 ... 102
- 第三节 膈疝 ... 104
- 第四节 膈肌麻痹 ... 105
- 第五节 膈肌肿瘤 ... 106

第八章　睡眠呼吸障碍疾病 108
第一节　阻塞性睡眠呼吸暂停低通气综合征 108
第二节　以指南指导睡眠呼吸暂停综合征的临床诊治 111
第三节　无创正压通气在阻塞性睡眠呼吸暂停综合征的应用 112
第四节　阻塞性睡眠呼吸暂停综合征的系统性损害 114
第五节　睡眠呼吸暂停综合征研究热点 116

第九章　职业性肺病 118
第一节　尘肺病 118
第二节　金属粉末沉着症 141
第三节　铍病 144

第十章　肺部肿瘤 149
第一节　气管肿瘤 149
第二节　原发性支气管肺癌 150
第三节　肺部其他原发性恶性肿瘤 162

第十一章　呼吸系统急危重症 165
第一节　急性肺损伤/急性呼吸窘迫综合征 165
第二节　呼吸衰竭 173
第三节　支气管哮喘 181

参考文献 191

第一章

呼吸系统解剖学

第一节 上呼吸道

上呼吸道由鼻、口腔以及咽腔构成（图1-1）。从通气角度而言，作为呼吸系统的开口，上呼吸道是吸入气流进入下呼吸道的必由径路；同时，上呼吸道作为整个呼吸道清除防御机制的重要组成部分，还有滤过和清除吸入气流中的微小异物、对吸入气流提供有效的温化和湿化处理的重要功能；上呼吸道空间约占气道解剖无效腔的30%到50%，因此对肺泡通气也有着重要的影响。当然，上呼吸道的完整对发音和嗅觉功能也是至为关键的。喉在解剖学上虽属下呼吸道，但是从功能上考虑，则应属上呼吸道的一部分。

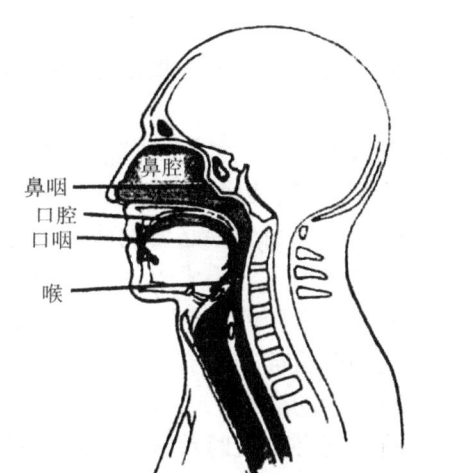

图1-1 上呼吸道由鼻、口腔及其后的咽腔构成

一、鼻

鼻由外鼻和鼻腔构成。外鼻的上三分之一由刚性的鼻梁骨所支撑，其下三分之一则为鼻软骨。鼻腔位于硬腭之上，鼻中隔将其一分为二。

鼻腔是一有骨骼支撑的刚性器官，在吸气相气道内压形成负压时可以保护鼻通道不因受大气压迫而增加阻力。鼻腔的形状进口小而出口大，吸入气流进入鼻腔后即可扩布而与鼻黏膜表面有最大的接触，有利于有效地吸收其温度和湿度。鼻腔内壁均由黏膜覆盖，其前部三分之一为鳞状上皮组织，其余则均为假复层纤毛柱状上皮。鼻黏膜上毛细血管、杯状细胞及腺体等分布十分丰富，因此鼻具有温化、湿化以及滤过、清洁吸入气流的基本功能。

鼻中隔前部为软骨，可因偏移而造成一侧鼻道的狭窄。在放置经鼻人工气道时，如果一侧插入困难常是鼻中隔偏移所致，改从对侧插入则多能成功。

在两侧鼻腔的侧壁上各排列有三条前后方向的弯曲骨性突起，是为鼻甲。鼻甲下方的鼻腔通道自上而下分别称为上、中、下鼻道。鼻甲的存在增加了鼻腔黏膜的表面积。成人鼻腔的容积仅约30 cm³，其表面覆盖的黏膜面积却达 160 cm² 左右,鼻黏膜与经鼻气流之间因此可有充分的湿热交换,是为鼻腔温化、湿化功能的解剖结构基础。一般,鼻黏膜上每天为湿化吸入气流所提供的水分可达 1 000 mL 左右,吸入气流经过鼻腔而到达鼻咽水平时其相对湿度可以提高到 75%~80%。

在鼻腔之前,鼻前庭密布的鼻毛、鼻道的弯曲径路、鼻黏膜表面丰富的黏液则可以截留、沉积、黏着吸入气流中的异物颗粒,是呼吸系统清除防御机制的第一道屏障。临床上建立各种形式的人工气道时吸入气流可因改道绕过鼻腔,或者由于吸入鼻内的气流量过大而得不到鼻的有效温化、湿化,在这些情况下即均须以人工手段对吸入气流进行有效的温化、湿化或气雾化处理,这也是呼吸治疗中的重要内容之一。

二、咽

咽为上呼吸道鼻腔和口腔后方的空间,又可分为鼻咽、口咽和咽喉三部分。

(一)鼻咽部

鼻咽部的位置最高,在软腭的上方,因为与鼻腔后方相连故名之。鼻咽腔的上界为颅底蝶骨及枕骨的基底部,后方为咽后壁。鼻咽部覆盖着带纤毛的假复层柱状上皮。鼻咽部有咽鼓管开口,咽鼓管沟通鼻咽腔及中耳,对中耳内的液体引流至为重要,并因此而维持中耳内的适当气压和鼓膜的正常运动。

任何影响鼻咽腔内咽鼓管开口引流通畅的因素都有可能引起中耳炎和听力下降。在需要保持咽部通道的通畅而留置鼻咽导管或气管插管时,可能会因导管压迫咽鼓管开口而造成不良反应。

(二)口咽部

口咽部为软腭与舌根之间的气道空间,系鼻咽部向下的延续。口咽腔同时与前方的口腔相沿,故实为鼻、口两个方向而来的气流径路,因此在上呼吸道梗阻时根据患者的具体情况,可有经鼻或经口建立人工气道的两种选择。

口咽后壁上丰富的淋巴组织,包括扁桃体,则为呼吸系统清除防御机制中的重要环节。

(三)喉咽部

喉咽部为咽的最深部,在舌根以下到食管开口之间,其前方即为喉。喉咽部周围均为肌肉软组织结构,缺乏骨性支撑,所以在昏迷、麻醉等意识丧失的情况下或者睡眠呼吸暂停综合征及帕金森综合征等患者,都可以因为局部肌肉特别是舌肌的松弛而失去必要的张力支撑,加上患者又多处仰卧,因而极易造成舌根后坠,不同程度地堵塞此段咽部气道,成为常见的气道急诊。

此外,进行气管插管时需要看清的一些重要解剖标志如会厌、会厌角、会厌杓状软骨反折及杓状软骨等。因此喉咽部在上呼吸道气道管理和气管插管中有着重要的意义。

头的位置对喉咽部气道是否通畅有很大的影响。人在低头时,咽部气道因为大角度前曲、咽后壁向前压迫而可能会有不同程度的堵塞,造成与平卧位时舌根后坠同样的后果。但是,无论体位如何,只要将颈部垫起、头部后仰,便可使咽后壁后移,并使整个上呼吸道口、咽及喉拉直在一条轴线上;如果将下颌上抬而带动舌根前移,则更可加大咽部气道前后壁间的空间(图1-2)。

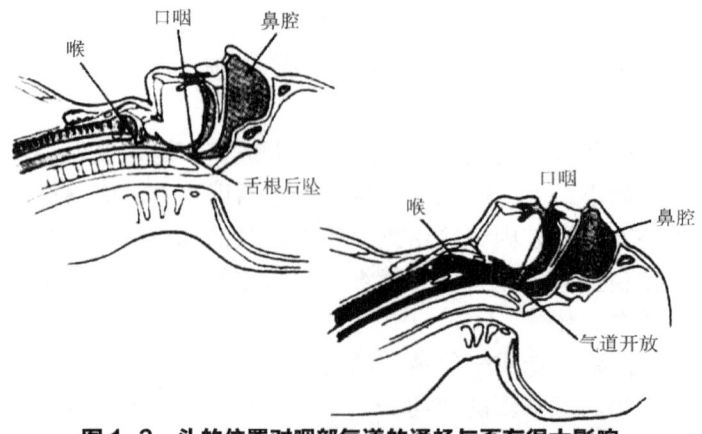

图 1-2 头的位置对咽部气道的通畅与否有很大影响,头部后仰可以增加咽喉壁与舌根的距离而开放咽部气道

在心肺复苏、咽部气道梗阻，或者需要气管插管、支气管镜介入时都应采取这个位置使患者的咽部气道得到满意的开放和暴露。

口咽及舌咽部分布着第九对颅神经即喉返神经感觉支的末梢。咽部受刺激时，冲动经反射弧由第十对颅神经即迷走神经的运动支传出而形成呕吐及吞咽动作，将异物排出或吞入食管内，以防气管吸入，是为咽反射。咽反射为正常人呼吸道所有的保护性反射之一。病理情况下如药物过量、麻醉、中枢神经系统病变或昏迷时，咽反射可能消失而造成气道吸入。由于咽反射较喉反射、气管反射及气管隆嵴反射等其他三个保护性反射受损早而恢复晚，因此被用来作为评估整个呼吸道保护性反射机制是否完好的指标。

三、喉

喉的体表解剖位置在颈前第四到第六颈椎水平，为上、下呼吸道连接的部位，其上为喉咽部，往下则与气管相连。喉具有四个方面的基本功能：连通上、下呼吸道，保护下气道以免异物进入，参与咳嗽动作及语言发声。

喉是由软骨群构成的中空器官，各软骨由喉肌群及膜状组织相连。甲状软骨为喉中最大的一块软骨，由两翼在前正中相连，形成"喉结"。甲状软骨的下方借环甲膜与环状软骨相连，在体表上，紧接甲状软骨下缘约指尖宽的间隙即为环甲膜的投影位置。环甲间隙有重要的临床意义，环甲膜穿刺和紧急情况下的环甲膜切开术均由此处进入气管。

喉的开口为声门，约在甲状软骨下部的水平，为两侧声带间的间隙。声带为杓状软骨与甲状软骨间的一对韧带膜，其前部结合在一起附着于甲状软骨上，后部则附着在甲状软骨后方两侧之活动的杓状软骨上，因此两侧声带的边缘所形成的声门为一扇面向后的八字形开口（图1-3）。声带的活动由杓状软骨所牵动，除了发声之外也随呼吸舒缩，吸气时声门开大，特别在深吸气时声门明显打开，屏气时则可关闭成一细缝。在成人，声门为上呼吸道最狭窄的部位，各种原因的声带水肿较容易造成声门的明显梗阻甚至引起窒息，是最为紧急的气道急诊。但在幼儿，上呼吸道最狭窄的部位则在声门稍下的环状软骨水平，相应的声门下水肿造成的梗阻和威胁也要更大。

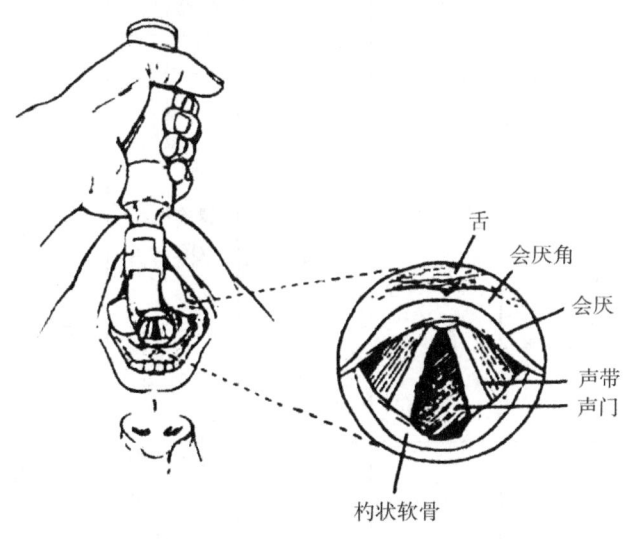

图1-3 喉的解剖

声带为甲状软骨与杓状软骨之间两片膜性韧带的增厚边缘，两侧声带在前并在一起附于甲状软骨，而在后方则分开附着于杓状软骨，其间的八字形裂隙即为声门。声门为喉的开口，也即进出气管的关卡

会厌为一片叶状弹性软骨，也为喉的重要组成（图1-4）。会厌的基底部附于甲状软骨前缘，其游离的体部可以后翻盖住喉的上口而将声门封闭，这在吞咽时可防止食物吸入气管。

喉反射为呼吸道保护性反射之一。喉部受到异物刺激时，冲动由迷走神经感觉支传入，通过迷走神经运动支、喉返神经传出，使声带合拢、会厌关闭而制止异物进入气管内。各种病理情况下特别在昏迷时，喉反射可能消失而造成气道吸入甚至窒息。喉黏膜由上皮覆盖，在声带以上为复层鳞状上皮，声带以下部位的喉黏膜则为假复层柱状纤毛上皮。

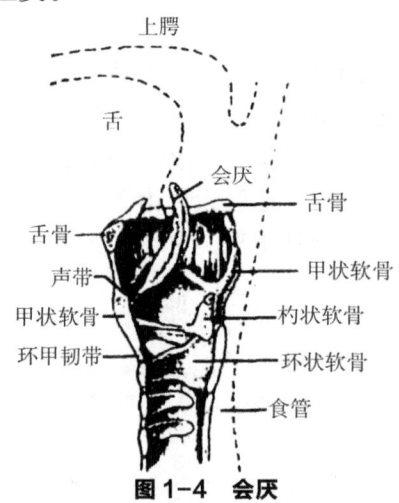

图 1-4　会厌

会厌为叶片状软骨，其基底附着于甲状软骨前缘，吞咽和屏气时游离的体部可在咽喉肌肉群的支配下覆盖喉的上口

第二节　下呼吸道

下呼吸道从气管开始，分支为主支气管、叶支气管、段支气管，越分越细，直到肺泡共分24级。其中，从气管到终末细支气管为气体的传导部分，从呼吸性细支气管到肺泡为气体的交换部分（表1-1）。

表 1-1　支气管分支的名称、级数及其结构特点

气管	等级	数目	直径（mm）	软骨	平滑肌	营养	供应范围	位置关系	上皮
气管	0	1	18	U 型	连接软骨的缺口处	支气管循环	两肺、单肺、肺叶、肺段、次级小叶	与血管（主要与动脉）伴行，居于结缔组织的包鞘内	纤毛柱状上皮
支气管	1	2	13						
叶支气管	2~3	4~8	7~5	不规则或螺旋形软骨片	螺旋形的平滑肌束				立方上皮
段支气管	4	16（18）	4						
小支气管	5~11	32~2 000	3~1						
细支气管及终末细支气管	12~16	4 000~65 000	1~0.5	缺如	发达的螺旋形平滑肌束		初级小叶	直接位于肺实质内	立方上皮向扁平上皮过渡
呼吸性细支气管	17~19	13 000~50 000	0.5以下		平滑肌束介于肺泡之间	肺循环			
肺泡管	20~22	1 000 000~4 000 000	0.3		薄的平滑肌束布于肺泡膈内		肺泡	组成肺实质	肺泡上皮
肺泡囊	23	8 000 000	0.3以下						
肺泡	24	3亿以上							

一、气管

在结构上由透明的 C 形软骨环作为支架，内覆黏膜，外被结缔组织及平滑肌纤维所形成。气管为喉与气管叉之间的扁圆形管道。气管软骨环呈 C 形铁蹄形（约占气管周径的 2/3），直径约 1.8 cm，横径比矢径大 1/4。其数目为 12～19 个不等，以 14～16 环居多数，占 87%，男性比女性平均多一个软骨环。每一气管软骨环都可能形成倒置的 Y 型叉。气管起于环状软骨下和纵隔内的分叉之间，全长约 11 cm，可分为颈部和胸部两段。颈段气管较短，上端与喉相接，下界为胸廓上口平面，其后为食管，前面有皮肤、颈部筋膜、胸骨舌骨肌和胸骨甲状肌覆盖，在活体上于颈静脉切迹处可以触及；胸段气管系从胸廓上口平面至气管叉之间的一段，较颈段长，居上纵隔内，两胸膜囊之间。气管的上端紧接喉部，下端则由两根主支气管与心包膜背面的结缔组织纤维固定在纵隔内。气管两端有一定的活动范围，其长度可略有改变，一般在 10～12 cm。由于肺的影响，气管分叉略向右侧偏移。人体所处位置及运动可影响气管的位置及长度。

二、主支气管

气管在分叉处分为左右支气管（又称主支气管）。左右支气管之间的角度（即气管分叉处夹角），一般为 65°～80°，平均 70°。该角度大小有重要意义，角度过大提示气管分叉下淋巴结肿大，角度过小提示可能因一侧支气管受压移位所致。支气管壁的构造与气管类似，软骨环相对较小，膜壁相对较大，软骨环的数目左、右不等，右侧的一般为 3～4 个，左侧一般为 7～8 个。

三、支气管树

（一）右支气管

右支气管较左支气管粗、短和陡直，平均长度男性为 2 cm，女性为 1.9 cm，与气管中轴延长线之夹角为 25°～30°，相当于第 5 胸椎水平经右肺门入右肺。异物坠入右支气管机会较多，吸入性病变如肺脓肿也以右侧为多，尤以右下叶更著。此外，行支气管镜检查或支气管插管也以右侧较容易。

（二）左支气管

左支气管较右支气管细长和更趋于水平位，平均长度为男 4.8 cm，女 4.5 cm，与气管中轴延长线之夹角为 40°～50°，相当于第 5 胸椎水平经左肺门入左肺。左支气管的长度约为右支气管的 2.5 倍。支气管管壁的软骨，从叶、段、亚段等支气管起，即逐渐变为不规则的螺旋形或裂解成为不完整的块片。待到达 7 级分支的小支气管，管径从 3.5 mm 缩小到 1～2 mm 时，软骨片迅速减少直至消失。

从细支气管到终末支气管，是气体传导的后 5 级膜性管道，连续于表层的立方形上皮细胞到此结束。黏膜下层组织逐渐退化变薄，肌纤维从管壁左右侧交织成为双螺旋的结构却有所增加。当肌纤维收缩时，终末细支气管黏膜可呈现出纵形皱襞。细支气管及其分支已无软骨支持，管腔的通畅性就不像软骨性气道，容易受到胸腔内压力波动的影响。

细支气管平均分出 20 根管径约 0.5 mm 的终末细支气管，每根终末细支气管再发出 50 根左右管径相似的呼吸性细支气管即为气体交换气道。

（三）支气管在肺内的分支

左右支气管肺门处按肺叶分为肺叶支气管（二级支气管），左肺分上、下叶支气管，右肺分上、中、下叶支气管。叶支气管再分为肺段支气管（三级支气管），每侧肺一般分为 10 个段支气管，每个段支气管分布于所属区域的肺组织（肺段）。肺段支气管再依次分支为细支气管、终末细支气管。从终末细支气管再向下分支即为呼吸性细支气管，肺泡突出于其壁上。

将肺内支气管剥离出来，或在活体用支气管造影剂造影观察时，可见到全部支气管反复分支，犹如树木的分支，故常称为"支气管树"。

1. 右支气管在肺内的分支

右支气管在肺内的分支即从右支气管的 1～2.5 cm 处分出右上叶支气管后，向下成为中间支气管，并由此再发出中叶支气管。主支气管的主干延伸下去即为下叶支气管。肺上叶分出尖支、后支和前支；右中叶分出外侧支和内侧支；右下叶分出背支、内基底支、前基底支、外基底支和后基底支等肺段支气管。

2. 左支气管在肺内的分支

左支气管在距离气管分支 3 cm 处进入肺。左上叶支气管分出上、下两支支气管；上支支气管分出尖后支和前支，下支为舌支支气管（相当于右肺中叶），分为上舌支和下舌支。左下叶为左支气管向下延伸的气道。分出背支后，又分出内基底支，由内基底支和前基底支合并而成。由于左上叶的尖支与后支支气管，以及左下叶的内基底与前基底支等支气管，均是合并着的，故左侧的两叶肺内，实际上只有 8 个段性支气管。

（四）支气管分支的特点及意义

支气管树以一分为二或一分为三的分支到达肺的外周。分支支气管的管径虽小于主干，但其总截面积则大于其主干。气管的管径与 4 级亚段支气管的总截面积均为 2.5 cm。但从第 5 级起，小支气管的总截面积开始增加。随着小支气管的 7 级分支成 2 050 支时，总截面积即上升到 19.6 cm^2，约为气管的 8 倍。此后又反复分成 6 万余支终末细支气管时，总截面积达 180 cm^2，为气管截面积的 72 倍。

临床上将管径小于 2 mm 者称为"小气道"，其中包括部分小支气管和细支气管。小气道具有气流阻力小和极易阻塞等特点，在平静吸气时，空气进入狭窄的鼻咽，产生涡流；到气管和大支气管的分叉处，涡流更为明显，气流阻力显著上升。在肺周围部分，支气管分为数目众多的小气道，管径的总截面积陡然增加，吸入空气到此分散，形成层流，气流阻力迅即下降，故小气道的阻力只占总气道阻力的极小部分，使吸入的空气能均匀地分布到所有肺泡内。另外，小气道为膜性气道，管壁无软骨支持。故当小气道发炎，有痰液阻塞时，或在最大呼气气道外压力大于气道内压力时，小气道极易闭合。如阻塞性肺疾病，其病变多先从小气道开始。

四、气管与支气管的组织结构

（一）气管和支气管的管壁

其组织结构相似，均由黏膜、黏膜下层和外膜构成，尤以软骨性气管及其分支最具有代表性。

（1）黏膜、黏膜上皮为假复层纤毛柱状上皮，上皮表层几乎全由纤毛细胞构成，其间散在一些能分泌黏液的杯状细胞和基底细胞，K 细胞及 Clara 细胞，纤毛细胞和杯状细胞的比例约为 5∶1；支气管分支越细，杯状细胞的数目就越少，到细支气管时黏膜仅为一层纤毛细胞和极少的杯状细胞。

（2）黏膜下层为一疏松的结缔组织层，位于黏膜的固有膜与黏膜下组织之间，二者无明显分界线，有弹力纤维和黏液腺、混合腺等分布其间（其中黏液腺占大多数，包括黏液细胞和浆细胞）并与纤维软骨层中的软骨和环形弹力纤维相联结。

（3）外膜由透明软骨和纤维组织构成。气管软骨呈马蹄形，缺口位于背侧，由平滑肌束和结缔组织连续，构成膜壁。平滑肌收缩时气管管径变小。随着支气管向外周伸延，支气管中的软骨片越来越小。到达细支气管时，壁内即不再存在软骨，而由一层排列呈螺旋状的平滑肌包绕，当该平滑肌收缩时，支气管变窄变短，在细支气管上皮中有一种无纤毛而浓染颗粒的细胞称 Clara 细胞，具有分泌功能，与生成肺泡表面活性物质有关。

（二）支气管腺体

（1）混合腺体由黏液和浆液两类分泌细胞、分泌管和收集管等构成，由导管引入气道腔的开口。主要位于黏膜下层，以中型支气管最多，密度达 1 个/mm^2，成人约 6 000 个。

（2）腺体每日的分泌量约 4 mL，为杯状细胞分泌量的 40 倍，因而较大气道的分泌物主要由腺体供应。

腺体大小及数目变化很大，其内还含有可以分泌组胺、肝素、5-羟色胺的肥大细胞、淋巴细胞和肺 K 细胞。腺体分泌受诸多因素影响，比如慢性气管炎及支气管炎时，腺泡增多，腺体增大，分泌量增加。另外，腺体分泌受迷走神经的支配，乙酰胆碱的刺激可使之增加，而阿托品抑制其分泌。α 及 β 肾上腺素能制剂的刺激，也可改变腺体的分泌量及成分。组胺、前列腺素、血管活性肠肽等递质，以及钙离子等也能改变腺体分泌的质量。腺体分泌物成分颇为复杂，有多糖、清蛋白、球蛋白、钾离子、钠离子、溶菌酶、转移因子以及某些特殊抗体。呼吸道的某些非特异性免疫功能可能与此有关。杯状细胞和浆液细胞是传导性气道上皮层的分泌细胞。在吸入异物和刺激性气体后，两种细胞的分泌量均明显增加。

（三）支气管的纤毛

（1）上下呼吸道除了声带、咽后壁等之外，均分布有纤毛。纤毛是从黏膜纤毛细胞长出，每个细胞约有200根纤毛，每平方厘米（cm^2）有15亿~20亿根。纤毛长为7~10 mm，直径为0.3 μm。表面由纤毛外膜覆盖，内部由纵行排列的微管组成。微管的数目、排列方式所有纤毛都一致。

（2）在正常生理状态下，所有的纤毛均以同一个频率（22次/秒），向同一个方向（头端）纤动，它是组成气道的黏液纤毛清除装置的主要成分之一，在维护气管支气管肺树的健康上，具有极为重要的意义。正常成人每天呼吸约900 L的空气中绝大部分有害物质是靠纤毛清除掉的，气管和支气管的纤毛呈致密的绒毯状，而末梢气道则呈孤立一簇一簇的。纤毛对外界环境变化甚为敏感，在温度过高或过低以及有害气体（如工业污染、吸烟）的作用下，其正常的纤动功能就要受到影响，当pH低于6.5时，纤毛的纤动就停止；睡眠和重力不影响纤毛的摆动；在病理情况下，如慢性气管炎或支气管炎，腺体过度分泌，纤毛不能有效摆动，黏液不能及时清除，则易阻塞小气道而发生感染；细菌和病毒又可损伤纤毛，加重感染等。另外当气管插管或切开时，直接影响了上呼吸道的湿化功能，可破坏黏液毯，使纤毛运动受影响；某些药物对纤毛运动有影响，如前列腺素能增加支气管黏液浆液的分泌量，阿托品对纤毛清除装置亦具有抑制作用。

五、气管和支气管的血液供应及淋巴回流和神经支配

（一）气管部分

（1）颈段由甲状腺下动脉的气管支分布，该支与甲状腺上动脉的气管支和支气管动脉吻合。

（2）胸段上部主要来自食管动脉的细小分支，小部分来自甲状腺下动脉。

（3）胸段下部的血液来自支气管动脉，后者的分支沿气管向上与来自食管动脉的分支互相吻合，气管周围有静脉丛通过气管静脉引流入甲状腺下静脉。

（4）气管的淋巴丰富，可分为两组。一组位于黏膜，另一组位于黏膜下层。其淋巴管入邻近的淋巴结，如支气管前淋巴结、气管旁淋巴结以及气管支气管淋巴结等。气管黏膜下层的淋巴管，在气管分叉处与动脉周围和支气管周围淋巴管吻合，气管的炎症可沿淋巴管传播到肺。

（5）气管的神经来自迷走神经的分支和喉返神经的气管支以及交感神经，它们主要分布到气管平滑肌及黏膜。

（二）支气管部分

（1）其主要由甲状腺下动脉的气管支、主动脉分出的支气管动脉、肋间动脉和胸廓内动脉的纵隔前动脉供血。

（2）支气管动脉还与肺动脉间有侧支循环，故中、小支气管远端直接由肺动脉供血。

（3）支气管的静脉回流有经气管静脉入甲状腺下静脉，经支气管前静脉入无名静脉，经支气管后静脉入奇静脉，最后均回肺静脉、上腔静脉和后纵隔静脉。

（4）支气管的淋巴也甚丰富，主要注入气管支气管淋巴结。

（5）神经来自迷走神经的支气管前支和后支、喉返神经的气管支以及交感神经的分支。

第三节 肺的组织结构

肺泡为气道最末一级亦即第二十四级的分支，是肺内进行气体交换的主要部位。不过在功能上，终末细支气管即第十七级支气管以下的分支，其管壁上就已经有气体交换，所以又称呼吸性细支气管。呼吸性细支气管约有三级分支，其上皮逐渐由纤毛柱状细胞转变为扁平鳞状细胞，而杯状细胞则几乎消失。

从第二十级分支起，呼吸性细支气管又有三级分支即肺泡管，肺泡管的管壁已经完成肺泡化，肺泡管上的平滑肌可以调节其管腔。肺泡管与肺泡相通，其末端则分支成囊状盲管即肺泡囊。第一级肺泡管与其相应的肺泡组织构成初级肺小叶，通常认为初级肺小叶是肺的基本功能单位。

肺实质和肺泡是肺组织的基本结构，肺循环的小支和肺毛细血管分布在肺实质之中。肺实质和肺泡壁上的结缔组织富含胶原纤维、弹性纤维及蛋白多糖，结缔组织所形成的网状构架是肺内的重要结构。一方面，作为肺的支架，其胶原纤维与肺泡上皮、肺毛细血管基膜的胶原纤维相融合而把肺内的组织结构组合在一起；另一方面，又通过移行相连于气道管壁上的结缔组织网络，使得肺组织与支气管连接成一个互相支持和影响的整体。

与气管支气管相比，肺泡的胚胎发育较晚。肺泡的发育在出生之后，新生儿的肺泡仅1 700万~2 000万个，到18个月时则已增长到1.3亿，接近于成人的40%。肺泡的增长基本与体表面积的增长呈线性关系。由于身长的差异，成人的肺泡一般在2.1亿到6.1亿。

成人肺泡大致为多角形，充气时其直径为200~250 μm。肺泡壁的表面由肺泡上皮所覆盖，上皮表面则有一薄层衬液；肺泡壁内有着丰富的毛细血管网以及结缔组织，但在某些部位肺泡之间则直接以肺泡隔相邻；肺泡之间存在着孔隙，称为肺泡孔，相邻肺泡内的气、液可经此交通（图1-5）。在呼吸性细支气管与相邻的肺泡间则存在着另一形式的称为Lambert's管的细小交通管道，为肺泡与细小支气管间提供更多的侧支交通，可防止局部肺泡管堵塞时其远端的肺泡发生肺泡不张。

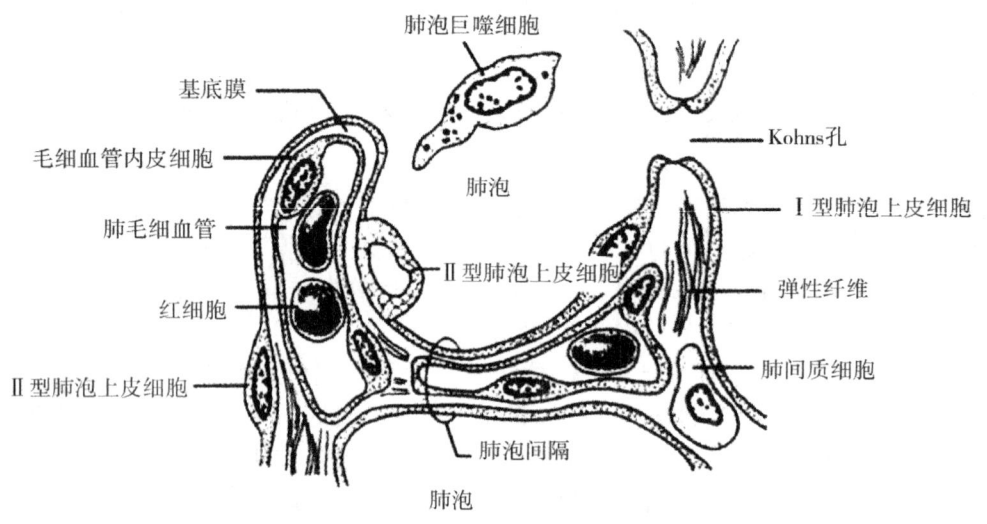

图1-5 肺泡的组织结构

一、肺泡上皮

构成肺泡上皮的细胞有Ⅰ型和Ⅱ型肺泡上皮两种，两种细胞都贴附于上皮的基膜上（图1-6）。

Ⅰ型肺泡上皮细胞为肺泡表面上主要的细胞，其面积约占肺泡表面积的95%左右。Ⅰ型上皮细胞形状扁平，胞质薄，其中含有吞饮泡，细胞之间则连接紧密（图1-6）。

Ⅰ型肺泡细胞对维持肺泡的正常结构和功能有着重要的作用。首先，因其细胞薄而细胞间连接致密，肺泡腔与毛细血管间的交换气体非常易于弥散透过上皮，而肺泡腔与肺间质内的液体和生化物质却不容易互相渗透，因而形成良好的交换屏障。其次，其胞质内的泡饮对于肺泡腔与肺间质、毛细血管间的液体和蛋白类物质则有转运作用，通过吞饮既可清除肺泡腔内的渗出物，又可将血液内的杀菌物质转运到肺泡腔内，因而是肺泡炎症和疾病恢复中的重要机制。

Ⅰ型上皮细胞对于某些致病因素甚为敏感，细胞容易变性甚至损伤脱落。例如，在有害气体吸入、重度炎症、成人呼吸窘迫综合征（ARDS）等病理情况下，Ⅱ型上皮细胞首先受损或脱落，使得交换屏障破坏，间质内的液体、炎性蛋白及细胞成分得以渗入肺泡腔内，而肺泡腔内的病原体和有害物质则可能同时进入间质及毛细血管内。

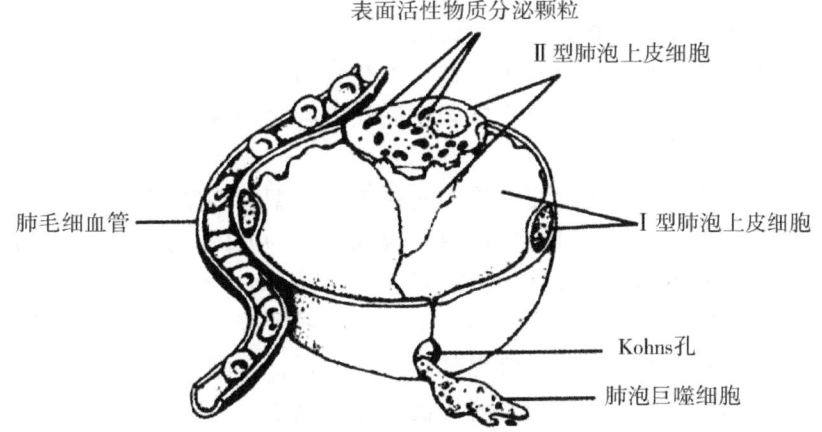

图1-6 肺泡的上皮细胞有两种

Ⅰ型上皮细胞大而扁平，大约覆盖肺泡表面的95%，对维持肺泡屏障以及肺泡内外的气体交换和物质转运等结构和功能的正常起着重要的作用；Ⅱ型细胞数目众多但体积较小，其分泌的表面活性物质对维持肺泡的稳定有着重要的作用，Ⅰ型肺泡上皮细胞的修复和更新也有赖于Ⅱ型细胞的分裂与增殖

Ⅰ型上皮为分化完全之细胞，不能再自身分裂增殖，其修复和更新有赖于Ⅱ型肺泡上皮细胞分裂、增殖为Ⅰ型上皮细胞。因此，在肺部疾病的恢复中，Ⅱ型上皮的分裂、增殖能力又成为关键的因素之一。有实验证明，在Ⅱ型上皮细胞膜上存在有糖皮质酮受体，在糖皮质酮的作用下可以形成糖皮质受体复合物而促进Ⅰ型上皮细胞的修复。

在电子显微镜下，Ⅱ型肺泡上皮细胞大致呈圆形（图1-7）。Ⅱ型肺泡上皮细胞体积较小，虽然其细胞数目约为Ⅰ型细胞的二倍，但其总的覆盖面积仅为肺泡面积的5%。

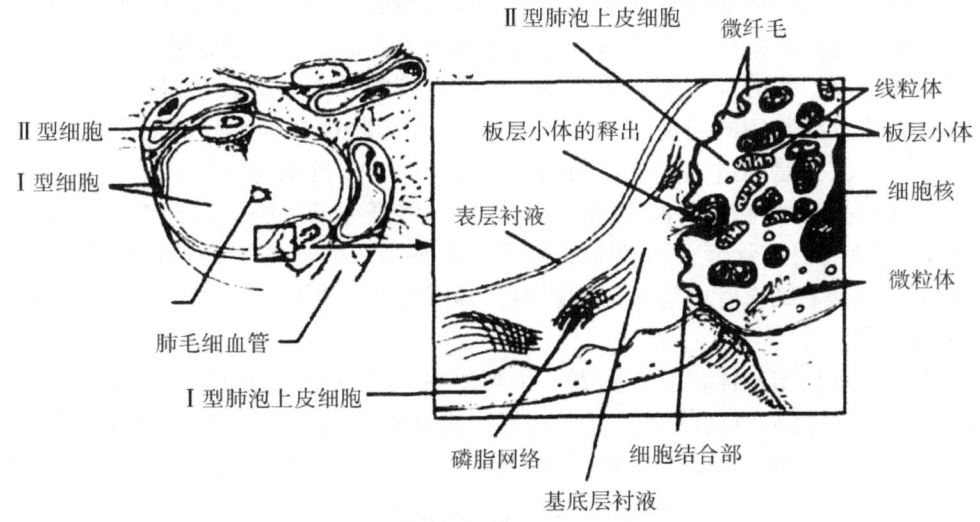

图1-7 Ⅱ型肺泡上皮细胞的电镜观察图示

Ⅱ型细胞在肺泡表面呈颗粒状，内含巨大的细胞核。在电镜下可见，Ⅱ型细胞的核内有丰富的细胞器和核颗粒，胞质内则富含线粒体、微粒体，表明其有着旺盛的代谢活动。肺泡表面活性物质由最初在近核部位形成的胞质板层小体分泌，板层小体在成熟过程中移向细胞表面，最后释入细胞外的表面衬液中。肺泡表面的衬液主要由Ⅱ型细胞表面的微纤毛所分泌。其基底层填充着细胞表面的不平，特别是Ⅰ型细胞与Ⅱ型细胞交界处形成的凹陷，使肺泡表面形成平滑的曲面；基底层中分布的网络状磷脂质，则据信是表面活性物质的最后前体。表面活性物质在基底层表面的极薄表层衬液中最终形成，发挥着降低气液界面表面张力的物理特性

Ⅱ型细胞分散在Ⅰ型细胞之间而突入肺泡腔内，在其游离面上有细小绒毛。Ⅱ型细胞内富含线粒体、内质网和高尔基氏体等细胞器，有旺盛的分泌代谢活力。具有特征性的是，Ⅱ型细胞胞浆内存在着许多含有磷脂、黏多糖及蛋白质的致密卵圆形分泌颗粒，因在其内可见同心圆膜板，故又称板层小体。板层小体处于分泌状态时移行贴附于细胞表面，小体破裂后其内容物即释出在Ⅱ型细胞表面，成为表面活性物质。

表面活性物质有降低表面张力、加大液气界面的作用。Ⅱ型肺泡细胞分泌的表面活性物质溶解在肺泡表面的衬液层中，当肺泡缩小时其内衬液层增厚，表面活性物质的密度增加，表面张力减小，因而使肺泡易于充盈，避免发展成肺泡萎陷不张；而在肺泡明显扩张时，内衬液层变薄，表面活性物质密度降低，表面张力增加，则使肺泡不易进一步充盈而避免过度扩张，从而维持肺泡的稳定。

病理情况下，因为缺乏表面活性物质或者因其活性的下降，肺泡容易在加大的表面张力的作用下而发生萎陷不张，流经这些肺泡的血流得不到气体交换，即造成通气-血流比例失调而形成严重的缺氧，成人呼吸窘迫综合征即为其临床典型。

糖皮质酮能够促进Ⅱ型细胞的分裂增殖，也能促进表面活性物质的合成与分泌，因而在治疗上有重要的地位。

在肺泡表面还常可见到肺泡巨噬细胞。肺泡巨噬细胞并非肺泡上皮所固有的细胞，而是由血液内单核细胞趋化转化而来。当肺泡内有异物颗粒进入时，即可刺激血液内的单核细胞游走出肺毛细血管，经肺间质迁徙进入肺泡内，成为游走的肺泡巨噬细胞。肺泡巨噬细胞吞噬进入肺泡的外来异物颗粒后，借本身的阿米巴运动以及肺泡表面内衬液与呼吸性细支气管黏液之间表面张力的差异所引起的漂流进入支气管树，然后被黏液纤毛运动所清除。

二、肺毛细血管

肺为人体内毛细血管最丰富的部位。肺毛细血管壁的总面积相当于肺泡面积的90%，每个肺泡约由1 800到2 000段毛细血管网络所包绕。毛细血管与肺泡间有如此大的接触面积是其气体交换功能的需要。

肺毛细血管壁也是仅由内皮细胞与基膜构成的。肺毛细血管的内皮细胞的细胞体很薄，胞质内细胞器不多，也含有饮泡，这样的结构与Ⅰ型肺泡上皮细胞极为相似。肺毛细血管较体内绝大多数其他部位的毛细血管更易发生渗漏，水分和胶体物质较易从毛细血管内外移而进入肺间质中。

正常肺毛细血管内皮细胞间的连接相当紧密，仅有某些直径仅数个纳米的细小孔隙存在。一般认为，经肺毛细血管壁的气体交换是透过内皮细胞的细胞体进行的，其机制为气体分子在细胞膜上及细胞质内的弥散，并不依赖任何孔道的存在。细胞间的孔隙受原纤维舒缩的控制，水和较小的水溶性蛋白分子通常透过这些小孔进出肺毛细血管壁，而较大的分子如血浆蛋白的通透则是通过内皮细胞的饮泡来转运的。由于原纤维非常易受毛细血管内静水压的影响，其压力升高时就会有大量水分以致较小分子的蛋白透过内皮而进入肺间质。

内皮细胞同Ⅰ型上皮细胞一样，对损伤因子相当敏感，除心源性的原因造成肺毛细血管静水压增高外，缺氧、感染、物理和化学因素的刺激等多种原因也均可损伤内皮，表现为肺毛细血管壁通透性的增高，大量水分及蛋白质向肺间质，继而向肺泡内转移，而形成间质以致肺泡水肿。

三、肺间质

肺间质是指介于肺泡壁之间的组织结构（图1-8）。肺间质内的基础结构是由胶原纤维所构成的网络支架，网络支架的间质内充满着富含透明质酸的胶状液体。肺泡的几何形状乃至整个肺的海绵状结构都是由此不同走向的纤维网络系统与胶状液体一起形成的间质构架所维持的。除了这些支架结构外，终末细支气管以下的气道分支、相应的肺小动脉、小静脉及毛细血管、淋巴管、细小神经分支以及某些组织细胞都可行走、分布在肺间质中。

肺毛细血管在肺间质中蜿蜒蛇行，在某些部位，毛细血管壁与肺泡上皮基膜融合在一起，其间无其他组织结构，也无液体积聚的空间，肺泡上皮、基膜及毛细血管内皮一起构成了呼吸膜，肺泡与毛细血管内的气体分子很容易弥散通过而发生气体交换。这些部位组织菲薄、较少有液体积聚的余地，所以又称薄部或紧部（图1-8）。

而在间质的其余部位，毛细血管与肺泡被肺间质所分离，肺泡上皮与毛细血管上皮之间有较大距离，气体分子不易弥散通过；相反，较为疏松的间质使得肺内液体一旦在有循环障碍时便容易积聚在这里而形成间质水肿。所以，这些部位称为厚部或松部（图1-8）。由于胶体分子对水有较大的亲和力，即使在肺间质内有较多液体积聚时，间质内的压力增高得也并不明显；通常，肺间质内的含水量要较正常增加30%以上时，才可能测量到压力的升高。

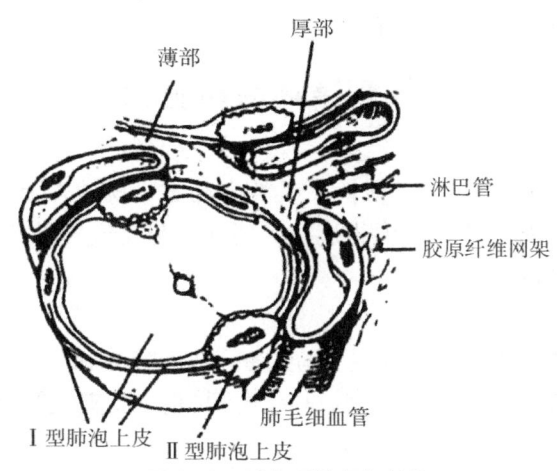

图1-8 肺间质的组织结构

肺间质可分为薄部和厚部，在间质的某些部位，肺毛细血管壁直接与肺泡上皮及其基膜融合而形成呼吸膜，这些发生肺内气体交换的组织结构菲薄部位，称为薄部；而在另一些部位，在肺间质的胶原纤维支架内充满着胶状液体和微小血管、神经分支，所以称为厚部，肺内液体交换发生于此，肺内的液体也容易积聚在这些组织疏松的部位

肺间质内的液体循环处于高度的动态平衡之中，肺间质内存在着丰富的淋巴管道，淋巴引流在维持肺内液体循环的平衡中有着重要作用。肺内的淋巴引流起始于肺间质厚部。位于肺间质中的淋巴管道最初起始结构只是一薄层由内皮细胞包卷成的终囊（图1-8），内皮细胞间的连接并不紧密，液体和蛋白质分子因此可以透过囊壁而进入管道内形成淋巴液。管道在间质内的移行中，逐渐在管壁上形成了完整的基膜，同时在管道上则出现了漏斗状的单向膜瓣，从而完成了淋巴终囊到淋巴管的结构转变。随后，在淋巴管继续向肺门移行的过程中，其管壁上进一步出现了平滑肌纤维的环绕；而到了肺泡管、呼吸性细支气管水平则更可见到淋巴管的蠕动，因而最终完全发育成为收集性呼吸性淋巴管。这种结构上的演变，为不同部位内的淋巴引流提供了不同的机制。在淋巴终囊水平，较大淋巴管的蠕动是造成终囊内压力低于间质内压的原因，这个压力差使得间质内液体和蛋白质得以进入终囊内而形成淋巴液。在肺间质内小淋巴管水平，肺通气造成肺间质内胶状液体的压力脉动，这个压力变化推动淋巴液向较大的淋巴管流动，淋巴管道中的单向活瓣则强化了这个机制的作用。而在较大的淋巴管内，管壁上出现了平滑肌，平滑肌的舒缩造成的管壁蠕动成为淋巴流动的更有效的动力。淋巴管壁平滑肌受自主神经系统的调节。

第四节 肺脏血液循环

肺脏有两组血管，肺循环的动静脉为气体交换的功能血管，体循环的支气管动、静脉是气道和胸膜的营养血管。肺循环的特点为压力低[2.9/1.1 kPa（22/8 mmHg）]，血流量大（等于心排出量）。

一、肺循环的动脉和静脉

（一）肺动脉

肺动脉起于右心室动脉圆锥并分为左、右两支，在相应肺门受到纤维鞘的包裹，再与支气管平行分支。到达终末细支气管水平，肺动脉成直角穿透纤维鞘，进入肺小叶即成肺小动脉。在呼吸性细支气管和肺泡囊壁层分出极多分支，构成毛细血管网。

（二）毛细血管网

毛细血管内皮组织厚 0.3 μm，其内外径分别为 8.0 μm、8.6 μm，每个肺泡包绕长度 9～13 μm 毛细血管段。毛细血管壁有外膜细胞，内皮亦有肌纤丝分布，故能控制和调节毛细血管内血流量。

（三）肺静脉

肺静脉起自毛细血管网的远端，在肺小叶间隔中引流，不伴随肺动脉，最后汇集于肺门左右两侧的肺静脉，并分别组成上、下静脉干，注入左心房。

二、支气管循环的动脉和静脉

（一）支气管动脉

右支气管动脉始于右第 3 肋间动脉、右锁骨下或乳内动脉，两根左支气管动脉常直接从胸主动脉分出。支气管动脉进入肺内，与其周围结缔组织相连接，其分支与支气管外膜吻合成支气管周围的动脉丛，到达终末细支气管后，构成毛细血管丛。

（二）支气管静脉丛

呼吸性细支气管水平静脉丛与肺小动脉网丛相连接，进入肺静脉，支气管壁和邻近组织的静脉丛联合成为支气管肺静脉，亦流向肺静脉进入左心房，来自气管、叶、段支气管壁的静脉丛，成为支气管静脉，回流至右心房。

（三）肺血管间的交通支

在肺动、静脉与支气管动、静脉两种循环系统间，有潜在交通支，使肺循环和支气管循环间的血流量保持平衡，主要有支气管动脉与肺动脉交通支、支气管静脉与肺静脉交通支和肺动静脉交通支。在支气管动脉阻塞时，可以通过交通支代偿，防止肺组织缺血。在肺动脉高压时，亦可通过交通支降低右心压力。

第五节　肺的淋巴系统和神经

一、淋巴系统

肺的淋巴管丰富，分浅、深二组，浅淋巴管位于脏胸膜深面，深淋巴管位于肺内各级支气管周围。两组淋巴管在肺门处明显吻合，最后注入支气管肺淋巴结。肺的淋巴结有位于肺内支气管周围的肺淋巴结和位于肺门的支气管肺淋巴结。

二、肺的神经

肺由迷走神经和胸交感神经干的分支在肺根前、后组成肺丛，随肺根入肺。

内脏运动神经纤维调节气管、支气管、血管平滑肌的舒缩和腺体的分泌。副交感神经兴奋，使支气管平滑肌收缩、血管舒张和腺体分泌，交感神经兴奋则相反。

肺的内脏感觉神经纤维分布于肺泡、各级支气管黏膜和脏胸膜，接受和传递内脏感觉冲动。内脏的感觉神经和运动神经共同维持肺脏的呼吸。

第二章

呼吸系统疾病常见症状

第一节 咳 嗽

一、概述

咳嗽是一种突然的、暴发式的呼气运动，有助于清除气道内的分泌物或异物，其本质是一种保护性反射。咳嗽分为干咳和有痰的咳嗽（或称湿性咳嗽）。咳痰是借助气管支气管黏膜上皮细胞的纤毛运动、支气管平滑肌的收缩及咳嗽时的用力呼气将气道内的痰液排出的过程。

咳嗽反射的反射弧构成包括以下环节。①神经末梢感受器：引发咳嗽的感觉神经末梢多分布于咽部和第二级支气管之间的气管和支气管黏膜。其他部位如咽部、喉部、肺组织、胸膜甚至外耳道都有咳嗽感受器的分布。分布于上呼吸道的神经末梢对异物敏感，属于机械感受器，而分布在较小气道内的神经末梢对化学物质，尤其是对有毒的化学物质敏感，属于化学感受器。分布在气管支气管树中的神经上皮可以延伸到细支气管和肺泡，但是一般认为肺泡中分布的神经感受器不会引起咳嗽。当肺泡中产生的分泌物到达较小的支气管时才会引起咳嗽。②传入神经：引起咳嗽的刺激通过迷走神经、舌咽神经、三叉神经和膈神经等传入。其中迷走神经传导的刺激来源于咽、气管、支气管和胸膜。舌咽神经传导来自喉部的刺激。三叉神经则主要是鼻和鼻窦。膈神经传导来自心包和膈的刺激。③咳嗽中枢：位于延脑。④传出神经：舌下神经、膈神经和脊神经。⑤效应器：膈肌和其他呼吸肌。咳嗽的具体过程依次为吸气、声门紧闭、呼气肌快速收缩在肺内产生高压，然后声门突然开放，气体快速从气道中暴发性地呼出，通过这种方式带出气道中的物质。

引起咳嗽的三种常见刺激类型为：物理性、炎症性和心因性。物理性刺激有吸入烟雾、颗粒、气道内新生物或气管支气管外压迫、肺纤维化和肺不张所致的气道扭曲等。炎症性刺激包括气道炎症、气道和肺实质渗出物等。心因性刺激是由中枢神经系统直接兴奋咳嗽中枢后发放冲动形成，无外周感受器传入的具体刺激。

咳嗽是否有效取决于咳嗽反射通路中各个部分的功能是否正常以及发生咳嗽时的肺内气体量。镇静药或麻醉剂可以削弱咳嗽感受器的敏感性；神经肌肉病变可以损害咳嗽反射的通路以致患者不能有效地咳嗽。气管插管或切开时，由于声门无法闭合，不能在肺内形成足够的高压，也会影响咳嗽的效果。另外，通气功能损害[慢性阻塞性肺病（COPD）、胸廓畸形等]、黏膜纤毛运动障碍以及痰液黏稠等都会使患者的气道廓清能力减弱。

剧烈的咳嗽会对患者的日常生活和睡眠造成很大的影响。剧烈而持久的咳嗽可能会造成患者胸壁软组织的损伤，甚至肋骨骨折。剧烈的咳嗽还可引起胸膜腔内压显著增加，某些患者可出现咳嗽性晕厥。

二、常见病因

心、肺疾病是咳嗽最常见的病因，包括：急慢性呼吸系统感染、非感染性呼吸系统疾病、心血管疾病等。另外，咳嗽的病因还包括药物、理化刺激和焦虑症等。

（一）呼吸系统感染

各种病原微生物或寄生虫等引起的呼吸系统感染均可引起咳嗽，包括急慢性上呼吸道感染、急性气管支气管炎、肺炎、COPD急性加重、支气管扩张、肺脓肿、胸膜炎、肺结核、肺部真菌感染、寄生虫病等。

（二）非感染性呼吸系统疾病

哮喘、慢性支气管炎、气道异物、嗜酸性粒细胞性支气管炎（EB）、过敏性鼻炎、支气管肺癌、间质性肺病、肺血管疾病（如肺栓塞）等。

（三）其他

肺水肿（心力衰竭、肾衰竭）、结缔组织病、胃食管反流等；药物所致咳嗽（ACEI类、β受体阻滞药）；心因性咳嗽（焦虑症等）。

三、咳嗽的病因诊断

病因诊断对咳嗽患者的病史询问具有重要意义，80%的患者可以通过问诊获得较为明确的诊断或为获得明确诊断提供重要的线索。详细的病史采集和体格检查（重点在上呼吸道、肺和心脏）后，再根据可能的病因选择影像学、肺功能等有针对性的检查。

（一）病史采集

1. 咳嗽的病程

掌握咳嗽的病程是了解咳嗽病因的重要因素。根据咳嗽发生的时间可将咳嗽分为：①急性咳嗽：小于3周；②亚急性咳嗽：持续时间3～8周；③慢性咳嗽：病程超过8周。咳嗽的病程不同，引起咳嗽的常见疾病构成也各不相同（X线胸片正常的咳嗽的常见病因见表2-1）。急性起病的咳嗽往往提示急性呼吸道感染，持续存在的咳嗽则提示患者有慢性疾病，反复发生的、冬春季加重的咳嗽是慢性支气管炎诊断的重要线索。

表2-1　X线胸片正常的咳嗽的常见病因

分类	时间	常见病因
急性咳嗽	<3周	普通感冒 急性气管支气管炎 急性鼻窦炎 过敏性鼻炎 慢性支气管炎急性发作 哮喘
亚急性咳嗽	3～8周	感染后咳嗽（又称感冒后咳嗽） 细菌性鼻炎 哮喘
慢性咳嗽	>8周	咳嗽变异型哮喘（CVA） 上气道咳嗽综合征（UACS） 嗜酸性粒细胞性支气管炎（EB） 胃食管反流性咳嗽（GERC）慢性支气管炎 支气管扩张 支气管内膜结核 变应性咳嗽（AC） 心因性咳嗽

2. 咳嗽的诱因

接触冷空气、异味或运动时出现咳嗽常见于哮喘、AC。

3. 咳嗽本身的特点

发生于上呼吸道和大气道疾病的咳嗽，往往是一种短促的刺激性咳嗽。鼻后滴流引起的咳嗽，常常被描述为清喉的动作，是一种短促而频繁的干咳，或告之有来自后鼻腔的分泌物。发生于较小气道和肺部病变的咳嗽则往往是深在的非刺激性咳嗽。

4. 干咳

干咳常常是急性上、下呼吸道感染最开始的表现。吸入刺激性烟雾或异物也可以引起持续性干咳。临床上持续干咳的常见原因有感染后咳嗽、CVA、UACS、EB、GERC、服用血管紧张素转换酶抑制药（ACEI）类药物、支气管内肿物或肺淤血等疾病。少见的原因包括气管或支气管外的压迫，特别是纵隔肿物或主动脉瘤；慢性肺间质病变，尤其是各种原因所致的肺间质纤维化也常常表现为持续性干咳。胸膜病变是干咳的原因之一。

5. 咳痰及痰的性状

脓性痰常常是气管支气管树和肺部感染的可靠标志。急性疾病有咳痰时，痰液性状常常对诊断有提示作用。如铁锈色痰可见于肺炎球菌肺炎，砖红色胶冻样痰见于肺炎克雷白杆菌感染，带有臭味的脓性痰常常见于厌氧菌感染，如吸入性肺脓肿。慢性支气管炎缓解期痰液的外观为白色，黏液性，合并急性感染后痰液常常变为黄绿色，剧烈咳嗽有时可以痰中带血。黏液性痰对诊断帮助不大，任何原因所致的长期支气管刺激都可以产生黏液样痰。持续性脓性痰见于支气管扩张和慢性肺脓肿等慢性化脓性肺部疾病，痰液往往较多，留置后可出现分层，上层为泡沫，中层为半透明的黏液，下层为坏死性物质。粉红色泡沫样痰见于急性左心衰竭。大量白色泡沫样痰是细支气管肺泡癌一种少见但有特征性的表现。

6. 一天之中咳嗽发生的时间

慢性支气管炎、慢性肺脓肿、空洞性肺结核、支气管扩张等疾病的咳嗽、咳痰经常发生于早晨起床时。由于夜间潴留在支气管树中的分泌物较多，晨起时体位发生改变，分泌物会刺激气管支气管黏膜产生咳嗽和咳痰。肺淤血、CVA的咳嗽往往在夜间发生，咳嗽常常会使患者醒来。其中肺淤血所致的咳嗽在患者坐起后可明显缓解。在某些特定体位才出现的咳嗽见于带蒂的气道内肿瘤。进食时出现咳嗽提示吞咽机制紊乱（常常由脑血管病变引起）、食管憩室炎或食管支气管瘘。

7. 伴随症状的问诊

咳嗽伴发热多见于急性气管支气管炎、肺部感染、胸膜炎等感染性疾病；部分患者可自觉有哮鸣音，常见于哮喘、气道狭窄（如气道内肿物）。

8. 既往病史的询问

有无慢性肺部疾病（包括肺结核）、鼻炎和鼻窦炎、心脏病、高血压、糖尿病、结缔组织病、过敏史，有无呼吸道传染病接触史等。

9. 个人史的询问

对咳嗽患者吸烟史的详细询问具有重要意义，长期吸烟史不但有助于慢性支气管炎的诊断，而且对于肺癌的诊断有提示意义。需要特别注意的是，慢性咳嗽患者如果咳嗽的性质发生了改变，要注意肺癌发生的可能，尤其是长期吸烟者。另外要注意职业病史（刺激性气体、毒物或粉尘接触史）、环境中是否存在过敏源或刺激性物质（宠物、花草、家居装修情况）等。

10. 诊疗情况的询问

是否进行血常规、胸片、CT等胸部影像学检查，肺功能（舒张试验或激发试验）、支气管镜、皮肤过敏源试验；ECG、UCG等检查。有无使用抗生素和镇咳药物、平喘药、吸入激素、抗过敏药等，疗效如何。有无使用ACEI类药物、β受体阻滞药等。

（二）体格检查

进行常规体格检查时，除关注心、肺疾病外，需要特别关注的情况有：鼻和鼻窦的检查（注意有无鼻塞、鼻窦压痛等，必要时请耳鼻喉科医师进行专科检查）、咽后壁情况（黏膜鹅卵石样改变是诊断上气道咳嗽综合征的重要线索）、有无杵状指（常见于慢性化脓性肺部疾病，如支气管扩张、肺脓肿等，也见于部分肺间质疾病或支气管肺癌）等。

（三）相关辅助检查

下述诊断措施有助于明确咳嗽的病因，可选择性使用。

1. 影像学检查

胸片仍然是最常采用的检查手段，对于明确肺实质、间质病变，胸膜病变等的诊断具有重要的参考价值和除外诊断的意义。对于病因不明的咳嗽，时间超过3周者应考虑胸片的检查。胸部CT有助于发现X线胸片不能很好显示的隐蔽部位的肺部病变、纵隔病变，高分辨CT（HRCT）对于支气管扩张和间质性肺病具有重要的诊断价值。鼻窦CT对鼻窦炎的诊断非常重要。

2. 肺功能检查

常规通气功能检查+舒张试验对支气管哮喘和COPD的诊断具有重要的价值，同时有助于较早发现上气道病变。支气管激发试验阳性对CVA具有重要的诊断价值。

3. 诱导痰检查

对于慢性咳嗽患者，利用超声雾化吸入高渗盐水的方法进行痰液诱导，并进行其白细胞分类，对诊断EB具有重要意义，也可用于支气管结核和支气管肺癌的检查。

4. 支气管镜检查

支气管镜可有效发现气管支气管腔内病变，如肿瘤、异物、黏膜病变等。

5. 食管24小时pH监测

其是目前诊断GERC最有效的方法。

6. 耳鼻喉相关检查

耳鼻喉检查包括鼻咽镜、纤维喉镜等，对明确上呼吸道病变有意义。

7. 有关过敏性疾病的检查

过敏性疾病的检查对CVA和AC的诊断有意义，包括外周血嗜酸性粒细胞计数、皮肤过敏源试验（SPT）、IgE和特异性IgE测定等。

8. 咳嗽敏感性检查

通过雾化使受试者吸入一定量的刺激物气雾溶胶颗粒而诱发咳嗽，并以咳嗽次数作为咳嗽敏感性的指标。常用辣椒素吸入进行咳嗽激发试验。咳嗽敏感性增高常见于AC、EB、GERC。

四、引起咳嗽的常见疾病

（一）急性咳嗽

普通感冒即急性鼻炎，是引起急性咳嗽的常见病因。临床表现为鼻塞、流涕、打喷嚏和鼻后滴流等鼻部炎症状，常常有咽喉部刺激感或不适，可有或无发热。常见病因为病毒感染。治疗无须使用抗生素，以对症治疗为主。常用治疗药物为含有退热药物、减充血剂、第1代抗组胺药物（H_1受体拮抗药）和镇咳药物等不同成分组成的OTC感冒药物。但也有研究显示，对于卡他和打喷嚏等症状，各种类型的抗组胺药物在疗效之间并无显著性差异，而且第1代抗组胺药有镇静的副作用。

（二）亚急性咳嗽

感染后咳嗽是引起亚急性咳嗽的常见病因。患者在发生急性上呼吸道感染后，持续咳嗽超过3周时应考虑感染后咳嗽。感染后咳嗽常呈自限性，持续时间一般不超过8周，多属于亚急性咳嗽。发生机制可能和感染后出现气道高反应性、黏液分泌过多等有关。咳嗽持续8周以上者需要除外UACS、CVA和GERC等的可能。患者常常对抗菌治疗无反应，可短期应用H_1受体拮抗药及中枢性镇咳药。吸入异丙托溴铵有可能减轻咳嗽症状。少数顽固性咳嗽患者在上述治疗无效时可试用吸入或者口服糖皮质激素（10～20 mg/d）治疗，疗程为3～7天。

需要注意的是部分成人患者也可发生百日咳杆菌感染，主要表现为阵发性干咳，可出现痉挛性咳嗽和喘鸣（阵发性咳嗽后，由于喉痉挛，出现的吸气性高调喉鸣音）以及咳嗽后呕吐等。多数以夜间症状为著。咽拭子培养出百日咳杆菌可确诊，但常常需要较长时间。治疗首选大环内酯类抗生素，疗程2周。但如果咳嗽症状出现1～2周后使用常常不能有效控制症状，治疗的目的更多地在于防止疾病的传播。

支气管舒张药、H_1 受体拮抗药和吸入糖皮质激素往往无效。可对症使用镇咳药物控制症状。

（三）慢性咳嗽

CVA、UACS、EB、GERC 在所有慢性咳嗽的门诊患者中占 70%～95%。这些患者容易被误诊为"慢性支气管炎"，有些甚至长期服用抗生素或镇咳药物，需要引起注意。现简介如下。

1. CVA

其本质为哮喘，咳嗽为其主要临床表现，常表现为刺激性干咳。患者可无明显喘息、气促等典型的哮喘症状。但是，其发作特点和诱因与哮喘基本一致，比如容易在夜间出现咳嗽，常常在接触冷空气、刺激性气体或上呼吸道感染后诱发或原有症状加重。一般镇咳药效果欠佳，但支气管舒张药和糖皮质激素治疗常常有效。

因为其本质为哮喘，因此具有气道高反应性。肺通气功能检查常正常，但是支气管激发试验阳性为其重要特征。

其治疗和哮喘相同，主要使用吸入糖皮质激素和支气管舒张药。

2. UACS

其曾称为鼻后滴漏综合征（PNDs），在欧美国家是引起慢性咳嗽的首位病因。病因包括一系列呼吸道炎症：①各种原因所致的鼻炎：感染性鼻炎（如普通感冒、细菌性鼻炎）、过敏性鼻炎（常年性过敏性鼻炎和季节性过敏性鼻炎）、血管运动性鼻炎（药物、理化因素、情绪等所致）、药物性鼻炎［主要包括阿司匹林等非甾体抗炎药（NSAIDs）］等；②鼻-鼻窦炎：病因包括感染和过敏（主要针对真菌或 NSAIDs）。

咳嗽以白天为主，常常在清晨或体位改变时出现，睡后较少咳嗽。除咳嗽外，患者常常有鼻塞、流涕、咽干、异物感、反复清咽喉、咽后壁黏液附着感或滴流感等症状。这些症状虽不具备特异性，但对诊断具有一定的提示作用。查体可见口咽部黏膜呈鹅卵石样改变，或发现咽部有黏液附着。

UACS 引起咳嗽的主要机制为分布在上气道内的咳嗽反射传入神经受到了机械刺激。由于部分患者并没有后鼻滴流症状，而且后鼻滴流并不一定是咳嗽的直接原因，因此目前 PNDs 的名称逐渐被 UACS 所取代。

UACS 的治疗主要是针对引起咳嗽症状的鼻和鼻窦疾病的治疗。根据不同的病因选择不同的治疗措施。①避免过敏源暴露：主要是过敏性鼻炎患者。②改善炎症反应和分泌物的产生：对于非过敏性因素所致者，可首选第 1 代抗组胺药（代表药物为马来酸氯苯那敏）和减充血剂（常用药物为盐酸伪麻黄碱）。多数患者在治疗后数天至 2 周内症状改善。针对过敏性鼻炎则可选用无镇静作用的第 2 代抗组胺药联合鼻腔吸入糖皮质激素（常用药物丙酸倍氯米松，每鼻孔 50 μg/ 次，1～2 次 /d，或相当剂量的其他吸入激素）。③控制感染：细菌性鼻窦炎需应用抗菌药物。急性细菌性鼻窦炎的常见病源为肺炎球菌和流感嗜血杆菌，因此可选用 β 内酰胺类、新型大环内酯类、氟喹诺酮等药物。阿莫西林（或加酶抑制药）可作为首选治疗药物。注意根据细菌的耐药性选择治疗药物。对于抗感染治疗效果欠佳或分泌物较多者，可同时使用鼻腔吸入糖皮质激素、抗组胺药及减充血剂减轻炎症。慢性细菌性鼻窦炎以厌氧菌、链球菌等为主要病因，可有生物被膜形成。治疗仍然以 β 内酰胺类为主，可采用大环内酯类抗生素抑制生物被膜的产生，对减少复发有一定的效果。抗生素一般用至症状消失后数天至 1 周。治疗效果欠佳时选择鼻腔冲洗、引流或手术治疗。④纠正鼻腔解剖学异常：处理鼻中隔、鼻息肉、鼻甲等问题。

3. EB

EB 是以气道嗜酸性粒细胞浸润为特征的支气管炎，是慢性咳嗽的重要原因。和哮喘不同，EB 缺乏气道高反应性。其主要临床表现为慢性刺激性干咳，且常常为唯一临床症状。咳嗽白天或夜间均可出现，部分患者对油烟、灰尘、刺激性气味或冷空气敏感，可诱发咳嗽症状。体格检查常常无异常发现。肺通气功能及呼气峰流速变异率（PEFR）正常。支气管激发试验阴性。

EB 的临床表现缺乏特异性，诊断主要依靠诱导痰的细胞学检查。诱导痰细胞学检查示嗜酸性粒细胞占白细胞比例 ≥ 3%，结合上述临床症状和肺功能检查，在除外其他嗜酸性粒细胞增多性疾病后，可诊断为 EB。

EB对糖皮质激素治疗反应良好,治疗后咳嗽常常明显减轻或消失。常用内酸倍氯米松(250~500μg/次,2次/d)或等效剂量的其他吸入糖皮质激素。连续使用4周以上。初始治疗时可联合应用泼尼松口服,每天10~20mg,使用3~7d。支气管舒张药治疗无效。

4. GERC

胃食管反流病(GERD)是引起慢性咳嗽的重要原因之一。患者多表现为白天、直立位时出现的咳嗽,少部分患者可以有夜间咳嗽。少数患者有GERD的典型表现,如胸骨后烧灼感、反酸、嗳气、胸闷等。部分患者可因为存在微量误吸,出现咽喉部症状。大部分患者咳嗽症状为唯一表现。其发生机制并未完全明了,可能包括:刺激上呼吸道咳嗽反射的传入神经、反流物吸入下呼吸道以及刺激食管-支气管咳嗽反射等。最后一种机制可能是最重要的原因,即反流至远端食管时就可以引起咳嗽。应当注意的是,GERC的反流并非都是酸反流,少数患者也存在碱反流的情况。

对于慢性咳嗽患者,在除外CVA、EB、UCAS后应考虑GERC的可能。尤其是患者存在反流症状,或和进食有关的咳嗽时,更应注意其可能。通过24小时食管pH监测可明确GERD的诊断,并可能发现反流和咳嗽的相关性。其他检查如胃镜、上消化道造影等对诊断的价值有限。

对于诊断明确的患者,首先应规范地治疗GERD,措施如下。①调整生活方式:减重、少食多餐、避免过饱和睡前进食,避免加重反流的食物、饮料和行为,如酸性食物、油腻食物、咖啡、吸烟等。夜间休息时应采取高枕卧位。②制酸药:首选质子泵抑制药,或选用H_2受体拮抗药。③促胃动力药:如多潘立酮。④治疗胃十二指肠的基础疾病:如慢性胃炎、消化性溃疡等。内科治疗2~4周后才能出现明显的疗效,总疗程常常需要3个月以上。少数内科治疗失败的严重反流患者,可考虑抗反流手术治疗。

5. AC

AC是慢性咳嗽的病因之一。患者表现为阵发性刺激性咳嗽,多为干咳,常有咽喉发痒。刺激性气体、冷空气或讲话等可诱发症状。多数患者有特异质,可表现为皮肤过敏源皮试阳性、外周血IgE增高等。肺功能正常、支气管激发试验阴性可和支气管哮喘鉴别,诱导痰嗜酸性粒细胞比例无增加和EB鉴别,患者亦不具备过敏性鼻炎的典型症状。治疗可选用抗组胺药物和/或糖皮质激素。AC目前还不能确定为一种独立的疾病,它和其他疾病之间的关系有待进一步的观察和研究。

6. 血管紧张素转换酶抑制药(ACEI)诱发的咳嗽

咳嗽是ACEI类药物的常见不良反应,发生率为10%~30%。主要症状为刺激性干咳,多有咽干、咽痒、胸闷等,症状以夜间为重,平卧后可加重。其主要机制为ACEI类药物抑制缓激肽及其他肽类物质的分解,这些炎症介质可刺激肺内J受体,引起干咳。同时,ACEI可引起气道反应性增高。停用ACEI后咳嗽症状缓解可确诊。通常在停药1~4周后咳嗽明显减轻或消失。对于ACEI类药物引起咳嗽的患者,可使用血管紧张素Ⅱ受体拮抗药(ARB)替代ACEIs。

7. 心因性咳嗽

其又称习惯性咳嗽,常常与焦虑、抑郁等有关。儿童更为多见。典型表现为日间咳嗽,可表现为高调咳嗽,当注意力转移时咳嗽症状可消失,夜间休息时无咳嗽。心因性咳嗽的诊断需要排除其他器质性疾病所致的咳嗽。成年患者在治疗时以心理咨询或精神干预为主,可适当辅助性应用抗焦虑药物。

五、慢性咳嗽的诊断程序

对慢性咳嗽的患者进行诊断时应重视下述问题。

(1)注意询问咳嗽发生的时相、特点、伴随症状和诱发因素。

(2)病史的采集,除了解下呼吸道疾病(如急慢性支气管炎)的相关症状外,还应特别关注:上呼吸道疾病(耳鼻咽喉)症状和病史、消化系统疾病(尤其是胃食管反流性疾病)、个人和家族过敏性疾病史、药物治疗史(包括ACEI类等药物的使用,对抗生素、支气管舒张药等药物的治疗反应)。

(3)根据上述情况选择相关的检查。首先进行X线检查以明确有无明显的肺、心脏和胸膜病变等。如果胸片有阳性发现,可根据具体情况选择进一步的检查和治疗。如胸片基本正常,可参考图2-1的慢性咳嗽诊断流程[引自中华医学会呼吸病学分会制定的《咳嗽的诊断和治疗指南(草案)》],逐步明确咳嗽的病因。

（4）对于临床症状较为典型的慢性咳嗽患者，可根据疾病的临床特征进行初步的判断，并同时进行试验性治疗。

（5）对于临床症状不典型的患者可按照先常见后少见，先易后难，先无创后有创的检查顺序进行。如可先后进行肺功能（包括支气管激发试验）、诱导痰、耳鼻喉科的鼻咽镜检查、鼻窦CT、特异质的相关检查（外周血嗜酸性粒细胞、IgE、SPT）、24小时食管pH值监测等。

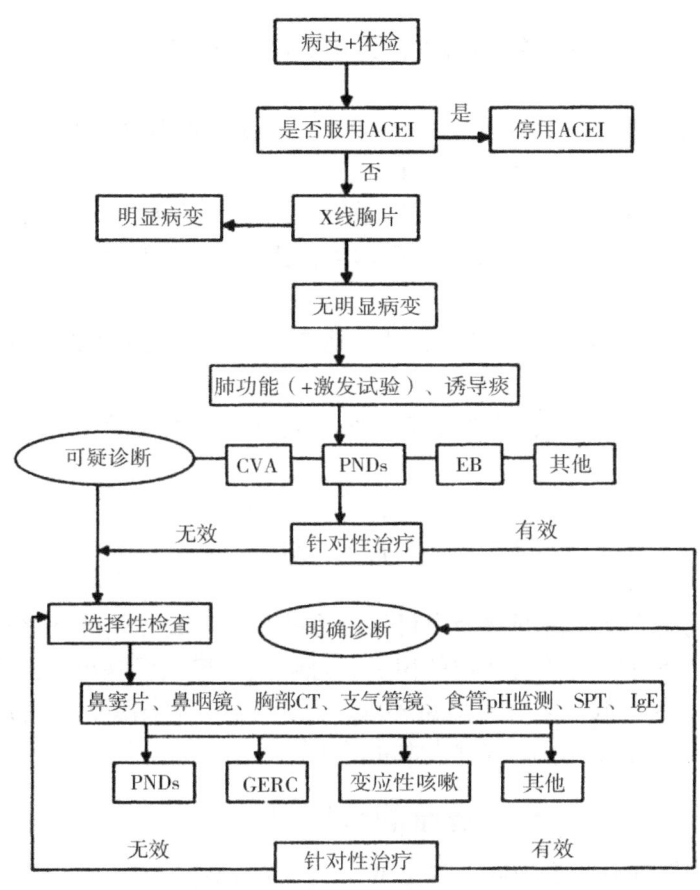

图2-1 慢性咳嗽的诊断流程

（6）对于慢性咳嗽常规检查仍不能明确病因的患者，应进行HRCT、支气管镜和心脏的相关检查，以明确有无不典型的气道病变（如支气管内膜结核、支气管扩张）、慢性充血性心力衰竭等。

六、常用咳嗽治疗药物

咳嗽作为一种防御性反射，有利于清除呼吸道分泌物和异物，因此程度较轻时无须处理。对于分泌物较多，尤其是感染后痰液黏稠的患者应以抗感染和化痰治疗为主，应避免使用镇咳药物。对于慢性咳嗽，在病因不明确时，一般不建议使用强镇咳药物。但是，当剧烈干咳对患者的工作和休息造成严重影响时，可适当给予镇咳药物控制患者的症状。

（一）镇咳药

1. 中枢性镇咳药

该类药物主要作用于延脑的咳嗽中枢，又分为依赖性和非依赖性镇咳药。前者包括吗啡类生物碱及其衍生物，镇咳作用明显，但也具有成瘾性，仅在其他治疗无效时短期使用。非依赖性镇咳药多为人工合成，如喷托维林、右美沙芬等，无镇痛作用和成瘾性，临床应用广泛。

（1）依赖性镇咳药：①可待因：作用于中枢阿片肽受体，止咳作用强而迅速，同时具有镇痛和镇静作用。在有效剂量下具有成瘾性和呼吸抑制作用。口服或皮下注射，每次15～30 mg，每天用量为

30～90 mg。②福尔咳定：作用与可待因相似，但成瘾性较弱。口服每次5～10 mg。

（2）非依赖性镇咳药：①右美沙芬：作用于中枢和外周的sigma受体，是目前临床上应用最广泛的镇咳药，用于多种OTC镇咳药物。作用与可待因相似，但无镇痛作用，偶可引起轻度嗜睡。治疗剂量下对呼吸中枢无抑制作用，不产生依赖性和耐受性。口服每次15～30 mg，3～4次/d。②喷托维林：作用强度为可待因的1/3，有轻度的阿托品样作用和局麻作用，大剂量时还具有抗惊厥和解痉作用。口服每次25 mg，3次/d。青光眼及心功能不全者慎用。③右啡烷：右美沙芬的代谢产物，耐受性良好。

2. 外周性镇咳药

此种药物可抑制咳嗽反射弧中的感受器、传入神经以及效应器的某一环节，包括局部麻醉药和黏膜防护剂。

（1）苯丙哌林：非麻醉性镇咳药，作用为可待因的2～4倍。抑制咳嗽冲动的传入，同时对咳嗽中枢亦有抑制作用，不抑制呼吸。口服每次20～40 mg，3次/d。

（2）莫吉司坦：非麻醉性镇咳药，是一种乙酰胆碱拮抗药，作用较强。口服每次100 mg，3次/d。

（3）那可丁：为阿片所含的异喹啉类生物碱，作用与可待因相当。口服每次15～30 mg，3～4次/d。

（二）祛痰药物

祛痰药物可以选用N-乙酰半胱氨酸、盐酸氨溴索、愈创甘油醚、桃金娘油和中药祛痰药等。

（三）抗组胺药物

常用的H_1受体拮抗药包括氯苯那敏、氯雷他定、西替利嗪等，主要用于UACS、普通感冒和感染后咳嗽的治疗。

第二节 咯 血

咯血是呼吸内科临床常见的症状，占到呼吸内科门诊量的7%～15%，也是呼吸内科经常遇到的急症之一。所谓咯血，是指喉以下呼吸道任何部位的出血，经喉头、口腔而咳出。据统计，咯血5%来自肺动脉系统出血，由于肺循环压力低，多数出血量不大。另外95%则来源于支气管动脉，由于支气管动脉属于体循环，其血管腔内压力高，因此常常出血量较大。

一、咯血的病因学

引起咯血的病因众多。据统计有超过100种以上的疾病可以引起咯血，包括很多系统疾病，例如呼吸系统、心血管系统、血液系统等众多系统疾病。呼吸系统疾病中引起咯血的常见病主要有支气管炎、支气管扩张、肺结核、肺炎、肺癌、肺脓肿、矽肺等。比较少见的疾病包括肺吸虫病、肺包虫病、肺阿米巴病等；心血管疾病中引起咯血的常见病包括风湿性心脏病、高血压心脏病、动静脉畸形、肺动脉高压、主动脉瘤等；血液系统疾病中引起咯血的常见病有：血小板减少、白血病、再生障碍性贫血等。另外某些药物可引起咯血，例如阿司匹林、青霉胺、华法林、肝素、溶栓药物等。其他少见的原因有氧中毒、胸部外伤以及妇女替代性月经等。根据其发生的原因及特点将咯血加以分类如下，以帮助理清临床上的诊断和鉴别诊断思路。

（1）感染性因素：分枝杆菌感染（主要为结核杆菌感染）、真菌感染、肺脓肿、坏死性肺炎（克雷白杆菌、葡萄球菌、军团菌感染）、寄生虫感染（肺包虫、肺吸虫病）。

（2）医源性因素：Swan-Ganz导管、支气管镜检查、透支气管壁活检、经支气管壁针吸活检。

（3）创伤性因素：肺部顿挫/贯通伤、吸引性溃疡、气管支气管动脉瘘。

（4）肿瘤性因素：支气管肺癌、支气管腺瘤、肺转移瘤、肉瘤。

（5）儿童咯血：支气管腺瘤、异物吸入、血管畸形。

（6）血管疾病：肺梗死、栓塞、二尖瓣狭窄、动脉血管瘘、动静脉畸形、支气管毛细血管扩张症、左心衰竭。

（7）凝血障碍：血管性血友病、血友病、抗凝药治疗、血小板减少性紫癜、血小板功能障碍、弥散性血管内凝血。

（8）血管炎：白塞病、韦格纳肉芽肿病。

（9）肺疾病：支气管扩张病、慢性支气管炎、肺气肿性大疱。

（10）其他：淋巴管平滑肌瘤病、子宫内膜异位症、尘肺、支气管结石、特发性咯血。

感染为咯血的最常见原因，占全部咯血原因的60%~70%。其机制是由于感染引起炎症反应，导致黏膜充血水肿，血管扩张，继而破裂造成出血。根据美国统计资料，感染性支气管炎占咯血原因的26%，肺炎占10%，结核占8%。而在发展中国家则以结核为咯血的最常见原因，例如南非咯血的原因中，由结核引起的可高达73%。侵袭性感染为导致咯血最常见的感染因素，除结核外，主要为细菌。例如金黄色葡萄球菌、肺炎克雷白杆菌等细菌的感染，侵袭性真菌感染也比较常见。与其他感染相比，肺鼠疫更容易出现咯血。病毒感染，例如流感病毒、SARS、高致病性禽流感也可出现咯血。HIV感染者出现咯血的最常见原因也是肺炎，但部分可因Kaposi肉瘤等并发症而出现咯血。原发肺部肿瘤可占到咯血患者的23%，其中支气管源性肿瘤占到50%。良性或恶性肿瘤的出血可继发于浅表黏膜的受累、糜烂或血管过于丰富造成血管破裂。转移瘤很易引起咯血。肿瘤可引起继发感染，也可导致咯血。

二、咯血的病理生理

气管支气管树黏膜的急慢性炎症反应可导致血管扩张、黏膜剥脱、萎缩及糜烂甚至溃疡，常常可导致局部出血。由于气管、支气管血管丰富而且脆弱，轻微的创伤即可引起出血，例如支气管检查中进行的负压吸引。肺组织的坏死也是引发咯血的常见机制。肺栓塞、各种病原引起的肺炎、肺血管炎均可导致肺组织缺血坏死。肺静脉回流受阻可以导致肺静脉及肺泡毛细血管压力升高，严重时可以导致毛细血管通透性增加甚至破裂，从而导致咯血。这种机制主要见于左心功能不全及二尖瓣狭窄所致的咯血。

肺结核是引起咯血的常见原因。活动期结核出血主要由于局部组织坏死。严重者可以形成空洞，而空洞壁的动脉血管扩张可以形成梨形的Rasmussen动脉瘤，可引起致死性咯血。尸体解剖表明，这种动脉瘤的发生在肺结核咯血死亡的病例中不到10%。更为常见的是支气管循环血管的增生、扩张及扭曲，也可见到支气管动脉与肺动脉的短路。这些异常在支气管扩张、囊性纤维化和肺脓肿也是非常多见的。然而更多的咯血发生在结核痊愈后数年，主要由于局部形成支气管结石、继发于瘢痕组织的肿瘤以及结核继发的支气管扩张。

支气管肺癌血供丰富，但选择性支气管动脉造影显示仅约不到4%存在血管异常，因此很少会出现大血管破裂。此类患者主要由于肿瘤浸润黏膜或肿瘤组织坏死所致，因而多数为少量出血，罕有大咯血发生。

三、咯血的诊断与评价

咯血的诊断有时相当困难，而病史、体格检查对病因诊断是不可或缺的，因此诊断的第一步是进行详细的病史询问和体格检查。通过这些可以比较明确地确定咯血的量和出血速度，从而为下一步的检查、治疗提供依据。关于非大咯血的诊断流程见图2-2。对于大咯血患者的处理应以积极挽救生命为主要目的，同时应尽可能进行相应的检查，其处理流程有别于非大咯血的诊断流程（图2-3）。

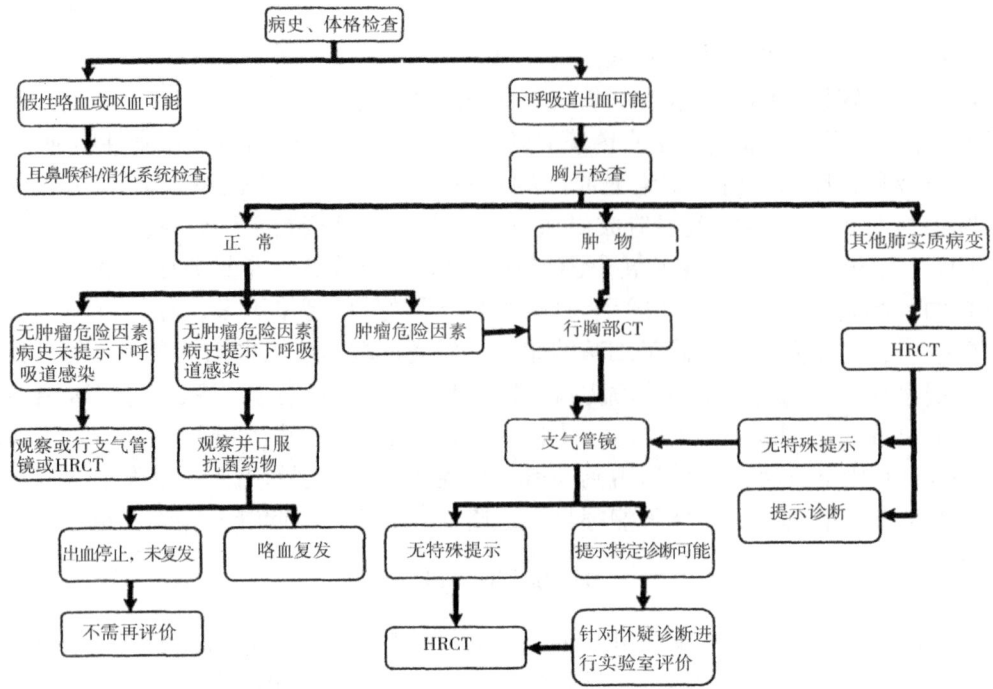

图 2-2 非大咯血的临床诊断流程

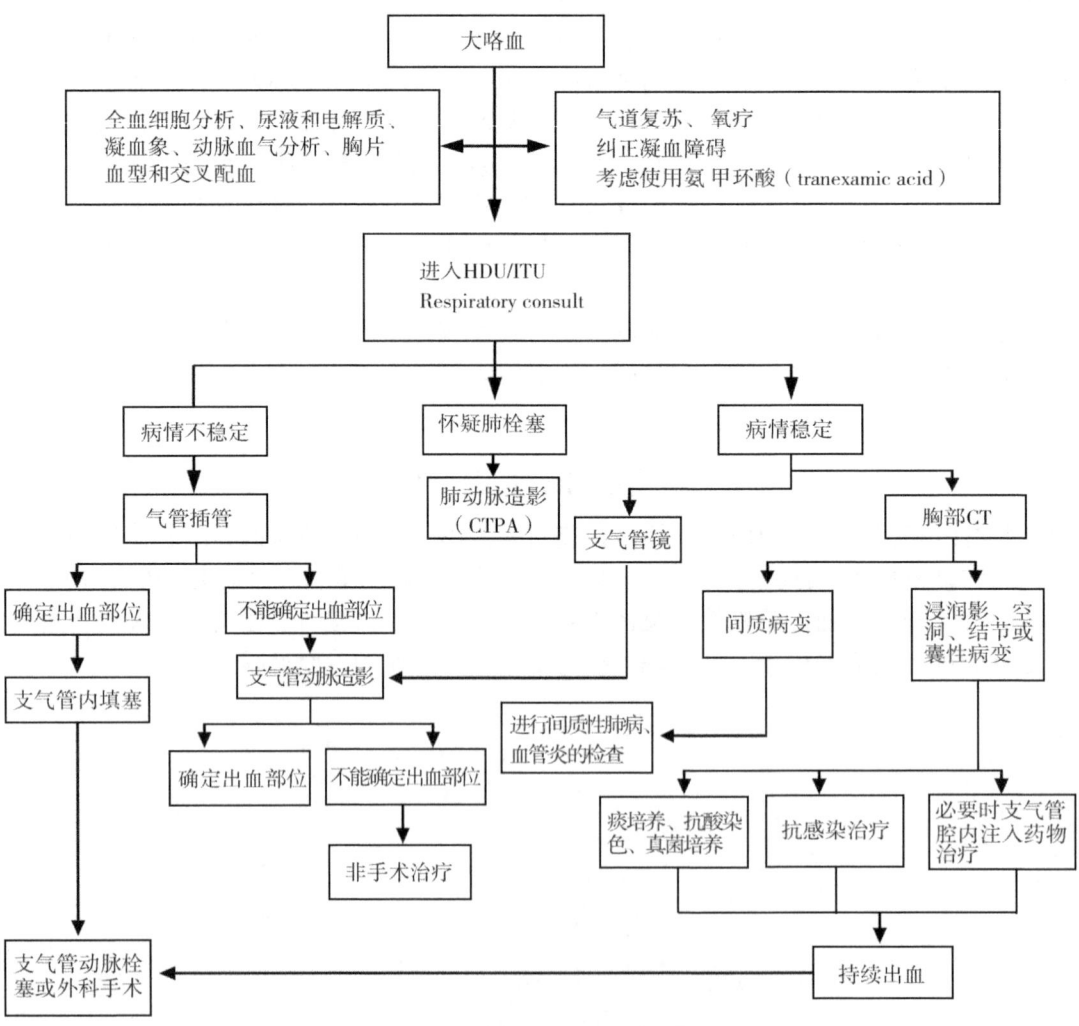

图 2-3 大咯血的临床处理流程

（一）咯血量的判定

咯血诊断最重要的是确定咯血的速度，但是临床上对咯血准确定量比较困难。可以将痰液收集在标有刻度的容器内进行估测。速度不快，量不大，则会有充分的时间对病因、出血部位做出评价，进而进行相应的治疗。如果为快速而大量出血，则在进行必要检查的同时应积极进行治疗，例如维持气道的通畅、输血、进行侵袭性治疗。咯血量速度的界定一般根据24小时内咯血量，可以将咯血分为：小量咯血，即指每24小时咯血少于100 mL；中等量咯血，指每24小时咯血100～500 mL；大咯血，通常指在24小时超过500 mL或一次咯血量在100 mL以上。当然，这种分类是人为定义的，目前存在着不同的分类方法。

（二）病史

详细地询问病史可以为判断出血的部位和原因提供重要线索，因此一定要认真询问患者的现病史、既往史、个人史等信息（表2-2和表2-3）、年龄、营养状态、合并存在的疾病或某些特异性表现，这些将有助于诊断和鉴别诊断。出现咯血时的年龄对判断原因有一定帮助，一般支气管扩张和二尖瓣狭窄咯血首次发生的年龄多在40岁以前，而支气管肺癌发生咯血的年龄多在40岁以后。咯血与其他呼吸道症状的关系具有一定的诊断价值。例如，单纯咯血很少是支气管肺癌的首发症状，支气管肺癌通常多有咳嗽性质改变、疲劳等症状。另外，如果肿瘤发生于大的支气管，则可能较早出现咯血，而外周性肿瘤咯血则出现较晚。

表2-2　咯血询问病史时的注意事项

年龄
发病特点：发病的急缓，是否反复发作
咯血发生的时间及与其他症状的关系
是否伴随胸痛
心肺疾病史
吸烟史
痰液的性状
上呼吸道及消化道症状

表2-3　具有鉴别诊断价值的病史信息

脓性痰	感染：支气管扩张、细菌性肺炎、肺脓肿
咯血无脓性痰	结核、肿瘤、病毒感染、自身免疫性疾病等
粉红色泡沫痰	左心衰、弥漫性肺泡出血等
伴发热	感染性、血管炎等
伴多部位出血	血液系统疾病、抗凝或溶栓药物、钩端螺旋体病、流行性出血热、自身免疫性疾病等
伴胸痛	外伤、肺栓塞、肺炎累及胸膜等

如果咯血与月经周期相关，则可能为子宫内膜异位症。存在劳力性呼吸困难、端坐呼吸或夜间阵发性呼吸困难则提示充血性心力衰竭或二尖瓣狭窄。存在发热、咳痰，则可能为上呼吸道感染、急性鼻窦炎、急性支气管炎、肺炎、肺脓肿或支气管扩张继发感染。HIV感染或存在免疫抑制的状态，则肿瘤、结核或Kaposi肉瘤可能性大。存在胸膜性胸痛、小腿压痛，则应注意肺栓塞的可能。长期吸烟，则慢性支气管炎、肺癌、肺炎的可能性增加。某些疾病疫区的生活或旅行史则对肺吸虫病、血吸虫病、阿米巴病、鼠疫等疾病的诊断具有一定价值。详细的流行病学史则可能对鼠疫、SARS、流感病毒性肺炎、高致病性禽流感病毒性肺炎等呼吸道传染病具有强烈的提示。伴有显著体重减轻的患者应注意肺癌、肺结核、支气管扩张、肺脓肿及HIV感染。

应注意其他系统受累的表现。例如，如果存在血尿的病史，则应注意可能存在系统性血管炎。存在多部位出血的表现则可能为凝血功能障碍引起的咯血。痰的性状对诊断也具有一定价值，如果为粉红色泡沫痰，则说明存在肺水肿；铁锈色或脓性痰常提示存在下呼吸道感染或有支气管扩张症的基础。

当然，咯血诊断的第一步是确定咯血的存在。临床上，咯血应首先要排除假性咯血和呕血。所谓假性咯血，是指喉以上病变引起的咯血，应仔细询问病史，了解"血痰"排出的方式及相应伴随的症状。而呕血和咯血在临床上鉴别起来有时还有一定难度，临床实践中应注意鉴别（表2-4）。

表2-4 咯血与呕血的鉴别

	咯血	呕血
病史	无恶心及呕吐	存在恶心及呕吐
	肺病史	胃病或肝病史
	可出现窒息	窒息少见
痰检查	多泡沫	泡沫少
	液状或有血块	咖啡样
	鲜红或粉红	棕色至黑色
实验室检查	痰液为碱性	痰液为酸性
	混合有巨噬细胞和中性粒细胞	混合食物残渣

另外患有黏质沙雷菌引起的肺炎可产生红色色素痰，阿米巴脓肿破入支气管，可以出现鱼酱色痰，两种情况均可误认为咯血，但痰潜血阴性可资鉴别。

（三）体格检查

在全身系统体格检查的基础上，应重点注意以下临床体征。口唇黏膜毛细血管的扩张见于Rendu-Osler-Weber病。杵状指与支气管扩张、肺脓肿、肺癌及其他疾病相关。舒张期雷鸣样杂音及开瓣音提示存在二尖瓣狭窄。颈部、锁骨上淋巴结肿大提示支气管肺癌可能。鼻中隔或中线结构的溃疡可见于韦格纳肉芽肿病。局部出现湿性啰音、哮鸣音及鼾声可能提示为血块吸入导致，而并不一定是活动出血的部位。呼吸频率、口唇发绀对于客观判断气道或肺内积存血液的情况，判断患者病情具有重要意义。

（四）实验室检查

如果情况允许，对于咯血患者应进行基本的辅助检查（表2-5）。应收集所有痰液，一方面可以估计咯血量，另一方面可以检视痰液的性状，以辅助诊断，还可以进行病原学、细胞学检查。血常规检查除可提供白细胞的信息外，还可以观察是否有贫血。贫血的出现一方面可与出血量大有关，另一方面可能反映某些系统性疾病。例如，肺血管炎引起的弥漫性肺泡出血，常可出现显著的贫血，而且贫血与肺部阴影及缺氧情况密切关联，这为其重要特征。血小板及凝血象的检查常可揭示患者是否存在血液系统疾病。

表2-5 咯血需要进行的基本辅助检查

外周血全细胞计数、分类计数、血小板计数
凝血酶原时间、部分凝血活酶时间、国际标准化比值
尿常规
痰普通细菌、抗酸杆菌、真菌涂片及培养
痰细胞学检查
结核菌素纯蛋白衍生物试验（球孢子菌、组织胞质菌皮肤试验、血清学试验）
血气分析
X线胸片

（五）胸部影像学检查

胸片为咯血患者的常规检查。通常胸片可以提示咯血的原因，例如发现左房增大、Kerley B线提示二尖瓣狭窄。空洞中出现可移动的团块，或更为典型的表现新月征，则提示曲菌球的可能。中央团块而远端肺组织含气量减少，甚至肺不张，则常常提示支气管肺癌可能。有一点必须强调，胸片上出现异常的部位有时并非是出血部位。如果胸片未见明显异常，则应常规进行胸部CT检查。CT为咯血诊断的非常有用的工具，胸部高分辨CT有助于支气管扩张、弥漫性肺病的诊断。

（六）支气管镜检查

支气管镜常常是确定咯血原因必不可少的检查，除此之外还能够帮助定位。轻、中度咯血患者，可行支气管镜检查。如果原因明确，则支气管检查并非必需。大咯血患者应进行支气管镜检查以确定出血部位，确定病因则并不是主要的。如需要急诊手术，则此检查更为必要。一般下列情况需要进行可弯曲支气管镜检查：①怀疑有局部病变者。②对于胸片正常或非局限性异常为除外支气管内病变者，应尽可能早做以提高诊断阳性率。③有肺癌可能或为高危险因素者，例如男性、年龄超过40岁、有吸烟史。④咯血超过1周或每次咯血超过30 mL者，应尽快明确诊断。⑤大咯血准备进行气道内介入治疗或外科手术治疗者，需要准备好抢救措施，在严密监护下进行可弯曲支气管镜检查，以明确出血部位或病因，以指导下一步手术方案的制定。

是否在活动出血时进行支气管镜检查曾有争议，有学者担心支气管镜检查会加重活动出血。但目前的共识是在活动出血时进行支气管镜检查是安全的，并且诊断价值很高。活动出血时，有更高的概率来判断出血部位，从而进行进一步诊断采样。而没有活动出血时，仅约50%的患者能够确定出血部位。

对于非大咯血的患者，应使用可弯曲支气管镜检查。由于可以观察到段乃至亚段水平的病变，因此可以显著提高诊断阳性率。而对于大咯血者，则主张使用硬质支气管镜。由于硬质支气管镜有较大的腔道，可以及时吸除血块，一方面可以保持气道通畅，保证患者安全；另一方面，则可使视野更清楚，以利于诊断。必要时，还可进行机械通气或进行局部止血治疗，可以将硬质气管镜与可弯曲镜结合使用。

（七）支气管肺血管造影

大咯血经初步保守治疗咯血无好转者，或出血危及生命的大咯血应行血管造影。由于大咯血多由支气管动脉引起，因此首选支气管动脉造影。对于肺循环异常，例如肺动静脉瘘、医源性肺动脉破裂或肺动脉栓塞引起的咯血则应进行肺动脉造影。

四、咯血的治疗

（一）一般治疗

咯血的患者应卧床休息，保持安静，避免过度紧张，必要时适当镇静。咳嗽对止血存在影响，因此应适当镇咳治疗。如果能够确定为何侧出血，则应向患侧卧位。对于病因明确的咯血，则应针对病因进行治疗。例如肺血管炎引起的弥漫性肺泡出血，则应进行血浆置换和肾上腺皮质激素冲击治疗。而感染因素引起的咯血则应积极控制感染。

（二）大咯血的紧急处理

如果出血非常严重，出现了明显的呼吸衰竭，此时应紧急进行气管插管。通过气管插管吸出积血以挽救患者生命。建立人工气道后便于进行可弯曲气管镜检查。如果判断出血的部位，则可视情况插入双腔气管插管，将出血侧和健侧主支气管隔离，至少保证一侧肺功能。清理呼吸道后如患者呼吸衰竭仍不缓解，则应及时进行机械通气治疗。

（三）药物治疗

静脉滴注垂体后叶素或血管升压素可使动脉收缩，从而达到止血目的。但其可以引起全身血管的收缩，并可引起子宫收缩，因此存在冠心病或高血压者应慎用，妊娠者则禁止使用。国内主要使用垂体后叶素，为脑垂体后叶的水溶性成分，内含催产素与加压素，是大咯血的常用急救药物。大咯血时给予垂体后叶素 5～10 U，用5%葡萄糖液 20～40 mL 稀释后缓慢静脉注射（10～15 min），必要时6小时后重复注射。每次最大剂量不能超过20 U。在给予负荷剂量后，可以 10～20 U 加入5%葡萄糖溶液中以 0.1～0.2 U/min 静脉滴注维持，也可选择其他血管升压素类药物。注意这类药物使用后，有可能减少出血，从而在进行支气管动脉造影时无法清晰显示出血部位，为后续的诊断、治疗造成困难。

酚妥拉明为α肾上腺素能阻滞药，对于大咯血患者可给予 10～20 mg 加入5%葡萄糖或5%葡萄糖盐水 500 mL，静脉缓慢滴注。其止血机制推测为通过直接扩张血管，使肺血管阻力降低，肺动静脉压降低，从而减轻出血。由于其为血管扩张药，对于存在高血压、冠心病的患者更为适用。其他扩张血管药物，例如压宁定、硝酸酯类也可能具有一定效果。

普鲁卡因也具有一定扩血管作用，在其他治疗效果不佳时也可试用。具体用法为：0.5% 普鲁卡因 10 mL（50 mg），用 25% 葡萄糖液 40 mL 稀释后缓慢静脉注射，1～2 次 /d。或取 150～300 mg 溶于 5% 葡萄糖液 500 mL，持续静脉滴注。用药量不能过大，速度不宜过快，否则可引起颜面潮红、谵妄、兴奋、惊厥，对出现惊厥者可用异戊巴比妥或苯巴比妥钠解救。用药前须行皮试，有本药过敏史者禁用。

浸润性肺结核、肺炎所致的咯血经上述治疗效果不佳时，可考虑应用肾上腺糖皮质激素，以抑制炎症反应，稳定细胞膜，降低体内肝素水平。可口服泼尼松 30 mg/d，或静脉注射氢化可的松 100～300 mg/d，见效后减量，使用时间不宜超过 2 周。

其他促进凝血的药物例如氨甲环酸、卡巴克洛（安络血）、酚磺乙胺、5-氨基己酸、巴曲酶、维生素 K、云南白药均可试用。对于肝素抗凝治疗引起的咯血或存在凝血功能障碍或肝功能不全者可用鱼精蛋白 50～100 mg 加入 25% 葡萄糖注射液 40 mL 缓慢静脉注射，2 次 /d，不能超过 3 天。

（四）支气管镜治疗

为控制出血，可在行支气管镜检查时局部给予止血药物。通常使用 1：20 000 的肾上腺素，还可试用凝血酶溶液。但这些治疗对大咯血的确切疗效尚不肯定，缺乏可靠循证医学的证据。

对于大咯血患者，可通过放入球囊导管至出血的支气管，充气阻塞出血的支气管，以防止血液吸入其他大气道，保证其畅通，维持通气、气体交换，防止发生呼吸衰竭甚至窒息。球囊的直径可视出血支气管的大小而灵活选择。近来有人设计了一种双腔止血球囊，通过气管镜活检腔道放置，可同时注入止血药物。留置后可将气管镜撤出，以方便球囊留置后再进入内镜观察出血情况。球囊阻塞治疗仅是临时性的治疗措施，长时间压迫可能会使支气管黏膜坏死，因此一般留置不超过 24 小时。

在支气管镜下还可通过电烧蚀、冷冻、激光等技术，对出血的病变进行直接的处理，从而达到止血的目的。对于出血部位位于支气管远端，支气管镜不能看到出血确切部位者，不宜使用电烧蚀或激光治疗，这可能会造成支气管的穿孔。这种情况下可使用镜体或球囊直接阻塞出血的支气管，达到止血目的。

（五）支气管动脉栓塞治疗

随着技术的逐渐成熟，应用支气管动脉栓塞治疗支气管大出血越来越普遍。通过选择性支气管动脉造影首先确定出血的血管。某些表现常提示为出血的部位，例如造影剂从血管壁溢出或见到管径增粗或动脉瘤样扩张的扭曲血管。通过向出血部位的供应血管局部注入聚乙烯醇泡沫、异丁基-9-氰基丙烯酸盐、Gianturco steel coils 或吸收性明胶海绵等颗粒来进行栓塞止血。这种治疗方法控制大咯血的成功率在 64%～100%，但是 16%～46% 的患者会复发，但一般不会再出现大咯血。支气管动脉栓塞的失败率可达 13%，主要是由于来自膈动脉、肋间动脉、内乳动脉或锁骨下动脉的吻合支的出血。支气管肺动脉栓塞的并发症主要包括血管穿孔、内膜撕裂、胸痛、发热、全身其他部位栓塞及神经系统并发症，另外栓塞本身也可引起咯血。如果发现脊髓前动脉自支气管动脉发出，则不能进行栓塞治疗，因可能导致脊髓梗死而致截瘫。应用同轴微导管系统可以减少这一并发症的出现。

（六）外科手术治疗

对于局部病变引起的出血可考虑外科手术治疗。报道的手术死亡率为 1%～50% 不等。对于呼吸功能储备不足或无法切除的肺癌，则不适合于外科手术治疗。一般仅在支气管动脉栓塞治疗不能进行或可能无效时才考虑外科手术切除，但主动脉瘤破裂、动静脉畸形、包虫病、医源性肺动脉破裂、胸部外伤、支气管肺腺癌、其他治疗无效的足分枝菌病引起的危及生命的大咯血仍然以手术治疗为主。

（七）其他治疗

经各种治疗，咯血仍不能控制者，外科手术禁忌或无法进行，可考虑进行肺萎陷疗法。若出血部位明确，可采用人工气胸法，若出血部位未明或出血来自下肺者，可用人工气腹疗法。膈肌及胸膜粘连、严重心肺功能不全则不宜采用萎陷疗法。

第三节 胸 痛

一、病因和机制

（一）胸壁疾病

胸壁疾病如皮下蜂窝织炎、带状疱疹、肋间神经炎、非化脓性肋软骨炎（Tietze病，第1和第2肋软骨疼痛肿胀）、流行性胸痛、肌炎和皮肌炎、肋骨骨折、强直性脊柱炎、颈椎病、急性白血病、多发性骨髓瘤等，这些疾病累及或刺激了肋间神经和脊髓后根传入神经引起疼痛。

（二）胸腔内脏器疾病

其主要通过刺激支配心脏和大血管的感觉神经、支配气管、支气管和食管迷走神经感觉纤维引起胸痛，累及胸膜的病变则主要通过壁层胸膜的痛觉神经（来自肋间神经和膈神经）。

（1）心血管疾病：如心绞痛、急性心肌梗死、心肌炎、急性心包炎、肥厚性心肌病、主动脉瘤、夹层动脉瘤、肺栓塞、肺梗死、心脏神经官能症等。

（2）呼吸系统疾病：如胸膜炎、胸膜肿瘤、气胸、血胸、血气胸、肺炎、肺癌等。

（3）纵隔疾病：如纵隔炎、纵隔气肿、纵隔肿瘤、反流性食管炎、食管裂孔疝、食管癌等。

（三）其他相邻部位疾病

其包括肝脓肿、膈下脓肿、肝癌、脾梗死等。膈肌中央部位的感觉神经由膈神经支配，而外周部位由肋间神经支配，其感觉中枢分别位于第3、4颈椎和第7～12胸椎，腹腔脏器的病变刺激或影响膈肌可以引起疼痛，同时疼痛还可放射至肩部或下胸部等部位。

二、诊断和鉴别诊断

要注意询问病史，了解胸痛部位、性质、持续时间、影响因素和伴发症状。

（一）根据胸痛部位鉴别

胸壁疾病引起的疼痛常局限，有明显的压痛点，可伴有红、肿、热。带状疱疹的疼痛沿肋间神经走行，常伴有局部皮肤疼痛和异常敏感。Tietze病的肋软骨疼痛常侵犯第1、2肋软骨，在胸壁呈单个或多个隆起。食管和纵隔疾病的疼痛主要在胸骨后，食管疾病时胸痛可能与进食有关。夹层动脉瘤破裂引起的疼痛常在胸部中间，可向下放射。胸膜炎的疼痛常发生在腋前线与腋中线附近，与呼吸有关。心绞痛和心肌梗死的疼痛则在胸骨后和心前区，可放射至左肩、左臂内侧，达环指和小指。肺上沟癌引起的疼痛以肩部为主，可向上肢内部放射。

（二）根据胸痛性质和特征鉴别

（1）根据疼痛发生的时间：急性或突然发生的胸痛常见于急性心肌梗死、肺栓塞、气胸、动脉瘤破裂等。

（2）根据与体位的关系：食管炎引起烧灼痛，饱餐后和仰卧位时加重，服用抗酸药和胃肠动力药后可缓解。而心包炎引起的疼痛，于卧位时加重，坐起或身体前倾时减轻。

（3）根据疼痛的特征：心绞痛为闷痛伴有窒息感，休息或含硝酸甘油可以缓解，而心肌梗死的疼痛则更为剧烈，伴有恐惧和濒死感，同时有大汗、血压下降和休克。肋间神经痛为阵发性灼痛和刺痛。胸膜疼痛常在深呼吸和咳嗽时加重。

（4）根据伴发症状：严重肺炎、肺栓塞、气胸引起的疼痛可伴有呼吸困难。夹层动脉瘤破裂和大块肺栓塞时也可出现血压下降或休克。心包炎、胸膜炎、肺脓肿和肺炎常伴有发热。食管疾病所致胸痛可伴有吞咽困难。肺梗死和肺癌的胸痛可有咯血或痰中带血。带状疱疹发生时，在胸壁出现沿肋间神经分布的成簇水疱，疱疹不越过体表中线。肺上沟癌出现胸肩部疼痛，可伴有霍纳综合征。结核性胸膜炎引起的胸痛可伴有结核中毒症状。

第四节 呼吸困难

一、定义

呼吸困难是一种觉得空气不足、呼吸费力和胸部窒息的主观感觉，或者患者主观感觉需要增加呼吸活动即为呼吸困难。由于呼吸困难只是一种主观感觉，在出现呼吸急促、端坐呼吸、鼻翼翕动、辅助呼吸肌参与、发绀或间歇性呼吸等体征前，检查者不一定能发现，或者需要通过一些检查进行鉴别和证实。

二、分级

呼吸困难严重度的评价，可分为四级。
Ⅰ级：在生理活动下无呼吸困难。
Ⅱ级：在重体力活动如上楼时出现呼吸困难。
Ⅲ级：在轻体力活动下如平地步行出现呼吸困难。
Ⅳ级：静息时即有呼吸困难。

三、病因和机制

本病病因可分为肺外因素、呼吸系统和心血管系统疾病引起的呼吸困难，以后两者更为常见。

（一）肺外因素引起的呼吸困难

其主要包括缺氧、机体氧耗量增加、贫血、中毒、药物作用、神经精神性因素等，较为常见的有以下几种。

（1）氧耗量增加：机体氧耗量增加，如较强的体力活动、发热、甲亢等。

（2）急性和慢性贫血：贫血和大量失血、休克可引起红细胞携氧减少，导致血氧含量下降，组织供氧不足，刺激呼吸中枢引起呼吸困难。

（3）中毒性呼吸困难：包括各种原因引起的酸中毒和药物及化学物质中毒。酸中毒主要是通过刺激颈动脉窦和主动脉体化学感受器作用或直接作用于呼吸中枢，引起深大呼吸，增加肺泡通气，比如糖尿病酮症酸中毒时的 Kussmaul 呼吸。一些化学毒物可以作用于血红蛋白，使其失去携带氧的能力，造成组织缺氧，引起呼吸困难，比如一氧化碳中毒时形成的碳氧血红蛋白、亚硝酸盐和苯胺中毒时形成的高铁血红蛋白等。氰化物中毒时，氰离子可以与细胞色素氧化酶中的三价铁结合，抑制细胞呼吸功能，导致组织缺氧，引起呼吸困难。吗啡类药物、巴比妥类等镇静安眠药物中毒时，可以直接抑制呼吸中枢，使呼吸浅而慢，肺泡通气量减少，造成缺氧和二氧化碳潴留。

（4）神经精神性呼吸困难：包括颅脑器质性疾病和精神或心理疾病引起的呼吸困难。各种颅脑疾病，如脑血管病、颅脑外伤、脑炎、脑膜炎、脑脓肿和脑肿瘤等，可因颅内压升高影响呼吸中枢，使呼吸中枢兴奋性减低，引起呼吸困难，并常出现呼吸节律异常。心身性疾病包括癔症和神经症，这类患者常可感觉胸闷、气短，高通气综合征是由于通气过度超过生理代谢所需而引起的一组症状，表现呼吸困难、气短、憋气等，不伴有相应的器质性原因，症状的发生与呼吸控制系统异常、自主呼吸调节丧失稳定性有关。

（5）其他肺外疾病引起的呼吸困难。①空气氧含量下降：在海拔 3 000 m 以上，即使在静息状态下也会出现低氧血症，在海拔 3 500～5 500 m 时，在静息时也可出现中重度低氧血症，在这种情况下，代偿性过度通气也不能满足机体需要，从而出现呼吸困难。②睡眠呼吸暂停综合征：是睡眠中反复出现的呼吸停止，既可因上气道部分阻塞引起，也可因中枢调节异常造成，常伴有打鼾和白日嗜睡，需进行血氧检测和多导睡眠仪诊断。

（二）呼吸系统疾病引起的呼吸困难

（1）上气道疾病，如急性喉炎、喉头水肿、白喉、喉癌等，有时甲状腺肿大也会压迫气管。

（2）气管疾病：如异物和肿瘤阻塞气道、急慢性支气管炎、支气管哮喘、慢性阻塞性肺疾病（COPD）、重症支气管扩张、弥漫性泛细支气管炎、支气管肺癌、纵隔肿瘤压迫气管等。

（3）肺实质疾病：如肺炎、重症肺结核、肺脓肿、肺气肿、肺不张、尘肺、弥漫性肺间质疾病、肺囊性纤维化、ARDS等。

（4）胸廓和胸膜疾病：如气胸、大量胸腔积液、广泛胸膜肥厚、间皮细胞瘤、胸廓外伤和严重畸形等。

（5）神经肌肉疾病累及呼吸肌或药物引起呼吸肌麻痹：如运动神经元病、吉兰-巴雷综合征、重症肌无力、肌松药引起呼吸肌无力等。

（6）膈肌运动障碍：如横膈麻痹、大量腹水、腹腔巨大肿瘤、胃扩张、妊娠晚期等。双侧膈肌麻痹可导致吸气时上腹运动和膈肌运动相反，引起呼吸困难，甚至严重的通气障碍。创伤（$C_{3~5}$横切伤）和感染（脊髓灰质炎）也可引起吸气时膈肌反向上移。

（7）肺血管疾病：如肺动脉高压、肺栓塞、原发性肺动脉闭塞等。较大的肺栓塞可引起反射性支气管痉挛，血栓本身释放5-羟色胺、缓激肽和组胺等也促使气道收缩，栓塞后肺泡表面活性物质减少，肺顺应性下降，均使肺通气量减少；栓塞部分可形成无效腔样通气，未栓塞部分的肺血流相对增加，导致通气血流比例失调，可引起呼吸困难和低氧血症。原发性肺动脉高压时，心排血量下降，肺通气血流比例失调和每分通气量下降等因素可引起劳力性呼吸困难。

（三）心血管系统疾病引起的呼吸困难

各种原因引起的心力衰竭、心包积液或心包缩窄等以及输液过多和过快，均可引起心源性呼吸困难。由于左心搏出量减少，引起肺淤血，导致肺间质水肿，弥散功能下降；急性肺水肿伴肺泡渗出增多，可引起肺顺应性下降，同时呼吸道阻力也会增加；输液过多和过快可以引起肺血管静水压增高。以上情况发生时，也会引起呼吸困难。

四、临床表现

（一）肺源性呼吸困难

根据临床表现可分为以下几种。

（1）吸气性呼吸困难：特点为吸气困难，伴有干咳，重者可出现吸气时胸骨上窝、锁骨上窝和肋间隙明显凹陷，即"三凹征"，可有高调吸气性喉鸣，提示喉、气管和大气道阻塞和狭窄，如突然出现，要考虑各种原因引起的喉头水肿和喉痉挛，伴有发热且出现较快，可能为急性喉炎或白喉，逐渐出现要考虑喉部肿瘤。

（2）呼气性呼吸困难：特点是呼气费力，呼气时间延长，常伴有干啰音或哮鸣音。主要见于下呼吸道阻塞的疾病，由于小支气管痉挛和狭窄、肺组织弹性减弱引起呼吸困难，如急性细支气管炎、支气管哮喘、COPD、ABPA（过敏性支气管肺曲菌病）等。

（3）混合性呼吸困难：吸气、呼气都有困难，可见于广泛的肺间质和肺实质疾病、胸廓和胸膜疾病、神经肌肉疾病等。呼吸频率可以变浅快，并可听到病理性呼吸音。

（二）心源性呼吸困难

左心功能不全引起呼吸困难的特点为活动和仰卧位明显，休息和坐位时减轻，严重者可出现粉红色泡沫痰、大汗，双肺底部可闻及吸气末细湿啰音，有时可出现哮鸣音等。由于坐位可以使回心血量减少，减轻肺淤血，同时还可以使膈肌降低，增加10%~30%的肺活量，因此在病情较重者，常被迫采用端坐呼吸。有的患者可出现夜间阵发性呼吸困难，在睡眠中被迫坐起，惊恐不安，伴有咳嗽，轻者数分钟或数十分钟可以缓解，重者则可出现上述严重症状。

（三）中毒性呼吸困难

因酸中毒所致者多为深大呼吸，根据病因不同呼出气可有尿（氨）味（尿毒症）或烂苹果味（糖尿病酮症酸中毒）。如果镇静药或安眠药中毒抑制了呼吸中枢，则呼吸困难表现为呼吸浅表、缓慢，可有节律异常。

（四）中枢性呼吸困难

由颅内压升高或呼吸中枢抑制引起，表现为呼吸浅慢或呼吸过快和过慢交替、呼吸暂停，比如潮式呼吸（Cheyne-Stokes 呼吸）、间停呼吸（Blots 呼吸）等。

（五）癔症患者呼吸困难

此种呼吸困难常表现为呼吸浅表、频数，常因过度通气出现呼吸性碱中毒表现，如口周和肢体麻木、手足搐搦等，神经症患者有时可出现叹息样呼气，长出气后自觉好转。高通气综合征患者的临床症状可涉及多个系统，包括胸闷、气短和呼吸困难，同时可有头晕、头昏、心慌心悸、焦虑等，常为深快呼吸，可由过度通气激发试验诱发。

五、诊断和鉴别诊断

由于呼吸困难存在器质性和心因性原因，因此，要仔细问诊进行鉴别，同时还要根据一些实验室检查结果综合分析。

（一）根据呼吸困难发生时间的长短鉴别

（1）急性发生的呼吸困难：可见于气管异物、喉头水肿、支气管哮喘、肺栓塞、气胸、急性呼吸窘迫综合征、急性左心功能不全、高通气综合征等。

（2）慢性发生（逐渐发生）的呼吸困难：见于支气管炎、肺炎、COPD、胸腔积液、肺不张、肺癌、弥漫性肺间质疾病、结节病、肺血管炎、弥漫性泛细支气管炎、尘肺、肺动脉高压、神经肌肉疾病等。

（二）根据肺功能检查结果鉴别

（1）限制性通气功能障碍：肺的通气和换气均受到影响，肺活量和肺总量下降，可由肺外或肺本身因素引起，一般在活动时无明显不适，但在活动后出现明显的呼吸困难，包括各种原因引起的呼吸受限、胸腔积液、广泛胸膜增厚、肺间质纤维化等。

（2）阻塞性通气功能障碍：气道阻力增加引起呼吸困难，呼气流速减慢，第1秒用力肺活量占肺总量比值下降，可见于支气管哮喘、COPD、弥漫性泛细支气管炎等。

（三）根据伴发症状鉴别

（1）伴胸痛：见于肺炎、肺栓塞、胸膜炎、气胸、急性心肌梗死、肺癌等。

（2）伴咳嗽、咳痰：见于慢性支气管炎、COPD、肺脓肿等。

（3）伴发热：见于肺炎、胸膜炎、肺脓肿等。

（4）伴意识障碍：可见于脑血管意外、急性中毒、肺性脑病等。

（5）伴咯血：可见于肺结核、肺癌、支气管扩张等。

（四）其他

还要注意询问患者的职业接触史、药物使用史、有无诱发因素、与体位和活动的关系以及其他疾病史等。

第五节 发 热

正常人的体温受体温中枢调控，并通过神经、体液因素使产热和散热过程呈动态平衡，保持体温在相对恒定的范围内。当机体在致热源作用下或各种原因引起体温调节中枢的功能障碍时，体温升高超出正常范围，称为发热。

一、发生机制

在正常情况下，人体的产热和散热保持动态平衡。由于各种原因导致产热增加或散热减少，则出现发热。多数患者的发热是由于致热源所致，致热源包括外源性和内源性两大类。

（一）外源性致热源

微生物病原体及其产物、炎症渗出物、无菌性坏死组织、抗原抗体复合物等，不能直接作用于体温调节中枢，而是通过激活血液中的中性粒细胞，嗜酸粒细胞和单核、吞噬细胞系统，使其产生并释放内源性致热源，引起发热。

（二）内源性致热源

其又称白细胞致热源，如IL-1、肿瘤坏死因子（TNF）和干扰素等。

（三）非热源性发热

非热源性发热见于体温调节中枢直接受损、引起产热过多的疾病、引起散热减少的疾病等。

二、病因与分类

（一）感染性发热

各种病原体如病毒、细菌、支原体、立克次体、螺旋体、真菌、寄生虫等引起的感染，无论是急性、亚急性或慢性、局部或全身性，均可出现发热。

（二）非感染性发热

这种发热主要有以下几类原因。

1. 细菌性坏死物质的吸收

（1）机械、物理或化学性损害，如大手术后组织损伤、内出血、大出血、大面积烧伤等。

（2）因血管栓塞或血栓形成而引起心肌、肺等内脏梗死或肢体坏死。

（3）坏死组织与细胞破坏，如癌、白血病、淋巴瘤、溶血反应等。

（4）抗原–抗体反应，如风湿热、血清病、药物热、结缔组织病等。

2. 分泌代谢障碍

如甲状腺功能亢进、重度脱水等。

3. 皮肤散热减少

如广泛性皮炎、鱼鳞病等，一般为低热。

4. 体温调节中枢功能紊乱

（1）物理性，如中暑。

（2）化学性，如重度安眠药中毒。

（3）机械性，如脑出血等。高热无汗是这类发热的特点。

5. 自主神经功能紊乱

自主神经功能紊乱，影响正常的体温调节过程，使产热大于散热过程，体温升高，多为低热。

三、临床表现

（一）发热的分度

按发热的高低可分为4种，低热：37.3～38℃；中等度热：38.1～39℃；高热：39.1～41℃；超高热：41℃以上。

（二）发热的临床过程及特点

1. 体温上升期

常伴有疲乏无力、肌肉酸、皮肤苍白、畏寒或寒战等现象。体温上升有两种方式：

（1）骤升型：体温在几小时内达39～40℃以上，常伴有寒战。见于疟疾、大叶性肺炎、败血症、流行性感冒、急性肾盂肾炎、输液或某些药物反应。

（2）缓升型：体温逐渐上升，在数日内达高峰，多不伴寒战，如伤寒、结核病等。

2. 高热期

此期是指体温上升达高峰之后保持一定时间，持续时间长短可因不同而有差异。如疟疾可持续数小时，大叶性肺炎、流行性感冒可持续数天，伤寒则可为数周。

3. 体温下降期

由于病因的消除，致热源的作用逐渐减弱或消失，体温中枢的体温调定点逐渐降至正常水平，产热相对减少，散热大于产热，使体温降至正常水平。此期表现为出汗多，皮肤潮湿。体温下降有两种方式：

（1）骤降：是指体温于数小时内迅速降至正常，有时略低于正常，常伴有大汗淋漓，常见疟疾、急性肾盂肾炎、大叶性肺炎及输液反应。

（2）渐降：指明体温在数天内逐渐降至正常，如伤寒、风湿热等。

四、热型及临床意义

（一）稽留热

体温恒定地维持在 39～40℃以上，达数天或数周。24 小时内体温波动范围不超过 1℃。常见于大叶性肺炎、斑疹伤寒及伤寒高热期。

（二）弛张热

弛张热称败血症热型，体温常在 39℃以上，波动幅度大，24 小时内波动范围超过 2℃，但都在正常水平以上。常见于败血症、风湿热、重度肺结核及化脓性炎症等。

（三）间歇热

体温骤升达高峰后持续数小时，又迅速降至正常水平，无热期（间歇热）可持续 1 天至数天，如此高热期与无热期反复交替出现。见于疟疾、急性肾盂肾炎等。

（四）波状热

体温逐渐上升达 39℃或以上，数天后又逐渐下降至正常水平，持续数天后又逐渐升高，如此反复多次。常见于布鲁菌病。

（五）回归热

体温急骤上升至 39℃以上，持续数天后又骤然下降至正常水平。高热期与无热期各持续若干天后规律交替一次。可见于回归热、霍奇金病等。

（六）不规则热

发热的体温曲线无一定规律，可见于结核病、风湿热、支气管肺炎、渗出性胸膜炎等。

五、伴随症状

发热伴随的症状因病因不同而有所差别，其中寒战、结膜充血、淋巴结肿大、单纯疱疹、肝脾肿大、出血、关节肿痛、皮疹等较为常见，老年患者即使因普通感冒发热也可导致昏迷。因此，对发热的高龄患者要严密观察伴随症状。

六、护理要点

（一）定时测体温

37.2～38.5℃，2 次/d；38.6～39℃，4 次/d；体温 >39℃则应酌情增加测体温的次数，至少 6 次/d。

（二）适当休息

高热患者由于代谢增快，消耗多、进食少，故体质虚弱，需绝对卧床休息。低热患者酌情减少活动。

（三）加强营养和体液的补充

高热患者应给予高热、高蛋白、高维生素、低脂肪易消化的流质或半流质饮食，保证每天总热量不低于 3 000 kcal。鼓励患者多饮水，必要时静脉输液，24 小时进入液体量约 3 000 mL，以防患者脱水，促进毒素和代谢产物的排除。

（四）物理降温

体温 39℃以上时应给予物理降温。物理降温 30 分钟后测体温。持续冷敷物理降温者，应保留一侧腋下勿置冰袋，或选择测量肛温，以保证测量体温的准确性。具体方法如下：

1. 头部冷敷

用冷毛巾及冰帽放于头部，同时也可将冰袋放于腋窝、腹股沟等血管丰富处。冷敷时需注意防止冻伤，尤其应用冰袋时，要经常更换冷敷部位，冰袋须用干毛巾或干敷料包裹，以防局部冻伤。

2. 酒精或温水擦浴

用30%～50%乙醇擦浴或用32～34℃温水擦浴以助蒸发散热。擦浴时，注意保暖，可分部位擦拭，其余部位盖好衣被，防止着凉，加重感冒。如周围循环不良者，应在擦浴过程中，以热水袋置于足底部。

3. 冷盐水或温水灌肠

可根据病情遵医嘱给予冷盐水灌肠或温水灌肠。

4. 针刺降温

可行内关、曲池等。

（五）口腔护理

长期发热患者唾液分泌少，口腔黏膜干燥；口腔内食物残渣利于细菌繁殖，同时由于维生素缺乏和机体抵抗力下降，易引起口腔炎和口腔黏膜溃疡。应在晨起、餐后、睡前协助患者漱口，做口腔护理，口唇干裂者应涂油保护。

（六）皮肤护理

高热患者在退热过程中往往大量出汗，应随时擦干汗液，被套、床单、衣服应经常更换。对卧床时间较久者，应协助患者翻身，受压处予以按摩，防止发生褥疮。

第三章

呼吸系统疾病常用治疗技术

第一节 机械通气

一、基本原理

正常人自主呼吸时,由于呼吸肌主动收缩,膈下降,胸内负压增加,使肺泡内压低于气道口压,气体进入气管、支气管和肺泡内。目前临床采用的机械通气,主要是使用正压通气的方式来支持肺功能。正压通气是指由呼吸机提供高于肺泡内压的正压气流,使气道口与肺泡之间产生压力差,从而建立人工通气,因而,机械通气在通气过程中气道压力势必升高。任何正压通气方式均应有三个必备的机械功能:启动、限制和切换。

(一)启动

启动是指使呼吸机开始送气的驱动方式,它有三种方式:时间启动、压力启动和流量启动。

1. 时间启动

时间启动用于控制通气,是指呼吸机按固定频率进行通气。当呼气期达到预定的时间后,呼吸机开始送气,即进入吸气期,不受患者自主吸气的影响。

2. 压力启动

压力启动用于辅助呼吸。压力启动是当患者存在微弱的自主呼吸时,吸气时气道内压降低为负压,触发呼吸机送气,而完成同步吸气。呼吸机的负压触发范围 $-0.49 \sim -0.098$ kPa($-5 \sim -1$ cmH$_2$O),一般成人设置在 -0.098 kPa(-1 cmH$_2$O),小儿 0.049 kPa(0.5 cmH$_2$O)以上。辅助呼吸使用压力触发时,能保持呼吸机工作与患者吸气同步,利于撤离呼吸机。当患者吸气用力强弱不等时,传感器装置的灵敏度调节困难,易发生患者自主呼吸与呼吸机对抗以及过度通气或通气不足。

由于同步装置的技术限制,患者开始吸气时,呼吸机要延迟 20 ms 左右才能同步送气,这称为呼吸滞后。患者呼吸频率越快,呼吸机滞后时间越长,患者出现欲吸而无气,反而增加呼吸做功。

3. 流量启动

流量启动用于辅助呼吸。流量启动是指在患者吸气开始前,呼吸机输送慢而恒定的持续气流,并在呼吸回路入口和出口装有流速传感器,由微机测量两端的流速差值,若差值达到预定水平,即触发呼吸机送气。持续气流流速一般设定为 10 L/min,预定触发流速为 3 L/min。流量触发较压力触发灵敏度高,患者呼吸做功较小。

(二)限定

限定是指正压通气时,为避免对患者和机器回路产生损害作用,应限定呼吸机输送气体的量。一般有三种方式:①容量限定:预设潮气量,通过改变流量、压力和时间三个变量来输送潮气量;②压力限定:预设气道压力,通过改变流量、容量和时间三个变量来维持回路内压力;③流速限定:预设流速,通过改变压力、容量和时间三个变量来达到预设的流速。

（三）切换

切换指呼吸机由吸气期转换成呼气期的方式，有4种切换方式：①时间切换：达到预设的吸气时间，即停止送气，转向呼气；②容量切换：当预设的潮气量送入肺后，即转向呼气；③流速切换：当吸气流速降低到一定程度后，即转向呼气；④压力切换：当吸气压力达到预定值后，即转向呼气。

随着呼吸生理理论的发展，呼吸机的技术性能不断改善，机械通气在临床上的应用日益增多。机械通气可大大降低呼吸衰竭的病死率，是治疗呼吸衰竭的有效手段。

二、适应证与禁忌证

（一）适应证

任何原因引起的缺O_2与CO_2潴留，均是呼吸机治疗的适应证。

1. 应用范围
（1）心肺脑复苏时。
（2）中毒所致的呼吸抑制。
（3）神经-肌肉系统疾病造成的中枢或周围性呼吸抑制和停止。脑卒中、脑外伤、各类脑炎、脑部手术、癫痫持续状态、各种原因所致的脑水肿，脊髓、神经根、呼吸肌等受损造成的呼吸抑制、减弱和停止等。
（4）胸、肺部疾病，如ARDS、严重肺炎、胸肺部大手术后、COPD、危重哮喘等。
（5）胸部外伤，如肺挫伤、开放性或闭合性血气胸、多发多处肋骨骨折所致的连枷胸，只要出现无法纠正的低氧血症，均是应用机械通气的适应证。
（6）循环系统疾病，急性肺水肿、心脏大手术后常规机械通气支持等。
（7）雾化吸入治疗。

2. 应用指征
（1）任何原因引起的呼吸停止或减弱（<10次/分）。
（2）呼吸窘迫伴低氧血症（$PaO_2 < 8.0$ kPa）。
（3）肺性脑病（强调意识障碍严重程度）。
（4）呼吸道分泌物多，无力排出。
（5）胸部手术后严重低氧血症。
（6）心脏大手术后，尤其是接受体外循环的患者。
（7）胸部外伤致连枷胸和反常呼吸。

（二）禁忌证

呼吸机治疗没有绝对禁忌证。任何情况下，对危重患者的抢救和治疗，均强调权衡利弊。病情复杂，矛盾重重，需选择利最大、弊最小的治疗方案。除未经引流的气胸和肺大疱是呼吸机治疗的禁忌证外，其余均是相对禁忌证。

（1）严重肺大疱和未经引流的气胸。
（2）低血容量性休克患者在血容量未补足以前。
（3）肺组织无功能。
（4）大咯血气道未通畅前。
（5）心肌梗死。
（6）支气管胸膜瘘。
（7）缺乏应用机械通气的基本知识或对机械通气机性能不了解。

三、常用机械通气模式

几种常见的通气模式典型气道压力曲线示意图见图3-1。

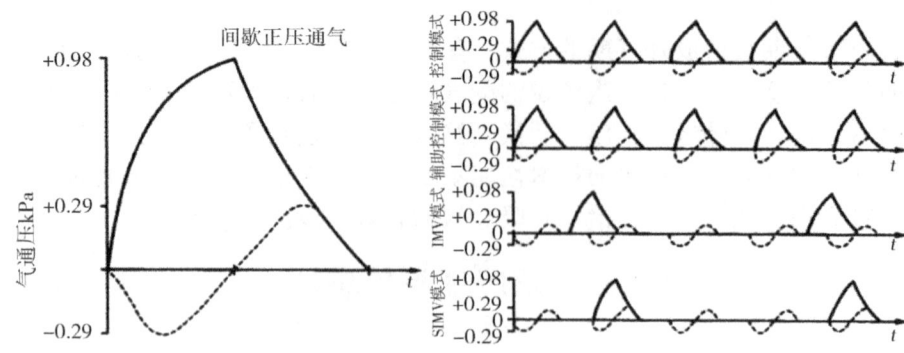

图 3-1　几种通气模式的典型气道压力曲线

（虚线示正常的自主呼吸，实线示机械通气时的压力曲线）

（一）控制通气

控制通气也称为间歇正压通气，其特点是无论患者自主呼吸如何，呼吸机总是按预定的频率、潮气量（TV）或压力进行规律的通气，适应于自主呼吸消失或很微弱的患者。应用于自主呼吸较强的患者则很难达到自主呼吸与机械通气的协调。对自主呼吸增强的患者，如应用辅助通气模式仍不能与自主呼吸协调，可应用药物抑制自主呼吸后再采用控制通气模式。近年生产的呼吸机均兼有控制与辅助通气方式，或二者结合组成辅助控制通气方式。

（二）辅助通气

辅助通气（assisted ventilation，AV）与控制通气不同，启动是由患者自发吸气动作来触发。因此，它的通气频率决定于患者的自主呼吸，TV决定于预先设定的容积（或压力）的大小。对自主呼吸频率尚稳定的患者，应尽量采用辅助通气。

（三）辅助控制通气

辅助控制通气是一种较先进的通气模式。它与单纯辅助通气的主要不同在于，当自主呼吸频率过慢，每分通气量小于设定值时，呼吸机本身可测知，并自动以控制通气方式来补充，以防止通气不足，比较安全。即使采用辅助或辅助控制通气模式，有时自主呼吸仍难与机械通气协调，这时应注意触发灵敏度的调节，同时应注意气路是否漏气、堵塞，吸氧浓度是否不足，设定通气频率、每分通气量是否合适等。

（四）间歇指令通气与同步间歇指令通气

1. 间歇指令通气（intermittent mandatory ventilation，IMV）

在每分钟内，按事先设置的呼吸参数（频率、流速、流量、容量、吸/呼等），给予患者指令性呼吸，通气与自主呼吸不同步；在指令通气间隔时间内，患者可以有自主呼吸，自主呼吸频率、流速、流量、容量、吸/呼等不受呼吸机的影响。

2. 同步间歇指令通气（SIMV）

呼吸机提供的指令性通气可以由自主呼吸触发，即通气能与自主呼吸同步，是IMV的改良。

3. IMV/SIMV通气模式的优点

（1）无须大量镇静剂。

（2）可减少因通气过度而发生碱中毒的机会。

（3）长期通气治疗时可防止呼吸肌萎缩，有利于脱离机械通气。

（4）降低平均气道内压，减少机械通气对循环系统的不良影响。

4. IMV/SIMV通气模式的缺点

对患者增加通气的要求反应不良，可导致通气不足，增加患者呼吸功消耗，可导致呼吸肌疲劳，使呼吸机撤离过渡时间延长。

（五）压力支持通气

1. 工作原理

压力支持通气（pressure support ventilation，PSV）是一种辅助通气方式，在自主呼吸的前提下，每次吸气都接受一定水平的压力支持，以辅助和增强患者的吸气能力，增加吸气幅度和吸入气量。其与单独应用IMV/SIMV通气模式的不同之处是患者每次吸气（指令性或自主性）均能得到压力支持，支持水平随需要设定。

2. 临床应用

其临床上主要应用于自主呼吸能力不足，但神经调节无明显异常的患者。应用PSV时，机体可在一定水平的压力支持下，克服疾病造成的呼吸道阻力增加和肺顺应性下降，得到充足的TV。随病情好转，压力支持水平可逐渐降低，常用于机械通气撤除的过程中、重症哮喘、COPD，胸部外伤和手术后需长期机械通气机支持者。

（六）容积支持通气

容积支持通气（volume support ventilation，VSV）是一种特殊的辅助通气模式，它的优点是能保持恒定的潮气量，当患者自主呼吸增强时支持压力水平自动降低，相反，则自动增加支持压力水平。当患者自主呼吸停止20秒以上时，VSV可自动转换为压力调节容积控制通气。

（七）持续气道正压通气

持续气道正压通气（continuous positive airway pressure，CPAP）是指在有自主呼吸的条件下，整个呼吸周期内均人为地施以一定水平的正压，故又可称为自主呼吸基础上的全周期正压通气。

1. CPAP通气模式的特点

（1）CPAP是一种独立的通气模式。

（2）CPAP是在自主呼吸的基础上，整个呼吸周期内均给予一定水平的正压。

（3）CPAP与PEEP（呼气末正压通气）相仿，也能防止气道闭合和肺泡萎陷，但CPAP仅仅是一种自主呼吸的通气方式，呼吸机并不提供恒定的潮气容积与吸气流速，在纠正由严重肺功能障碍所致的换气功能障碍时，远不如PEEP效果明显。

（4）CPAP对自主呼吸要求较高，许多有严重肺功能障碍的患者，不适合应用于CPAP通气模式。

2. CPAP通气模式的主要优缺点

吸气时恒定的持续正压气流（>吸气气流）使吸气省力，呼吸做功减少；与患者的连接方式较为灵活，经人工气道或面罩均可。CPAP可引起循环紊乱和气压伤等。

3. 临床应用

主要用于脱机前过渡或观察自主呼吸情况，如吸气压力、呼吸机每次向患者输送的气体量（TV）、呼吸机每分钟向患者输送的气体量（MV）等。

（八）双气道正压通气

1. 工作原理

吸气、呼气相的压力均可调节。P_1相当于吸气压力，P_2相当于呼气压力；T_1相当于吸气时间，T_2相当于呼气时间。这两个时相的压力和时间均可根据临床需要随意调整。

2. 临床应用

自主呼吸和控制呼吸时均可使用。一般情况下，根据临床需要，可灵活调节出多种通气方式。当P_1=吸气压力，T_1=吸气时间，P_2=0或PEEP值，T_2=呼气时间，即相当于定时压力调节的PPV；当P_1=PEEP，T_1=无穷大，P_2=0，T_2=0，即相当于CPAP；当P_1=吸气压力，T_1=吸气时间，P_2=0或PEEP值，T_2值为期望的控制呼吸周期，即相当于IMV或SIMV。

3. 注意事项

应用时应监测TV，适当设置报警参数，以防通气量不足，尤其当气道压力增高时，TV常常多变或不恒定。

（九）压力调节容积控制通气

1. 工作原理

呼吸机通过不断监测患者的胸/肺的顺应性（压力-容量变化），计算出达到预定潮气量所需的最低吸气压力，反馈性地自动调节吸气压力，在TV保证前提下，将患者的吸气压力降低至最恰当水平。

2. 临床应用

压力调节容积控制通气（pressure regulated volume control ventilation，PRVCV）模式主要适用于有气道阻力增高的患者，如危重支气管哮喘；或肺部病变较重如气道阻力增加和肺顺应性下降明显的患者。即使肺内存在着严重的时间常数不等和气体分布不均，应用PRVCV通气模式，也能得到较好的治疗效果；对需要较高初始流速或流量才能打开的闭合气道和肺单位，PRVCV可能会有一定的价值，如ARDS（急性呼吸窘迫综合征）患者的肺泡萎陷。

四、几种主要的通气功能

（一）吸气末屏气

呼吸机在吸气相产生正压，但在吸气末和呼气前，压力仍保持在一定水平，犹如自主吸气的屏气；然后再行呼气。这种将吸气末压力保持在一定水平的通气功能，称为吸气末屏气，或称为吸气平台或吸气末停顿。

该通气功能的优点是，延长了吸气时间，有利于气体分布与弥散，适用于气体分布不均、以缺氧为主（如弥散障碍或通气/血流失调）的呼吸衰竭。吸气末屏气通气功能有利于雾化吸入药物在肺内的分布和弥散，也有助于进行某些肺功能数据的监测，如气道阻力和静态顺应性等。

（二）呼气末正压通气

呼气末正压通气（positive end expiratory pressure，PEEP）是指呼吸机在呼气末仍保持在一定的正压水平。

1. 临床应用

PEEP适用于由肺血分流率（Qs/Qr）增加所致的低氧血症，如ARDS。PEEP纠正ARDS低氧血症的作用机制是避免和防止小气道的闭合，减少肺泡萎陷，降低Qs/Qr，纠正由Qs/Qr增加所致的低氧血症；增加功能残气量（FRC），有利于肺泡-毛细血管两侧气体的充分交换；肺泡压升高，在吸入氧浓度FiO_2不变的前提下，能使肺泡动脉氧分压$P_{(A-a)}O_2$升高，有利于氧向肺毛细血管内弥散；PEEP使肺泡始终处于膨胀状态，能增加肺泡的弥散面积；肺泡充气的改善，能使肺顺应性增加，在改善肺的通气、弥散、通气血流（V/Q）失调的同时，还可减少呼吸做功。

2. 最佳PEEP选择

最佳PEEP应是能使萎陷的肺泡膨胀至最好状态、Qs/Qr降低至最低水平、氧分压（PaO_2）被提高至基本满意水平；对血流动力学影响和肺组织气压伤降低至最低程度的PEEP水平。疾病和严重程度不同，最佳PEEP水平不尽相同，即使是同一个患者，在疾病发生和发展的不同阶段，所需要的PEEP水平也可能不同。确定最佳PEEP水平最简便的选择法是：在保持$FiO_2 < 60\%$前提下，能使$PaO_2 \geq 8.0$ kPa（60 mmHg）时的最低PEEP水平。临床常用的确定最佳PEEP水平的方法是：在循环状态能负担前提下，$FiO_2 \leq 40\% \sim 50\%$、$PaO_2 \geq 8.0$ kPa（60 mmHg）时的最低PEEP水平。呼吸机应用过程中，应该根据患者氧合状况监测结果随时调节PEEP水平。

3. 内源（内生）性PEEP（PEEPi）或自发性PEEP（auto-PEEP）

其是指因呼气时间短或呼吸阻力过高，致肺泡内气体滞留，使肺泡内压在整个呼吸周期均保持正压，相当于PEEP的作用，称PEEPi或auto-PEEP，可由多种使呼吸道阻力增加的疾病造成，克服PEEPi的常用方法是应用相同水平的PEEP。

（三）呼气延长或延迟

根据等压点（EPP）学说，呼气延长或延迟（expiratory retard）可减少支气管的动态压缩，有助于气体排出。COPD患者习惯于噘嘴样呼吸，目的在于使EPP向口腔端移动，减少气道的动态压缩，有利于呼气。

（四）叹息

叹息即指深吸气。不同呼吸机设置的叹息次数和量不尽相同，一般每50～100次呼吸周期中有1～3次相当于1.5～2倍于潮气量的深吸气，它相当于正常人的呵欠。目的是使那些易于陷闭的肺泡定时膨胀，改善这些部位肺泡的通气，防止肺不张，对长期卧床和接受机械通气治疗的患者有一定价值。

（五）反比通气

正常状态下，吸气时间总是少于呼气时间，吸/呼（I/E）多在1：（1.5~2）。反比通气（inverse rate ventilation, IRV）时，吸气延长，大于呼气时间，I/E可在（1.1~1.7）：1。吸气延长有利于改善氧合、纠正缺氧、减少二氧化碳的排出，可以用于治疗ARDS或其他原因所致的低碳酸血症。

五、参数设置和调节

（一）常用参数及设置

1. 呼吸频率

呼吸频率主要考虑因素是自主呼吸频率。自主呼吸频率正常、减弱、停止时，按正常呼吸频率设置（16~20次/分），自主呼吸频率大于28次/分时，初始呼吸频率不宜设置过低，随着引起自主呼吸频率增快的原因去除，再将呼吸频率逐渐下调。其次考虑呼吸衰竭的病理生理，在有气道阻力增高时，选择慢而深的呼吸频率，限制性肺部疾病时，选择稍快的呼吸频率（18~24次/分）。

2. 潮气量（TV）与每分通气量（MV）

TV与呼吸频率有一定关系，首次TV设置，应掌握一定规律，减少设置盲目性。一般先以5~10 mL/kg设置，以后根据动脉血气分析调整。特殊状况下，如有肺大疱、可疑气胸、血容量减少尚未纠正、血压下降等，应先将TV设置在较低水平，将呼吸频率适当提高，以预防通气不足。自主呼吸频率过快时，为减少对抗，呼吸频率设置应与自主呼吸频率接近，此时应适当降低TV水平。MV等于TV与呼吸频率乘积，MV可以不做设置。

3. 吸/呼比

呼吸功能正常者以1：1.5左右为妥，阻塞性通气功能障碍为1：（2~2.5）；限制性通气功能障碍为1：（1~1.5）。吸气末屏气时间，应算在吸气时间内。

4. PEEP

初接受呼吸机治疗时，一般不主张立即应用或设置PEEP。根据缺氧纠正的难易度适当设置PEEP水平，再依据缺氧纠正情况，调节PEEP水平。

5. FiO_2设置

开始时为迅速纠正低氧血症，可应用较高FiO_2（>60%），100%也十分常用。随着低氧血症的纠正，再将FiO_2逐渐降低至60%以下；低氧血症改善明显后，将FiO_2设置在40%~50%水平为最佳。FiO_2设置原则是使PaO_2维持在8.0 kPa（60 mmHg）前提下的最低FiO_2水平。当低氧血症未能纠正时，不能盲目以提高FiO_2的方式纠正缺氧，应该选择其他通气方式，如PEEP等。

（二）常用参数调节

合理调节机械通气各类参数是机械通气治疗的必备条件，否则，非但达不到治疗目的，反而会引起各种并发症，严重时能直接导致死亡。常用参数调节依据动脉血气分析指标、心脏功能、血流动力学状况，避免肺组织气压伤。

1. 动脉血气分析指标

（1）PaO_2：是低氧血症是否被纠正的标准。$PaO_2 \geq 8.0$ kPa（60 mmHg），说明所设置的参数基本合理，如果FiO_2水平已经降至40%~50%水平，可以暂不作调整，待PaO_2稳定一段时间后再作调整，直至降低至准备脱机前的水平；如果所设置的FiO_2水平较高，应逐渐降低FiO_2直至相对安全的水平。

若低氧血症未被纠正时，可按以下思路调整机械通气参数：①分析低氧血症产生的原因，调整相应参数。Qs/Qr增加时，选择PEEP；弥散障碍时，提高FiO_2；通气功能障碍时，去除呼吸道分泌物、保持呼吸道通畅，并适当增加TV。合并二氧化碳潴留时，调节方法见$PaCO_2$升高的处理方法。②盲目采用各种能纠正低氧血症的方法，如增加TV、延长吸气时间、增加吸气平段或吸气屏气的时间、应用PEEP、提高FiO_2等，并观察疗效，酌情选择最佳方法。

（2）$PaCO_2$：是判断呼吸性酸、碱中毒的主要指标。呼吸性酸中毒，$PaCO_2 > 6.7$ kPa（50 mmHg），

提示通气不足；呼吸性碱中毒，$PaCO_2$ < 4.7 kPa（35 mmHg），提示通气过度。过度通气时，降低TV，缩短呼气时间；严重低碳酸血症，如心功能和血流动力学状况允许，采用反比通气。通气不足时，保持呼吸道通畅，增加TV、MV、呼吸频率和延长呼气时间。

2. 心功能和血流动力学状况

已存在心功能障碍和血流动力学紊乱，慎用PEEP、吸气延长、吸气末屏气和反比通气等。

3. 肺组织气压伤

熟悉容易引起气压伤的通气模式和通气功能，如PEEP、PSV、高TV等。如有肺组织气压伤易发因素，如先天性或后天性肺大疱、肺损伤时，避免使用容易引起气压伤的通气模式和功能。无法避免使用这些模式和功能时，严密观察，及时发现和处理。即使是没有肺组织气压伤易发因素的患者，也应严密观察，警惕气压伤。

（三）报警参数设置和调节

1. 容量（TV或MV）报警

容量报警的临床意义是预防漏气和脱机。多数呼吸机监测呼出气TV、MV或TV和MV同时监测。设置依据：依TV或MV的水平不同而异，高水平设置与TV或MV相同；低水平能维持生命的最低TV或MV水平。

2. 压力报警

压力报警分上限、下限压力报警，用于对气道压力的监测。气道压升高，超过上限水平时，高压报警；气道压降低，低于低压水平时，低压报警装置被启用。低压报警装置是对脱机的又一种保护措施，高压报警多提示咳嗽、分泌物堵塞、管道扭曲、自主呼吸与机械通气拮抗或不协调等。高压报警参数，设置在正常气道最高压（峰压）在上0.49～0.981 kPa（5～10 cmH_2O）水平；低压报警参数，设置为能保持吸气的最低压力水平。

3. 低PEEP或CPAP水平报警

其是保障PEEP或CPAP的压力能在所要求的水平。未应用PEEP或CPAP时，不需要设置。

4. FiO_2报警

FiO_2报警是保障FiO_2在所需要的水平。设置依据根据病情，一般高于或低于实际设置的FiO_2值的10%～20%即可。

六、机械通气对生理的影响

（一）对血流动力学的影响

正压通气使胸膜腔内压（ITP）增高，减少静脉回流至右心的血量，从而导致心排血量下降，下降程度与平均气道压、肺顺应性、胸壁顺应性及PEEP（CPAP）水平有关。ITP升高还阻碍右心室排空，使右心室收缩末容量增加，右房压升高，体循环静脉回流下降；过大的潮气量和高水平的PEEP（CPAP）会对右冠状动脉疾病和右室功能不全患者产生不利影响。肺泡扩张压迫肺毛细血管床，从而增加肺血管阻力（PVR），增加右心室后负荷。当升高气道压力传递到心脏周围时，左心室也会发生改变。其机制是：高PEEP（CPAP）使右心室舒张末容量（RVEDV）增加，导致室间隔右向左移动，降低左室顺应性、影响前负荷；较高的RVEDV也使心包腔内压增加，限制心脏活动。

为了避免有害的血流动力学影响，应采用支持心血管功能的措施，包括：①谨慎补充液体，维持合理的血容量及合适的前负荷；②给予强心药维持足够的心肌收缩力；③应用血管扩张药或血管收缩药。但最关键的是选择合适的通气方式、合理调节TV、吸气时间及吸气流速，把机械通气对静脉回流的影响减至最小。

（二）对脏器功能的影响

正压通气对肾功能的直接影响是使肾灌注减少、肾内血流重新分布，致肾小球滤过率降低，钠和水排泄减少，尿量减少。扩充血容量、给予利尿剂，或给予小剂量多巴胺可减少正压通气对肾功能的直接影响。

应用正压通气治疗超过3天，有近40%的患者会出现胃肠道出血，这主要由于胃肠黏膜急性的多发性溃疡所致。应用抗酸治疗，维持胃液pH > 5.0，能有效防止胃肠道出血。

七、呼吸机撤离

呼吸机治疗的时间随病情而异，少时可仅数小时，多时可数月或数年。合理掌握脱机时机，能降低呼吸机治疗的并发症。

（一）脱机指征

（1）导致呼吸衰竭的原发病已经解除或正在解除之中。

（2）通气和氧合能力良好。

（3）咳嗽和主动排痰能力强。

（4）呼吸肌有力量。

（5）气道通畅。

（二）撤离呼吸机标准

1. 通气功能

通气功能：肺活量（VC）：10～15 mL/kg，TV：5～8 mL/kg，一秒用力呼气容积（FEV_1）> 10 mL/kg，最大吸气压大于1.961 kPa（-20 cmH_2O），静态分钟通气量小于10 L，每分钟最大自主通气量不少于20 L（≥ 20 L）。

2. 氧合指标（动脉血气分析）

（1）FiO_2 < 40%时，PaO_2 > 8.0 kPa（60 mmHg）。

（2）FiO_2 为100%时，PaO_2 > 40 kPa（300 mmHg）；肺泡动脉氧分压差［P（A-a）O_2］为40～47 kPa（300～350 mmHg）。

（3）Qs/Qr < 15%，氧饱和度（SaO_2）> 85%。

（4）生理无效腔（VD/VT）为0.55～0.6。

3. 浅快呼吸指数（f/VT）和吸气初始0.1秒时口腔闭合压（$P_{0.1}$）

其是近年来主张应用的指标。前者小于等于105，后者为0.392～0.588 kPa（4～6 cmH_2O），预计撤机可能成功。

截至目前，大量临床研究始终尚未寻找到切实可行的呼吸机撤离指标。

（三）撤离呼吸机的方法

人工气道会妨碍患者主动而有效地排痰，人工气道拔除后，咳嗽动作恢复，有效排痰能改善通气和氧合，脱机、拔管后，各项指标有可能较脱机前明显改善。因而，只要患者呼吸平稳，就应在严密观察下试行脱机。

呼吸机撤离（脱机）的难易取决于原先肺功能状况与是否有肺部并发症。

1. 直接脱机

撤离容易的患者直接脱机，可以即先逐步降低呼吸机条件，观察氧合水平；撤除机械通气后，生命体征稳定，通气和氧合水平符合标准，可以脱机并拔除人工气道。

2. 间断脱机

撤离困难的患者可以分次或间断撤离，即将脱机的时间分开，先是以分钟或小时为单位，每日分次脱机，以后视病情逐渐增加每日脱机的次数或延长每次脱机的时间，然后改成逐日或白天脱机、夜间上机等，直至完全脱机。

3. 改变通气模式

在间断脱机前，常采用一定的通气模式作为撤除呼吸机的过渡措施。如应用SIMV，逐渐降低SIMV呼吸次数，当降至5次/分时仍能较好地维持通气和氧合，再试行脱机。如应用PSV时，先逐渐增加PSV的压力支持水平，促进肺、胸廓的膨胀，做被动性的肺功能锻炼，然后逐渐降低PSV压力，降至一定水平后仍能维持较好呼吸，可以试行脱机，或转为SIMV的通气模式，再按SIMV撤机方法脱机。

4. 拔除人工气道

改变通气模式或间断脱机时，仍能维持较好的通气和氧合时，方可拔除人工气道。对病情复杂的患者，即使暂时脱机成功，也应慎重拔除人工气道，而是适当延长人工气道拔除后观察的时间。因为撤离失败屡有发生，保留人工气道的患者，再次行机械通气治疗并不困难，而拔除人工气道后，重新建立人工气道费时、费力，还会增加患者的痛苦，严重时会给生命带来威胁。

5. 拔管后气道护理

拔管后加强气道护理是脱机成功的关键。加强气道护理能促进呼吸道分泌物排出，保持气道通畅，预防肺部感染。主要方法有超声雾化吸入、拍背震荡、刺激咽喉部产生咳嗽与排痰、抗生素和祛痰药等。

（四）脱机困难的原因和处理

1. 脱机困难的原因

原发病因未能解除，呼吸肌疲劳和衰弱，心理障碍。

2. 脱机困难的处理

尽早、尽快控制和去除原发病因采用特殊通气模式与通气功能，尽早锻炼呼吸肌力量，预防呼吸肌疲劳与衰竭；加强营养支持治疗，增加呼吸肌力量；树立信心，克服心理障碍；原有慢性呼吸功能不全，尽早做腹式呼吸，增强和改善呼吸功能。脱机困难的患者需要做相当长时间的观察、摸索和调试。大部分患者最终可能获得成功，部分患者需要长期呼吸机治疗。

八、常见并发症

（一）气压伤

气压伤的较常见临床类型是气胸、皮下和/或纵隔气肿。气压伤多为闭合性，胸膜腔内压高低取决于破裂口类型；处理方法是排气减压或停止呼吸机治疗。气压伤重在预防和早期发现，要避免所有可能诱发气压伤的因素，慎用 PEEP 和 PSV 等。

皮下和纵隔的气体除来源于肺组织之外，还可来源于呼吸道呼出的气体，如气管切开引起的皮下和纵隔气肿；胸部外伤和某些特殊检查或治疗也可引起皮下和纵隔气肿。

（二）呼吸系统并发症

较常见的有过度通气、通气不足和呼吸机相关性肺炎（VAP）。前两者主要依靠呼吸机参数调节和设置来预防和处理，后者是临床呼吸机治疗过程中十分棘手的难题。VAP 的病原学特征是多种细菌和真菌同时存在的混合感染，诱发因素很多，如气道开放时空气和环境因素、抵抗力下降、医疗器械污染等。研究还证明，胃肠道反流和误吸也是 VAP 的主要来源。加强气道护理是预防和治疗 VAP 的主要措施，其作用可能超过抗生素的应用。

（三）气管及邻近组织损伤

1. 气管食管瘘

气管与食管之间相通，气体由瘘口进入胃肠道，胃肠道消化液也可经瘘口进入呼吸道，是十分危险的并发症，常见于气管与食道的直接损伤。

2. 喉损伤

喉损伤是气管插管的重要并发症，主要临床类型是喉部水肿，多发生在拔管数小时至一天左右，产生的原因是导管与喉部黏膜的机械性摩擦和损伤。

3. 气管损伤

气管损伤引起出血、气管食管瘘、狭窄。

4. 血管损伤

气管切开时损伤甲状腺及其血管，气管导管或套管对周围黏膜压迫损伤、感染等侵蚀邻近的大血管。

（四）胃肠道系统并发症

胃肠道系统并发症主要是胃肠道充气，尤其当应用面罩连接呼吸机、气管插管误入食管、并发气管食管瘘等时，更容易发生，预防的方法是及时安放胃管和应用胃肠减压。

第二节　氧气疗法

氧疗是各种原因引起的急性低氧血症患者常规和必不可少的治疗，有着纠正缺氧、缓解呼吸困难、保护重要生命器官的功能，有利于疾病痊愈。

低氧血症是肺心病发生和发展的一个重要影响因素，如果长期的低氧血症得不到纠正，持续的肺血管痉挛和肺动脉高压可使肺小动脉肌层肥厚、内膜纤维增生、管腔狭窄，加上肺毛细血管床大大减少，肺循环阻力增加，肺动脉压力持续和显著升高，右心负荷增加，最终导致右心衰竭。

夜间氧疗试验（NOTT）和医学研究协会（MRC）的研究结果显示：长期氧疗（LTOT）是影响慢性阻塞性肺部疾病（COPD）发展最重要的因素之一。持续家庭氧疗可延长COPD患者的寿命，所延长寿命的时间与每日吸氧时间相关。其他长期氧疗的效果包括可减少红细胞增多的发生（与降低碳氧血红蛋白水平有关，而不是改善动脉血氧饱和度的结果）、降低肺动脉压力、改善呼吸困难、改善睡眠、减少夜间心律失常的发生。氧疗增加运动耐力，其主要机制是在同样工作负荷下减少每分通气量，因而氧疗延迟了通气受限的发生；提高动脉氧分压，使氧输送能力增强，逆转了低氧血症引起的支气管痉挛，增加了呼吸肌对氧的摄取利用，总之，COPD急性加重期吸氧具有挽救生命的作用，慢性呼吸衰竭患者长期氧疗可延长寿命。

一、氧疗的发展史

自Priestley's发现氧气以来，已有几百年了。从那以后，长期氧疗就逐渐发展起来。

据历史上记载，1774年8月1日，当Joseph Priestley加热红色的氧化汞时，得到一种无色的气体，并且这种气体能使蜡烛燃烧的火焰更加明亮，于是他将该气体装入一个倒置的钟形容器内，他本人和两只小老鼠首先试着呼吸了这种"纯净"的气体，他感到有一种"轻快和舒服的感觉"，当时就预言说这种气体在不远的将来会成为一种时髦的物质。

早在1773年，瑞士的一名化学家Karl Wilhelm Scheele也发现了氧气，而且Priestley的朋友Antoine-Lavoisier也成功地重复了Priestley的试验，并将这种气体命名为氧气。

第一次使用氧气是在1885年3月6日，美国纽约的George Holtzapple医生用火焰加热大玻璃容器内的氯化钾和黑色的氧化锰，产生氧，再通过橡胶管送给一位患有急性细菌性肺炎的年轻患者。几个小时之后，年轻人渡过了危险期，最后恢复了健康。

在20世纪60年代，美国Colorado州Denver市的研究人员开始系统地评价氧疗在慢性低氧血症患者中的作用，为现代氧疗奠定了基础，促进了此领域的发展。与此同时，Vevine对一小组慢性低氧血症的患者进行氧疗，结果发现氧疗可纠正慢性低氧血症引起的肺动脉高压，减轻红细胞增多症及增加运动耐力。其他研究者也有同样的发现，并发现氧疗还可提高患者的生存率。每日接受15个小时的氧疗可明显地提高患者的生存率（见图3-2），18个小时的氧疗效果更好，而24小时的氧疗是最有益的（见图3-3）。肺心患者实行氧疗与非氧疗、仅夜间氧疗与持续氧疗之间进行对比观察，发现患者的生存率有明显的差别，而且越早开始持续氧疗，其生存率越高。

有人比较了氧疗6个月前后的肺动脉压（尤其是平均肺动脉压）、肺血管阻力，发现均有改善。氧疗后肺动脉压降低超过0.7 kPa（5 mmHg）以上者，其生存率就会有所增加。另一种观点认为肺动脉高压与死亡率仅是机体病理生理改变中的一个表面现象，尽管予以氧疗，气道功能仍持续下降，且气道阻塞的严重程度与生存率有明显的相关关系。总之，长期氧疗（LTOT）应成为有慢性低氧血症的肺部疾病患者整体治疗的一部分，即氧疗应作为肺康复整体治疗的一个部分。

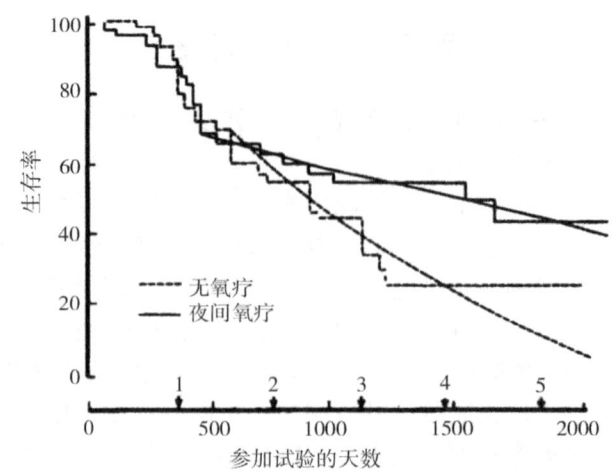

图 3-2 每日予以 15 小时的氧疗与非氧疗相比较对生存率的影响

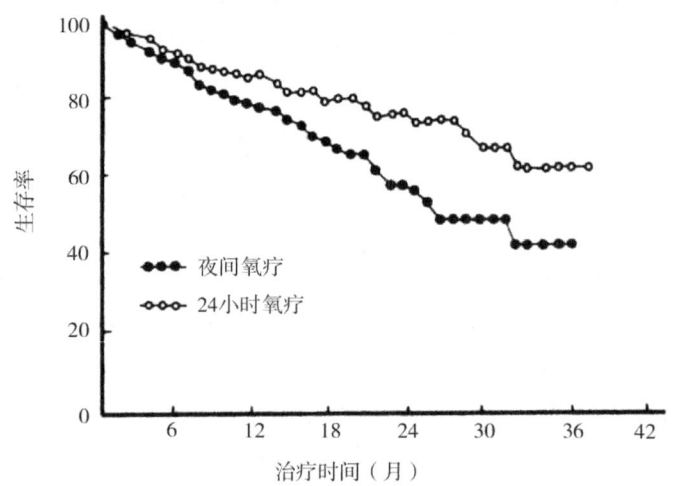

图 3-3 24 小时氧疗（实际吸氧时间平均为 19.9 小时）与仅夜间氧疗（吸氧时间为 11.8 小时）相比较对生存率的影响

标准的长期氧疗指慢性低氧血症的患者（包括睡眠和运动时低氧血症）每日 24 小时吸氧，并持续较长的时间。目前认为应每日至少吸氧 15 小时，至少达 6 个月以上。使动脉血氧分压至少达到 8.0 kPa（60 mmHg），才能获得较好的氧疗效果。长期家庭氧疗是指患者离开医院后返回家庭而实行的长期氧疗。

二、氧疗的生理机制

为了明确氧疗的机制，首先要了解低氧和低氧血症的病理生理。长期氧疗的目的是纠正低氧血症，而又不引起高碳酸血症酸中毒，且有利于提高患者的生存率、改善生活质量，预防肺心病和右心衰竭的发生。总之，纠正低氧可保持生命器官的功能。

氧分压（PaO_2）由三个因素决定：①吸入氧浓度（FiO_2）；②肺泡通气量（VA）；③肺弥散功能与通气/血流比。高原地区的 FiO_2 减少、肺泡通气降低和心肺疾病引起的肺弥散功能和通气/血流（V/Q）分布异常时均可产生低氧血症。氧疗可提高 FiO_2，但是否能提高 PaO_2，很大程度上与肺弥散功能和通气/血流比异常的程度有关。其他可影响氧疗效果的因素有：肺不张、低氧性的肺血管痉挛，或两者引起的 V/Q 失衡、通气减少等。输送氧到组织依赖于心输出量、机体脏器灌注和毛细血管情况，血液的氧输送量由血红蛋白浓度和血红蛋白对氧的亲和力来决定，血 pH、二氧化碳分压 PCO_2 和 2、3-二磷酸甘油水平会影响氧的这种输送能力，氧输送能力可因碳氧血红蛋白水平增高而降低。

（一）呼吸系统效果

氧疗可使气道阻力减小，而每分通气量（VE）和平均吸气流速均与 $P_{0.1}$（作为呼吸驱动的指标）有关。患者于运动时吸氧，呼吸肌运动较弱时就能满足机体对氧的需求，因而运动耐力有所提高。正常人吸40%的氧气即可减少通气和膈肌疲劳肌电图信号，并伴有疲劳程度的降低。在COPD患者中，氧疗也可使膈肌疲劳及反常腹肌运动的肌电图信号延迟。

（二）血流动力学效果

正常人予以氧疗可以使心率下降，COPD患者也有同样的现象。这种心率下降与心排血量增加有关。有一些COPD患者还表现有左室射血分数的增加。

氧疗还可减少夜间氧饱和度（SaO_2）的降低，使夜间肺动脉压降低。FiO_2增加，使肺血管扩张，因而可改善COPD的预后，如肺动脉压降低超过0.7 kPa（5 mmHg），则COPD患者的预后较好。

（三）组织氧的改善

正常人运动时，做功量一定的情况下，低氧与每分通气量（VE）增高和血乳酸水平增高相关，因此氧疗可减少动脉乳酸水平、二氧化碳排除和VE。限制性肺部疾病患者氧疗后也显示有血乳酸水平降低，反映了组织氧供的改善，这是由于动脉血氧含量增加所致。

（四）神经精神的改善

许多有低氧血症的COPD患者除了有肺、心血管功能异常外，还有脑部的损害。长期慢性缺氧使患者注意力不集中、记忆力和智力减退、定向力障碍，并有头痛、嗜睡、烦躁等表现。神经精神症状的轻重与慢性低氧血症的程度有关。吸氧可使COPD患者的神经精神功能有所改善，这个现象提示纠正组织缺氧对于改善精神状况非常重要。总之，长期氧疗可改善大脑的缺氧状态，减轻神经精神症状。

（五）血液系统的效果

氧疗可逆转继发性的红细胞增多症及延长血小板存活时间。

三、氧疗的肺康复作用

肺康复治疗中提倡便携式和家庭氧疗处方。长期氧疗的作用主要体现在以下几方面。

（一）增加运动耐力

无数研究表明，当呼吸不同浓度的氧气时，低氧血症患者的运动耐力有所增加，运动耐受时间延长。有人认为携带便携式氧气设备的额外做功可抵消氧疗的作用，但也有研究表明，尽管增加了携带氧气设备的做功，但仍能从氧疗中获益，且随着氧流量增加，则这种益处会相应增加。

（二）症状改善

氧疗对周围化学感受器张力有重要的作用。由于提高了PaO_2，减少了颈动脉体的刺激，因而减轻了COPD患者的呼吸困难，在正常个体也是这样。

疲劳症状的改善与前述对神经精神的作用有关，氧疗更大的益处可能是由于增加了患者的活动能力，使其能更加主动地参加锻炼、减轻抑郁。

（三）纠正低氧血症和减缓肺功能恶化

氧疗后大多数患者动脉血氧分压明显升高，而没有出现二氧化碳潴留。研究结果发现，夜间氧疗可维持动脉血氧饱和度在90%以上，睡眠时动脉二氧化碳分压仅轻度增加，且这种轻度增高无重要意义。氧疗后可延缓肺功能的恶化，氧疗后正常人FEV_1降低值为18～35 mL/年，COPD患者FEV_1下降值约为50～90 mL/年。

（四）降低肺动脉压和延缓肺心病进展

长期氧疗可降低肺动脉压，减轻或逆转肺动脉高压的恶化，对肺动脉的改善作用受以下因素的影响：①氧疗的时间：每天氧疗的时间越长，肺动脉压的改善越明显；②肺动脉压的水平：长期氧疗对轻、中度肺动脉高压效果更好；③个体差异：对缺氧以及氧疗的反应存在着个体化差异，每日吸氧15个小时以上能纠正大多数重症COPD患者的肺动脉压的恶化。因此可以肯定，长期氧疗能稳定或阻断肺动脉高压的发展，一部分患者可缓解肺动脉高压。

长期氧疗还可使红细胞压积减少、血液黏稠度降低以及使心、肺供氧增加，进一步改善心功能，延缓肺心病的发展。COPD 患者在氧疗 4～6 周后始出现红细胞压积降低，且氧疗前红细胞压积越高（≥0.55）者，疗效越好。

（五）提高生存率及生活质量

有一研究对 COPD 长期家庭氧疗患者进行了 5 年的随访发现，氧疗组每日鼻导管吸氧至少 15 个小时，病死率为 40%，而非氧疗组为 67%。可移动式氧疗能使患者增加身体锻炼的机会，从而打破了慢性呼吸疾病患者由于不能运动而形成的恶性循环，可更好地改善生存率，并提高生活质量。

四、氧疗的临床指征

急性低氧血症患者常规予以吸氧治疗，吸氧的方式依病情而定，此为住院患者综合治疗的一部分。

长期氧疗（LTOT）非常昂贵，因此氧疗处方必须有充分的临床依据。不同的国家有不同的 LTOT 处方标准。因有不同的供氧和输送方式，故标准也不同。

目前仅有 COPD 患者的氧疗标准，但一般认为这些标准也适用于其他肺部疾病引起的慢性低氧血症患者，如囊性纤维化、继发于间质性肺炎和慢性肉芽肿性疾病的肺纤维化、严重的限制性肺部疾病。

长期氧疗（LTOT）是依据患者在海平面上呼吸室内空气时出现慢性低氧血症，测定其动脉血气值和脉搏血氧饱和度值来确定的。

（一）家庭氧疗处方

几个国家已经制定出严格的 LTOT 处方标准，在美国 LTOT 处方是根据两个关于氧疗的会议制定的。

开始 LTOT 的临床标准是依据休息时 PaO_2 测定的结果。血氧定量法测 SaO_2 用来随时调整氧流速，如果怀疑高碳酸血症或酸中毒，则必须测定动脉血气。

1. 长期氧疗的适应证

慢性呼吸衰竭稳定 3～4 周，尽管已进行了必要的和适当的治疗，仍有：①静息时，$PaO_2 \leq 7.3$ kPa（54.8 mmHg）或 $SaO_2 \leq 88\%$，有或无高碳酸血症；②静息时 PaO_2 在 7.3～8.0 kPa（55～60 mmHg）之间或 $SaO_2 \leq 89\%$，如果患者有肺动脉高压、充血性心力衰竭（并重力依赖性水肿）或红细胞压积 > 55%。

长期氧疗一般用于第Ⅳ期 COPD 患者，一些 COPD 患者在急性发作前没有低氧血症，且发作后可恢复到以往的水平，则不再需要长期吸氧。接受了适当的治疗，患者病情稳定后，患者需要在 30～90 天后重新评估，如果患者没有达到氧疗的血气标准，则氧疗不再继续。

2. 氧疗的剂量

足以将 PaO_2 提高至 8.0 kPa（60 mmHg）或 $SaO_2 \geq 90\%$ 的氧流量大小。

3. 氧疗的时间

除了仅在运动和睡眠需要吸氧外，氧疗的时间一般至少 15 小时/d。

4. 治疗的目标

将 SaO_2 提高到 ≥ 90% 和/或 $PaO_2 \geq 8.0$ kPa（60 mmHg），但是 $PaCO_2$ 升高不超过 1.3 kPa（10 mmHg），pH 不低于 7.25。应当规律地监测动脉血气 PaO_2，不断调整氧流量直到达到预期治疗目的。

LTOT 时通常采用鼻导管给氧，Venturi 面罩供氧则给氧浓度更为准确。

（二）临床稳定性

进行夜间氧疗（NOT）试验后，许多患者 PaO_2 有自动改善的现象。Timms 发现，NOT 试验 4 周以后，PaO_2 上升到了 7.3 kPa（54.8 mmHg）以上，则不再需要氧疗，可用于氧疗患者的筛选。另外也有人发现适合进行 LTOT 的患者予以氧疗 3 个月以后，在不吸氧的情况下，PaO_2 可升至 7.9 kPa（59 mmHg）。目前还没有能力预测哪些患者 PaO_2 能够提高到这种程度。

应鼓励进行 LTOT 的患者戒烟，因研究发现在 LTOT 期间仍有 8%～10% 的患者继续吸烟。

（三）特殊情况下的氧疗

美国目前的处方标准是，低氧血症患者在运动和睡眠时应予以氧疗。一般情况下在睡眠和运动（即低氧血症恶化）时，已经氧疗的患者需要将氧流量增加 1 L/min。如果在运动时，PaO_2 下降至 7.3 kPa（55 mmHg），则推荐使用便携式氧疗系统。目前已认识到 COPD、脊柱后凸、囊性纤维化、间质性肺疾病患者在睡眠时有低氧血症的情况，且夜间 SaO_2 的降低与肺动脉压增加相关，夜间氧疗可改善夜间的 PaO_2，而不会引起 $PaCO_2$ 大幅度增高，且夜间氧疗消除了夜间发生氧饱和度降低的可能，使肺动脉压趋于正常。

低氧血症患者乘飞机旅行时应特别注意，虽然通常商业飞机的飞行高度超过 30 000 英尺（9 144 m），但大多数航班机舱内予以加压，使之相当于 8 000 英尺（2 438.4 m）的高度，在这个高度时正常人和患者的 PaO_2 可下降 2.1~4.3 kPa（16~32 mmHg），已经接受 LTOT 的慢性低氧血症患者或接近低氧血症的患者，在旅行前需要予以仔细评估。一种方法是使用低氧血症激发试验：COPD 患者休息时呼吸 15% 的氧气（相当于 2 438.4 m 激发试验高度），如患者的 PaO_2 降至 6.7 kPa（50 mmHg），则在飞行期间需要另外补充氧。临床症状不稳定的低氧血症患者不提倡乘飞机旅行。

五、供氧和氧输送设备

（一）供氧设备

住院患者多使用墙壁氧，必要时可结合有创或无创呼吸机。

家庭氧疗的供氧设备基本上有四种：压缩气罐、液体氧、分子筛氧浓缩器和新的膜分离器。每一系统均有其优点和缺点。每一患者所适合的系统依赖于患者的条件和临床用途，氧疗系统的重量、价格，便携方式对老年残疾患者特别重要。原则上如果患者能走动，那么就不能使用限制患者活动的氧疗设备，至少部分时间是这样。

1. 压缩气罐

压缩气罐为传统的供氧设备，较便宜，在高流量时可释放 100% 的氧气。压缩气罐在高压下贮存。便携式（小的）压缩气罐因氧气供应时间短和需频繁再填充而使其使用受限。一般不提倡在家中填充氧气罐，因此需要氧气供应商的帮助。

压缩氧气的优点是：价格便宜、实用，能够长期贮存。

压缩氧气的缺点是：重量大、氧气供应时间短、不易搬动，如果开关阀突然自行打开可发生危险。

2. 液体氧

液体氧贮存在极低的温度下，比压缩气体所需的贮存容积小（1 L 液体氧 = 860 L 气体），可将室温下等量的气体缩小至原来容量的 1%。其他优点有：系统的压力低，可提供更多的便携式氧疗机会，且易于运输；液体氧的便携式设备更轻便，也容易从大的氧站再填充；同压缩气体一样，液体氧也可提供 100% 的氧浓度。液体氧系统的流量范围是通过加热、控制气体蒸发的速度来调节的。

液体氧比压缩气体更昂贵。如果患者有能力支付和需要外出旅行时，这种液体氧更适合。液体氧的缺点是：价格高；需要间断地进行压力释放导致氧浪费，甚至不用时也需这样做。

3. 分子筛氧浓缩器

分子筛氧浓缩器是目前最便宜的供氧设备，为电力设备，通过一个分子筛从空气中分离氧，氧气输送给患者，氮气则回到空气中。氧浓缩器的重要优点是价格效益比高，缺点是移动性差，不能携带，一般在固定的地方如汽车或房间里使用，且需要电源和常规维护，可作为供氧后备设备。分子筛氧浓缩器是一种复杂的仪器，需要经常维修才能保证其功能正常。当使用的氧流量过大时，氧浓度会降低，避免这一问题的方法是选择大型号的筛床；另一个问题是增加仪器的使用时间，会使输出氧浓度降低，即使是常规维修，细心保养也是如此，因此分子筛氧浓缩器需要进行系统技术检查，以保证其工作状态良好。目前新型仪器有氧浓度表，有助于患者的使用。分子筛不能浓缩水蒸气，因此需要高流量氧气时，常需要湿化。另外仪器也可浓缩有毒气体，筛床的消耗还可造成工业污染，设备位置固定限制了患者的活动。尽管有这些缺点，这种氧浓缩器还是具有明显的优点，如不需要反复填充就是其最大的优点。

4. 膜分离器

使用聚乙烯膜和压缩器从空气中浓缩氧气。这种膜通常可使氧气和水蒸气透过，可使输出的氧气得到适当的湿化。膜分离器较分子筛浓缩器有技术优势：首先，膜浓缩器需更换的零件较少（仅有管内滤器需要更换），这种设备尤其适用于农村；作为后备设备，维护费用低，有经济上的优势；虽然膜分离器产生的氧浓度低，为45%，但氧流量的范围仍较大；不需要湿化是其在经济上的另一个优势，适合于气管内氧疗；它还是一个细菌滤过器，聚乙烯有异物屏障作用。

（二）氧输送设备

氧输送设备有多种，传统的面罩和鼻导管最常见，经气管氧疗（TTOT）有增加的趋势，不同的氧输送设备，可使吸氧效率得到不同程度的改善。

1. 面罩

使用合适的面罩是最好的氧输送方法之一，但不如鼻导管的耐受性好。固定式面罩使用高流量氧气，这种面罩可提供一个持续的、预定好的氧浓度。可调式面罩如Venturi面罩的氧浓度可调，调节空气的进量可控制氧浓度在25%~50%。在高流量时面罩的使用效果好，当氧浓度<35%时多不需要使用。

面罩的优点是：可保持一定的吸氧气浓度，吸入氧气浓度不受潮气量和呼吸频率的影响。

面罩的缺点是：面罩的无效腔会影响二氧化碳的排出，增加二氧化碳分压；所需氧流量较高（一般>4 L/min），耗氧量大，故家庭氧疗中很少使用；患者感觉不舒适、进食和讲话不方便。

2. 鼻导管

鼻导管无疑是最常用的氧输送形式。它廉价、舒适，患者易于接受，吸氧的同时可以吃饭、睡眠、谈话和吐痰。氧浓度不会因患者从鼻子或口腔呼吸而有所改变。但吸入氧气浓度随患者呼吸深度和频率不同而有所变化。氧流量与吸入氧浓度大致呈以下关系：吸入氧浓度 = 0.21 + 0.04 × 氧流量（L/min）。氧流量高时患者往往不能耐受局部冲力和刺激作用，可产生皮炎和黏膜干燥，故FiO_2不能过高。在某种程度上，适当湿化可避免此种情况的发生。与面罩吸氧不同，鼻导管吸氧不会使CO_2重新吸入。

由于向肺泡输送氧气仅占自由呼吸周期的一小部分（大约是开始的1/6），剩余的时间用来填充无效腔和呼气，因此，输送的大部分氧气没有被患者利用，而是跑到空气中白白地浪费掉了，在呼气时氧气被浪费30%~70%。

3. 经气管氧疗（TTOT）

经气管氧疗于1982年首先由HeimLich提出。在局麻下，将穿刺针穿刺进入气管内，将导管（直径1.7~2.0 mm）放入气管内，拔出穿刺针，导管送至隆突上2 cm处。外端固定于颈部，与输氧管相接。呼气时，气道无效腔可起储存氧气的作用，故氧流量比经鼻氧疗减少50%，且供氧不随呼吸深浅和频率的变化而变化。

TTOT有美容优点，能保持患者的个人形象，帮助患者避免了社会孤独症，使患者容易接受这种治疗，且此氧疗使所需氧流量较少，因而仪器变轻，移动范围加大，患者感觉较好，氧疗的效果也好，还可减少家庭氧疗费用。

TTOT的缺点是易发生干燥，分泌物阻塞导管，需每日冲洗导管2~3次，还可发生局部皮下气肿、局部皮肤感染，出血和肺部感染。对有气道高反应、严重心律失常和精神焦虑者慎用。在我国使用较少。

六、氧中毒

在Priestley发现氧以后，立刻就注意到O_2有这种双重性质：虽然纯氧可以像药物一样有用……就像蜡烛在氧中燃烧得比较快一样……我们的生命也会结束得太快。的确，即使在正常空气中的氧浓度下，人体自然老化过程中O_2也起作用。1785年，Lavoisier第一次认识到在呼吸和燃烧过程中氧所起的同样重要作用时，详细地论述了氧的双重性质：当氧过多时，动物就会生病；当氧缺乏时，就会立刻发生死亡。

（一）氧中毒的病理生理

1. 呼吸驱动受抑制、肺血管扩张及高碳酸血症

高氧产生高碳酸血症，可引起重度COPD患者严重的呼吸抑制。

高氧引起COPD患者高碳酸血症的机理：传统的观点是高氧引起的高碳酸血症是由于肺泡低通气，

即动脉 PO_2（氧分压）升高，引起低氧通气驱动减弱而造成的。其他机制包括 Haldane 效应和肺通气/灌注比例失调。

2. 吸收性的肺不张

吸氧期间，通气/灌注比率很低的肺单位中发生了吸收性的肺不张，即吸气过程中，肺泡吸收气体的速率超过了吸氧时吸进肺泡气体的速率。这种结果的产生依赖于通气/灌注比例、通气类型（例如出现叹气）、吸入 O_2 浓度、吸氧的时间、肺内在的稳定性（例如组织和表面活性物质的因素等），局部产生低氧性肺血管痉挛的程度。

高氧也可通过干扰肺表面活性物质系统引起肺不张，高氧既可破坏Ⅱ型肺泡细胞的合成、分泌，再循环表面活性物质；又可损伤肺泡－毛细血管界面，导致血浆蛋白的流失，从而抑制了表面活性物质的功能。与吸收性肺不张相比，表面活性物质缺乏性肺不张发生时较缓慢，这是因为：①产生高氧性肺损害需要时间；②表面活性物质正常的半衰期为 20 小时，高氧期间表面活性物质的半衰期似乎有所延长。

3. 急性气管支气管炎

1945 年 Comroe 详细描述了急性气管支气管炎综合征，正常个体呼吸 100% 的 O_2，24 小时后可出现以下症状：胸骨后发紧、咳嗽、喉痛、鼻充血、眼刺激征、耳朵不适、疲劳、感觉异常，还有肺活量的减少。综合征于吸氧 4~22 小时后开始，吸 75% 的 O_2，24 小时也可出现胸骨后发紧，而吸 50% 的 O_2，24 小时则不会出现。在正常个体中胸骨后发紧是出现急性气管支气管炎的第一个症状，被认为是再现了急性气管支气管炎，但这也可以是单纯肺不张的症状，这些症状群已被无数的研究所重复并肯定。研究发现神志清醒的健康人呼吸 90%~95% O_2，6 小时后，使用纤维支气管镜可直接找到气管支气管炎的证据（局部有发红、水肿、气管小血管充血），他们也发现仅需吸 O_2，3 小时黏液分泌速度就明显受抑制。

肺活量的减少被认为是 O_2 中毒的最好的指标，肺活量的减少可能是由于急性气管支气管炎于吸气时感到疼痛和吸收性肺不张而产生。

4. 减慢代谢率

由氧耗测得的结果显示常压高氧可减慢代谢率。机制不清楚，可能包括：①全身性细胞氧中毒；②微循环水平矛盾性的氧供不足，或者是"高氧性低氧"；③氧需求选择性减少，正如在哺乳动物中遇到一定的生理性应激所表现的那样，而与高氧无关。

5. 急性血流动力学效果

氧中毒患者的心率减少是迷走神经兴奋引起的，可由阿托品来阻断；心排血量的减少与心动过缓有关。心功能减退开始由心动过缓引起，后来由于肺血管扩张使右室后负荷降低。在高氧期间全身血管床均处于收缩状态。尽管有全身血管收缩，对系统动脉压的影响却不同，这要看心排血量是否同时减少。

（二）肺氧中毒的病理

高氧性肺损伤的组织病理学是以弥漫性肺泡损伤（或 DAD）为特征的。DAD 可被划为两个时期。首先第一周内急性早期或渗出期，以肺泡间质水肿、肺泡内出血和纤维素渗出为特点，肺泡细胞脱落（Ⅰ型细胞）伴有肺泡基底膜和透明膜的剥脱。小肺动脉，肺泡毛细血管可显示有纤维蛋白血栓形成。第一周末Ⅱ型细胞沿着肺泡表面增生。

DAD 的第二阶段是增生和机化阶段，发生于第一周以后。肺间质成纤维细胞增生和局部肺泡内纤维化。水肿和透明膜已经大部分清除，但仍有间质炎症浸润和肺泡衬里细胞过度增生。有显著的肺间质纤维化。

（三）氧中毒机制

现普遍认为高氧的中毒作用是高活性氧自由基浓度增加的直接结果，过量的氧自由基超过了机体的抗氧防御能力。尽管细胞针对氧自由基有防御机制，但在高氧时氧自由基产生速度足以对抗这些防御机制，造成没有察觉的细胞损害。

氧分子本身一般是无毒的，仅有中等量活性。在氧还原 4 个电子形成水的过程产生的自由基团中间产物有很高的活性，这是由于它们对外来电子有很高的亲和力的结果，这种极高的电子亲和力使这些基团能迅速从附近的分子中获得电子，从而破坏了邻近的脂类、蛋白和 DNA（脱氧核糖核酸），这种过氧化物的破坏过程表现为脂过氧化、酶受抑制和 DNA 链断裂，最终使细胞完整性受损和细胞死亡。

（四）机体的抗氧化防御机制

细胞有四个抗氧化防御机制：①防止自由基团的生成。②把氧化物转变成毒性小的物质。③隔离活性物质，远离生命细胞结构。④还原自由基团，修复损伤的分子。

（五）致氧中毒的氧分压域值

现一般认为吸氧浓度 $FiO_2 > 50\%$ 为高浓度氧，需要强调的是，吸入高浓度氧，即使氧分压（PaO_2）很高，若并无高 PO_2，则组织损害主要局限于肺。宇航员在减压舱内长期吸纯氧而无害，说明氧中毒主要取决于氧分压。

像其他药物中毒一样，氧中毒情况也可以用经典的药理学上的剂量-反应曲线来表示。表示氧中毒的剂量-反应关系是由肺活量的减少来表示的，规定 0.5 大气压的 PO_2 域值作为 O_2 中毒发生的域值，由肺活量的减少作为评价指标。

（六）氧中毒的诊断和治疗

1. 诊断

对于接受高浓度氧疗的肺疾病患者，目前临床上尚没有实用的诊断方法判断其是否发生了肺氧中毒。氧中毒最好的指标是提示急性气管支气管炎的胸骨后疼痛等症状，肺氧中毒的诊断应根据以下方面综合判断：①高浓度高压氧接触史；②急性气管支气管炎的症状；③肺功能改变，肺活量减少；④生化检验，如 5-羟色胺的廓清、转化酶的活性等。

2. 氧中毒的治疗

（1）提高肺的抗氧化能力：为提高肺的抗氧化能力采取了许多治疗方法，包括：①予以外源性的抗氧化酶如超氧化物歧化酶（SOD）、催化酶和谷胱甘肽（GSH）的治疗。②抑制自由基团产生的药物，如应用铁螯合物结合铁。③加入非酶抗氧化剂，如维生素 E、N-乙酰半胱氨酸和 Dimethylthiourea(DMTU)。

（2）高氧的还原耐力：研究显示动物接触细菌内毒素、细胞因子、肿瘤坏死因子-α（TNF-α）和白介素-1（IL-1）、亚致死水平的高氧（$85\% O_2$）或低氧，则可提供一个保护性的作用，这种保护作用与 SOD，催化酶和谷胱甘肽过氧化酶的水平增加有关。

（3）外源性表面活性物质的治疗：研究显示动物使用外源性表面活性物质治疗可减轻高氧肺损伤和减少由于呼吸衰竭而发生的死亡。外源性的表面活性物从三个方面起作用：①维持肺泡的稳定性；②清除细胞外产生的氧基团；③加细胞内抗氧化酶的含量。

一旦考虑到有肺氧中毒的可能（一般发生在 ARDS 患者，他们需要的吸氧浓度超过 60%，且时间超过 24~48 小时），目前临床上唯一能接受的治疗是减低吸氧浓度至最低限度，使之能维持适当的氧合水平。为了达到这一目的，首先要减少额外氧的需求（如发热、感染、"呼吸机打架"）。其次应仔细查找影响氧合的复杂疾病，并予以治疗，如院内感染、过度分泌、支气管痉挛、隐性气胸、与气压伤有关的肺实质性损害、支气管气管插管损伤、大量胸腔积液、静水压增高的肺水肿（肺动脉嵌压升高）、与肺实质损伤无关的心肺血管短路、肺栓子形成、心输出量低、肺心病等。

难治性 ARDS 患者和顽固性低氧血症患者，需要持续的高浓度氧疗，这时临床医师将面对棘手的三个问题：①接受一个低水平的动脉氧合；②增加通常已经较高的气道压力（如增加 PEEP），将有气压伤的危险，包括最严重的张力气胸；③维持甚至增加已经较高的 FiO_2。应谨慎牢记，全身低氧血症和气压伤的即刻危险比将来可能出现的高氧性肺损伤更快，且更严重。

七、LTOT 非医疗性危险

（一）氧气的火灾危险

氧气本身既非可燃物，也非可爆炸物，但可使可燃物燃烧。氧浓度越高，则燃烧越快，释放热量越多。氧气治疗时主要火灾危险有：①使用塑料传送管，增加了燃烧的机会；②氧气从贮存罐、低温库和浓缩器中泄漏，可引燃附近的物品如地毯等；③吸烟尤其容易被烧伤，许多患者，包括这些做 LTOT 的患者，仍继续吸烟，而无视吸烟本身会加速疾病进展这个事实。当然，尽管有发生火灾的危险，医学文献中报道很少有严重伤害的情况。

(二) 高压氧气罐的危险性

有时家庭中进行LTOT的氧气是以压缩气体的方式输送，压缩气体放在巨大的金属罐中，这种贮存方式有许多潜在的危险。当周围温度升高时，贮存罐中的压力会超过其安全水平。当压力上升到一定数值时，安全阀打开，氧气释放到周围空气中去，如果附近有火种或过热时，可产生火灾。因此贮存罐必须远离火种和发热仪器，如散热器和加热器等。当贮存罐歪倒和压力调节器移位时，气体贮存罐就会破裂，高压气体就会通过一个小孔发生外泄产生后坐力而移位，这种氧气"旋风"可穿透混凝土墙，并可引起严重伤害。因此，所有氧气罐均需以安全的垂直位存放。

(三) 氧浓缩器的危险性

氧浓缩器是在1973年引入家庭LTOT的，从此以后便得到了广泛的应用。浓缩器是由电驱动的，氧气离电线很近，但目前未有由其引起火灾的相关报道。

(四) 液氧输送系统的危险

家庭LTOT使用液体氧气，液体状态贮存于–297℃以下的氧气可以蒸发。

危险主要与液体氧的超低温有关。当从大贮存罐向小贮存罐灌注的过程中，易使人接触到液体氧而有可能发生冻伤。

(五) 其他不良反应

高流量和湿化不足可引起黏膜干燥、鼻黏膜刺激，甚至鼻腔出血。未经充分湿化的氧气，特别是流量较大时，可引起气道分泌物黏稠，引流不畅。吸入从压缩氧气瓶释放出的氧气，其湿度大多<40%，故即使在低流量吸氧时，也应接气泡式湿化瓶。

使用鼻导管时有人对聚氯乙烯过敏，治疗应予以局部涂激素膏或更换一个新的导管。

使用低流量氧疗患者的心理和社会效应很少引起人们的注意，一些患者害怕吸氧，因为他们认为吸氧与临终状态相关。许多患者带着鼻导管和背着氧气罐出门时，心里总是自我暗示：我是患者，另一些患者则以为一旦吸氧，则会发生氧气依赖、上瘾，不能断开。这需要医务人员认真开导患者及家属，使他们逐渐接受和熟悉这种可延长生命的治疗方法。社会心理问题则需要认真对待，说服教育。

我们已经认识到高流量吸氧可造成器官损害，相反，低流量吸氧相当安全，尽管有报道说低流量吸氧也可损害肺组织，但仔细选择病例进行氧疗的益处远远大于害处。COPD患者接受低流量氧疗后少数患者出现$PaCO_2$升高，与肺通气/血流比例和血流中CO_2的输送发生改变有关，不是通常人们所认为的那样是由于呼吸驱动减弱所造成的。多数患者中最常见的发现是肺通气/灌注比例失调加重了，无效腔/潮气量的比值增加了，这可能是由于吸氧后局部低氧性血管痉挛情况消失，增加了通气差区域的灌注所致，这种作用较小，且不是进展性的。COPD中长期使用低流量家庭氧疗后没有出现细胞毒性和肺不张。

另外应注意供氧装置、给氧器具和湿化装置，包括鼻导管、鼻塞和湿化瓶等均应定期消毒，专人使用，以防引起或加重呼吸道感染。医护人员也应定期随访LTOT患者，说明长期氧疗的重要性，指导氧疗患者正确使用氧疗装置及其消毒，以提高氧疗的依从性。长期氧疗患者定期复查的时间为6个月。

最后应强调，氧疗不能替代药物治疗及体质锻炼等其他康复治疗，因此应采取综合治疗措施，才能更好地改善患者的预后。

第三节 吸入疗法

吸入疗法是将干粉剂或转化为气溶胶的药物，经吸入途径直接吸至下气道和肺达到治疗目的的一种治疗方法。气溶胶是指能悬浮于空气中的微小液体或固体微粒。气溶胶微粒有一个十分有利的表面积与容量的比例，有利于药物迅速弥散，进入气道后有广泛的接触面（成人肺泡面积40～70 m^2）且作用部位直接。给药剂量很低，肺内沉积率高，体内的吸收很少，因此副作用很轻微。药物开始作用的时间迅速而作用持续的时间满意，在治疗呼吸系统疾病时，呼入治疗和静脉及口服用药相比有独特的优势，近年来已被广泛应用于临床并取得了较好的治疗效果。因此，一般情况下常首选吸入疗法。

一、雾化治疗装置

常用的吸入装置有喷射雾化器、超声雾化器、定量吸入器和干粉吸入器。

（一）喷射雾化器

它是临床上最常用的雾化器，以压缩空气和氧气气流为驱动力，高速气流通过细孔喷嘴，根据 Venturi 效应在其周围产生负压携带贮罐内的液体卷入高速气流而被粉碎成为细小的雾滴，再通过喷嘴两侧的挡板拦截筛选，使雾滴变得均一细小。一般喷射型雾化器每次置入药液 4～6 mL，驱动气流量 6～8 L/min，常可产生理想的气雾量和雾化微粒。氧气驱动雾化吸入是以氧气作为驱动力，氧气驱动雾化吸入过程中患者可以持续得到充足的氧气供给，在雾化吸入治疗的同时 SaO_2 上升，吸入雾气对患者呼吸道刺激性小，患者感觉舒适，但对慢性呼吸衰竭低氧血症伴高碳酸血症患者应慎用。喷射雾化吸入是以压缩空气作为动力，将雾化液制成气溶胶微粒，药液迅速到达深部细支气管和肺组织等病变部位，起效快，吸入时间短，操作方便，简单易行。氧气驱动雾化吸入和喷射雾化吸入的液体量少，且雾化颗粒小，一方面使水蒸气对吸入氧浓度的影响减少，另一方面也减少了湿化气对呼吸道的阻力，减轻了患者的呼吸做功，避免了呼吸肌疲劳。

（二）超声雾化器

它是利用超声发生器薄板的高频震动将液体转化为雾粒，同时将部分能量转化为热能使雾粒加温。由于一些药物在超声雾化后可能会影响其稳定性，目前超声雾化器一般仅用于化痰、湿化等治疗，而不主张使用平喘药和糖皮质激素等药液的雾化吸入治疗。此外有研究显示，老年 AECOPD（慢性阻塞性肺疾病急性发作期）患者采用超声雾化治疗的不良反应（发绀、心悸、胸闷、喘息加重）发生率较高。原因可能是：①吸入气雾中水蒸气含量大，使吸入气体氧浓度降低，从而使患者的 SaO_2 明显降低；②吸入过多的水蒸气后气道阻力增加，同时气道内干稠分泌物吸水后膨胀，加大了气道阻力，使呼吸做功加大，耗氧量增加，产生膈肌疲劳，难以维持必要的肺泡通气量；③老年 AECOPD 患者，由于肺功能受损，肺储备降低，代偿能力差，在雾化吸入治疗过程中容易受到吸入气溶胶的刺激，引起剧烈咳嗽，诱发支气管痉挛，加重低氧血症。因此，建议老年 AECOPD 患者在雾化吸入治疗时选择氧气驱动雾化吸入或喷射雾化吸入，以减少不良反应的发生，提高舒适度。

（三）定量吸入器（metered dose inhalers，MDI）

此装置内含有加压混合物，包括推进剂、表面活性剂和药物（仅占总量的 1%）等。使用 MDI 无须额外动力，操作简单、便于携带，且无继发感染的问题。但使用 MDI 必须要掌握正确的缓慢吸气与手的同步动作，才能将药液吸入肺内。

（四）干粉吸入器（dry power inhalers，DPI）

吸入器内可装多个剂量，每次传送相同剂量，操作简便，携带方便。干粉吸入器是呼吸驱动的，因此不需要患者像应用 MDI 那样掌握动作的协调性。但吸入器有一定的吸气阻力，需要达到一定的吸气峰流速才能吸入药物。

二、吸入治疗的常用药物及临床应用

支气管舒张药能够通过松弛呼吸道平滑肌、减少气道炎症细胞释放介质、降低血管通透性等作用，最终达到扩张支气管管腔、改善症状的目的。常用于 COPD、支气管哮喘，其他喘息、气道阻塞性疾病也可选用。目前常用的支气管舒张药包括：β_2- 受体激动药、抗胆碱能药等。

（一）β_2- 受体激动药

它可以选择性地作用于 β_2- 肾上腺素能受体，激活腺苷酸环化酶，从而使细胞内 cAMP（环磷酸腺苷）浓度增加，引起细胞内的蛋白激酶 A 脱磷酸化，并抑制肌球蛋白的磷酸化，引起细胞内的 Ca^{2+} 泵和气道平滑肌上的 K^+ 通道激活，从而使细胞内的 Ca^{2+} 排出细胞外，细胞内 Ca^{2+} 浓度下降，造成细胞内粗细丝微细结构发生改变、肌节延长，达到支气管扩张的目的。根据药物种类，药物的起效时间和作用时间不同，分为短效和长效的 β_2- 受体激动药。

（1）短效 β_2-受体激动药：沙丁胺醇、特布他林，为选择性 β_2-肾上腺素受体激动药，是目前临床最常用的短效的快速起效的选择性 β_2-受体激动药。它能选择性地与支气管平滑肌上的 β_2-受体结合，对心脏 β_1 受体作用弱，对 α 受体几乎无作用。由于它选择性高，选择性指数（即气道平滑肌与心肌作用所需的等强度浓度之比）沙丁胺醇为250，特布他林为138，异丙肾上腺素只是1.4，所以较少发生心血管系统不良反应，且它有较好的稳定性，作用维持时间长，给药途径多等优点。剂型有雾化吸入剂、雾化溶液和干粉剂。沙丁胺醇每次吸入 100～200 μg，雾化溶液每次 2～4 mg。

（2）长效 β_2-受体激动药（LABA）：福莫特罗、沙美特罗为长效定量吸入剂，作用持续12小时以上，与短效 β_2-受体激动药相比，作用更有效与方便。福莫特罗吸入后 1～3 分钟起效，常用剂量为4.5～9 μg，2 次/d。沙美特罗 30 分钟起效，推荐剂量 50 μg，2 次/d。

（二）抗胆碱能药物

抗胆碱能药物是目前治疗COPD最有效的支气管扩张药物。抗胆碱能药物主要作用于气道平滑肌和黏膜下腺体的胆碱能受体，抑制细胞内环磷酸鸟苷（cGMP）的合成，降低迷走神经张力，抑制胆碱能神经对支气管平滑肌和黏液腺的兴奋，使支气管平滑肌松弛，黏液分泌减少。由于 M_3 受体主要分布在大气道，故胆碱能药物对大气道的作用优于周围支气管。抗胆碱能药物的起效时间较 β_2-受体激动药慢，作用时间因药物种类而异。常用药物有异丙托溴铵与噻托溴铵。

（1）异丙托溴铵：是阿托品的第四代衍生物，有舒张支气管作用。由于它脂溶性低，降低了黏膜表面对它的吸收及其对中枢神经的侵入性。它是一种强效高选择性抗胆碱药，是一种水溶性季铵类，口服不易被吸收，所以该药很少被全身吸收（<1%），即使在实验给药高达1 000 μg亦不会产生明显药物毒性，临床安全性显著。临床主要采用雾化成气雾吸入给药。雾化吸入后直接进入气道，作用于胆碱能节后神经节，吸入后 5～10 分钟起效，30～60 分钟达最大效应，能维持 4～6 小时。阻断支气管平滑肌 M_3 胆碱受体，可有效地解除平滑肌痉挛，既对大气道又对小气道具有较强的支气管弛张作用。其半衰期为 3～4 小时。多次用药不会导致耐受，对呼吸道腺体及心血管作用较弱。它能选择性地抑制迷走神经，阻断支气管平滑肌 M_1 胆碱受体，有效抑制气道的胆碱能神经功能，降低迷走神经张力，抑制肺内活性物质的释放（如5-羟色胺），从而促使支气管平滑肌松弛，发挥解痉作用。异丙托溴铵是仅次于速效 β_2-受体激动药的另一种急性缓解药物，与 β_2-受体激动药联合应用可产生更好的效果，副作用更小。本品有气雾剂和雾化溶液两种剂型。雾化剂常用剂量为 20～40 mg，3～4 次/d；雾化溶液经雾化泵吸入，常用剂量为 50～125 mg，3～4 次/d，主要用于治疗支气管哮喘、COPD。在COPD急性加重和哮喘持续发作时一次最大剂量可 500 μg，3～4 次/d。

（2）噻托溴铵：选择性作用于M3和M1受体，为长效抗胆碱药，作用可达24小时以上，为干粉剂，吸入剂量为 18 μg，1 次/d。长期吸入可增加深吸气量（IC），减低呼气末肺容积（EELV），进而改善呼吸困难，提高运动耐力和生活质量，也可减少急性加重频率。

（三）糖皮质激素

糖皮质激素是最有效的控制气道炎症的药物，多用于气道炎症性疾病，主要有过敏性鼻炎、慢性阻塞性肺病及支气管哮喘等。品种有二丙酸倍氯米松、布地奈德、丙酸倍氯米松等。常用的剂型有定量雾化吸入、干粉吸入与雾化溶液吸入。雾化溶液是布地奈德，每次 2～4 mg，2 次/d，用于哮喘急性发作和COPD急性加重，儿童和老人不能配合MDI吸入时，也可应用。吸入治疗药物直接作用于呼吸道，所需剂量小，副作用小。吸入后应及时用清水漱口，避免或减少声音嘶哑、咽部不适和念珠菌感染。

（四）联合制剂

联合用药较单独用药效果要好，在我国常用的联合制剂有激素/LABA、异丙托溴铵/沙丁胺醇。激素和LABA两者具有抗炎和平喘协同作用。联合应用效果更好。

三、雾化吸入治疗的注意事项

（1）指导患者配合治疗，保证吸入治疗效果：治疗前、后充分做好解释工作，根据具体情况给予耐心解释与说明，介绍吸入方法、时间、效果及作用原理，教会患者如何配合呼吸。定量雾化吸入和干粉吸入应先做呼气动作,然后深吸气,将药物吸入下呼吸道,屏气 10 s,恢复正常呼吸。溶液雾化吸入过程中嘱患者深吸气,吸气末尽可能稍做停顿,使雾粒吸入更深。对不适应且难以坚持吸入的患者可采用间歇吸入法,即吸入数分钟暂停片刻后继续吸入,反复进行直到吸完治疗药液。治疗时宜选择坐位,有利于吸入的药液沉积于终末细支气管及肺泡局部。对体质较差的患者可采取侧卧位或床头抬高 30°~45°,有利于横膈下降、增大潮气量。雾化吸入用的面罩或口含器应专人专用,用后以浓度为 500 mg/L 的含氯消毒剂浸泡 30 分钟,灭菌蒸馏水冲洗干净后晾干后用。

(2)溶液雾化吸入过程中,严密观察不良反应,保持呼吸道通畅:治疗过程中严密观察病情变化,密切监测患者的神志、心率、SaO_2、呼吸变化,并注意监测动脉血气指标变化。如患者在治疗过程中出现不适症状,如胸闷、憋气、喘息、心悸、呼吸及心率加快、发绀、呼吸困难等,或出现血氧饱和度下降至 90% 以下时,应暂停雾化治疗,予以吸氧,积极采取措施,分析原因,对症处理。雾化吸入前、后要始终保持呼吸道通畅,雾化过程中痰液稀释、分泌物增多,应及时将痰液排出,对痰液阻塞呼吸道明显者应先进行排痰处理,积极指导并鼓励患者进行有效咳嗽、咳痰,及时拍背及体位引流,必要时行负压吸引协助排痰以使雾粒进入呼吸道深部,有利于药液吸入和气体交换并防止痰堵。

(3)凡吸入激素者,应及时漱口,以防口咽部念珠菌感染和不适。

第四章 呼吸系统疾病的药物治疗

第一节 β受体激动剂

一、概述

（一）作用机制

β受体激动剂通过对气道平滑肌和肥大细胞膜表面的 β_2 受体的兴奋，舒张气道平滑肌、减少肥大细胞和嗜碱性粒细胞脱颗粒和介质的释放、降低微血管的通透性、增加气道上皮纤毛的摆动等，缓解哮喘和COPD患者的气喘症状，是临床最常用的支气管舒张药物之一。

（二）分类

β受体激动剂的种类繁多。早期应用的肾上腺素对β受体和α受体均有作用，选择性不强。后来问世的异丙基肾上腺素主要作用于β受体，但对 β_2 受体和 β_1 受体均有作用，因此对心血管系统的副作用较为明显。近年来临床推荐使用的 β_2 受体激动剂，对 β_2 受体的选择性强，副作用小，较为安全、有效。

根据 β_2 受体激动剂起效的快慢与作用维持时间的长短， β_2 受体激动剂分为4类：①缓慢起效作用、维持时间短，如沙丁胺醇片和特布他林片。②迅速起效、作用维持时间短，如沙丁胺醇气雾剂和硫酸特布他林气雾剂。③缓慢起效、作用维持时间长，如沙美特罗（salmeterol）吸入。④迅速起效、作用维持时间长，如福莫特罗（formoterol）吸入（表4-1）。

表4-1 β_2 受体激动剂的分类

起效时间	作用维持时间	
	短效	长效
速效	沙丁胺醇吸入剂 特布他林吸入剂 非诺特罗吸入剂	福莫特罗吸入剂
慢效	沙丁胺醇口服剂 特布他林口服剂	沙美特罗吸入剂

1. 短效 β_2 受体激动剂（简称SABA）

常用的药物有沙丁胺醇（salbutamol）和特布他林（terbutaline）等。有以下给药方法。

（1）吸入：可供吸入的短效 β_2 受体激动剂包括气雾剂、干粉剂和溶液等。这类药物松弛气道平滑肌作用强，通常在数分钟内起效，疗效可维持数小时，是缓解轻至中度急性哮喘症状的首选药物，也可用于运动性哮喘的预防。如沙丁胺醇每次吸入 100～200μg 或特布他林 250～500μg，必要时每20分钟重复一次。1小时后疗效不满意者，应向医生咨询或去看急诊。这类药物应按需间歇使用，不宜长期、单一使用，也不宜过量应用，否则可引起骨骼肌震颤、低血钾、心律失常等不良反应。压力型定量手控气雾剂（pMDI）和干粉吸入装置吸入短效 β_2 受体激动剂不适用于重度哮喘发作；其溶液（如沙丁胺醇、特布他林、非诺特罗及其复方制剂）经雾化泵吸入适用于轻至重度哮喘发作。

（2）口服：如沙丁胺醇、特布他林、丙卡特罗片等，通常在服药后 15～30 分钟起效，疗效维持 4～6 小时。如沙丁胺醇 2～4 mg，特布他林 1.25～2.5 mg，每天 3 次；丙卡特罗 25～50 μg，每天 2 次。使用虽较方便，但心悸、骨骼肌震颤等不良反应比吸入给药时明显。缓释剂型和控释剂型的平喘作用维持时间可达 8～12 小时，特布他林的前体药班布特罗的作用可维持 24 小时，可减少用药次数，适用于夜间哮喘患者的预防和治疗。长期、单一应用 β_2 受体激动剂可造成细胞膜 β_2 受体的向下调节，表现为临床耐药现象，故应予避免。

（3）注射：虽然平喘作用较为迅速，但因全身不良反应的发生率较高，已较少使用。

（4）贴剂：如妥洛特罗（tulobuterol）透皮吸收剂型，由于采用结晶储存系统来控制药物的释放，药物经过皮肤吸收，可以减轻全身性副作用，每天只需贴附 1 次，效果可维持 24 小时。对预防晨僵有效，使用方法简单。

2. 长效 β_2 受体激动剂（简称 LABA）

由于它们的分子结构中的侧链较长、具有高度亲脂性，因此能与 β_2 受体的"外结合位点"牢固结合，可对支气管产生持久的舒张作用，尤其适合夜间哮喘的治疗。LABA 对 β_2 受体的选择性比短效 β_2 受体激动剂高。例如以异丙肾上腺素对气管平滑肌的作用为 1，沙美特罗的作用为 5，而后者对心肌细胞的作用仅为 0.000 1。即沙美特罗对 β_2 受体的作用强度约为对 β_1 受体作用的 50 000 倍，故其对心血管系统的不良反应较小。

目前在我国临床使用的吸入型 LABA 有两种。

（1）沙美特罗（salmeterol）：经气雾剂或碟剂装置给药，给药后 30 分钟起效，平喘作用维持 12 小时以上。推荐剂量 50 μg，每天 2 次吸入。

（2）福莫特罗（formoterol）：经吸入装置给药，给药后 3～5 分钟起效，平喘作用维持 8～12 小时以上。平喘作用具有一定的剂量依赖性，推荐剂量 4.5～9 μg，每天 2 次吸入。吸入 LABA 适用于哮喘（尤其是夜间哮喘和运动诱发哮喘）的预防和治疗。福莫特罗因起效迅速，可按需用于哮喘急性发作时的治疗。

二、β 受体激动剂在呼吸系统疾病中的应用

（一）β 受体激动剂在支气管哮喘中的应用

1. 速效 β_2 受体激动剂是缓解哮喘症状的首选药物

（1）轻至中度哮喘急性发作：速效 β_2 受体激动剂通过手揿式定量气雾器（pMDR）吸入，每次 2～4 喷（每喷中含沙丁胺醇 100 μg 或特布他林 250 μg）。如果有效，逐渐延长给药间隔时间，直至恢复正常。如果治疗无效，20 分钟后可重复给药。如果经过 1 小时的治疗哮喘症状仍然没有控制，应及时到医院看急诊。

（2）中至重度哮喘急性发作：由于患者呼吸困难明显，无法屏气，采用手揿式定量气雾器（pMDR）吸入疗效不佳，主张通过射流装置的溶液雾化器吸入速效 β_2 受体激动剂（沙丁胺醇每次 2.5 mg/0.5 mL 或特布他林每次 5 mg/2 mL）。速效 β_2 受体激动剂吸入第 1 小时内每 20 分钟给药一次。哮喘症状控制后，每日给药 3～4 次。

（3）联合雾化吸入 β_2 受体激动剂和抗胆碱药物溶液：适用于中至重度急性哮喘发作的治疗。①方法：每次同时吸入含沙丁胺醇 2 mg 和异丙托溴铵 0.5 mg 的溶液，每日 2～4 次。②作用机制：M 胆碱能受体主要分布于大和中气道内，β 受体在大、中和小气道内均有分布。β_2 受体激动剂舒张气道的作用迅速（数分钟即起效）、强大但维持时间较短，抗胆碱药物舒张气道的作用较慢但较为持久。联合应用这 2 类药物后，支气管舒张作用既迅速又持久。③临床疗效：联合应用 β_2 受体激动剂和抗胆碱药物溶液吸入支气管舒张疗效优于单药（B 类证据），能降低哮喘患者住院率（A 类证据），能更好地改善哮喘患者的肺功能（PEF 和 FEV_1）（B 类证据）。

注意事项：β₂受体激动剂（无论是SABA还是LABA）均不能有效地抑制支气管哮喘时的气道炎症，故应避免长期、单独应用。β₂受体激动剂联合吸入糖皮质激素（ICS）等抗炎药物的疗法是较为安全、有效的。

2. 吸入长效β₂受体激动剂（LABA）与ICS联合疗法是控制哮喘的理想方法

（1）该联合疗法是"未控制"哮喘的初始治疗的首选疗法：有许多临床研究证据显示，ICS加LABA的联合疗法的疗效和安全性优于单纯增加ICS剂量或ICS加缓释茶碱或ICS加白三烯调节剂。

（2）经过低剂量ICS治疗仍"未控制"哮喘的首选疗法：也有许多临床研究证据显示，ICS加LABA的联合疗法的疗效和安全性优于单纯增加ICS剂量或ICS加缓释茶碱或ICS加白三烯调节剂。

通过单一装置（如准纳器或吸入器）吸入ICS和LABA，比通过两个装置分别吸入ICS和LABA不仅更方便，疗效也更有保证。这可能与前者能使这两种药物在肺部分布更为均衡有关。

（二）β受体激动剂在COPD中的应用

1. 长效支气管舒张剂（包括LABA在内）

长效支气管舒张剂可用于不同严重程度COPD患者的治疗，能有效减轻COPD患者的气喘和呼吸困难症状，改善肺功能。

2. 长效支气管舒张剂联合应用

长效支气管舒张剂包括LABA在内的几种长效支气管舒张剂联合应用，疗效优于单一支气管舒张剂。

3. LABA和ICS联合治疗COPD

（1）在治疗第1天联合治疗组患者的呼气流量峰值（PEF）即显著提高。一项为期1年的随机双盲试验中，1 465例COPD患者随机分为四组：安慰剂组、沙美特罗组（50 μg）、氟替卡松组（500 μg）、沙美特罗/氟替卡松组（50/500 μg），评估患者PEF和症状评分。沙美特罗组和沙美特罗/氟替卡松组两组患者在治疗第1天PEF即显著提高，但是沙美特罗/氟替卡松组的PEF较沙美特罗组高7 L/min（$P < 0.001$）；2周后与安慰剂相比，沙美特罗组、氟替卡松组、沙美特罗/氟替卡松组的PEF分别是16 L/min、11 L/min、27 L/min。

（2）在治疗第1天和第8周，联合治疗组运动耐受时间显著优于安慰剂组。一项随机、双盲、平行对照研究中，患者纳入标准：COPD患者、年龄≥40岁、FEV_1 < 70%预计值、FEV_1/FVC ≤ 0.70，FRC ≥ 120%；185例患者随机分为沙美特罗/氟替卡松组（50/250 μg）、沙美特罗组（50 μg）、安慰剂组，一天2次，共8周。在治疗第1天和第8周，沙美特罗/氟替卡松组运动耐受时间与安慰剂相比的平均差异分别为131 ± 36 s、132 ± 45 s，有显著统计学差异；而单用沙美特罗组与安慰剂组相比的平均差异分别为49 ± 37 s、86 ± 46 s。

（3）联合治疗1周可显著改善COPD患者的呼吸困难指数（TDI）评分。一项随机、双盲、安慰剂、平行对照、多中心研究中，691例COPD患者随机分为沙美特罗/氟替卡松组（50/500 μg，每日2次）、沙美特罗组（50 μg，每日2次）、氟替卡松组（500 μg，每日2次）、安慰剂组，共治疗24周；用过渡性呼吸困难指数评估患者呼吸困难状况；在第1周，沙美特罗/氟替卡松组的过渡性呼吸困难指数即显著提高。在治疗终点，沙美特罗/氟替卡松组、氟替卡松组、沙美特罗组、安慰剂组的转换呼吸困难指数分别为2.1、1.3、0.9、0.4，沙美特罗/氟替卡松组显著减轻患者严重呼吸困难。

（4）联合治疗2个月，可显著改善COPD患者的气流受限和肺过度充气。一项随机、双盲、平行对照研究中，患者纳入标准：COPD患者、年龄≥40岁、FEV_1 < 70%预计值、FEV_1/FVC ≤ 0.70，FRC ≥ 120%；185例患者随机分为沙美特罗/氟替卡松组（50/250 μg）、沙美特罗组（50 μg）、安慰剂组，一天2次，共8周。在治疗第8周，沙美特罗/氟替卡松组在第一秒呼气量（FEV_1）、深吸气量（IC）、用力呼气量（FVC）较安慰剂组有显著改善，而功能残气量、残气量无显著差异；沙美特罗组较安慰剂组只在第一秒呼气量（FEV_1）、用力呼气量（FVC）较安慰剂组有显著改善，而功能残气量、残气量、深吸气量无显著差异，同时，沙美特罗/氟替卡松组与沙美特罗组相比较，沙美特罗/氟替卡松组在第一秒呼气量（FEV_1）、深吸气量（IC）上改善值显著优于沙美特罗组。

（5）LABA和ICS联合治疗8周后可显著减少COPD患者使用缓解药物的天数。一项随机、双盲、双模拟、平行分组、多中心研究，研究对象为中重度COPD患者（FEV_1 > 0.70L且≤70%，或FEV_1 ≤ 0.70 L且≤70%）。治疗组给予沙美特罗/氟替卡松50/250 μg每日2次吸入，对照组给予异丙托溴铵/沙丁胺醇36/206 μg每日4次吸入。结果显示，在治疗第1天，与异丙托溴铵/沙丁胺醇相比，沙美特罗/氟替卡松组FEV_1是逐渐增加，且维持时间更持久，而异丙托溴铵/沙丁胺醇组的FEV_1是先增加后降低。治疗8周后，异丙托溴铵/沙丁胺醇组的FEV_1与第1天相比降了0.25 L，而沙美特罗/氟替卡松组不降，反而升高了0.29 L。治疗8周后，沙美特罗/氟替卡松组患者在白天、晚上无须使用缓解药物的天数均显著多于异丙托溴铵/沙丁胺醇组。可能的解释：ICS具有抗炎作用，ICS与LABA的协同互补作用优于两种支气管舒张剂的联合应用。

（6）长期吸入LABA和ICS对COPD患者的疗效：在TRISTAN研究中，COPD患者随机分为沙美特罗/氟替卡松组、沙美特罗组、氟替卡松组、安慰剂组，治疗1年。在治疗结束时，沙美特罗/氟替卡松组患者的FEV_1改善值显著优于其他三组，显示出长期联合吸入LABA和ICS，可改善并持续维持COPD患者的肺功能。而且沙美特罗/氟替卡松不仅可治疗FEV_1 < 50%的重度COPD患者，对于FEV_1 > 50%的中度COPD患者也同样有效。

在为期3年的TORCH研究中，约6 200名COPD患者随机分为沙美特罗组、氟替卡松组、沙美特罗/氟替卡松组、安慰剂组研究，主要终点指标是所有原因死亡率（安慰剂对沙美特罗/氟替卡松）。沙美特罗/氟替卡松治疗3年，显著减少中重度急性加重（症状恶化需要抗生素、全身性糖皮质激素、住院或这些疗法联合治疗）的频率。安慰剂组年平均急性加重次数为1.13，而沙美特罗/氟替卡松组为0.85，较安慰剂组下降了25%，同样，沙美特罗/氟替卡松组减少急性发作的次数也显著优于沙美特罗组和氟替卡松组。TORCH研究中，沙美特罗/氟替卡松显著降低圣乔治呼吸问卷（SGRQ）总分，与安慰剂组相比，治疗3年后SGRQ平均降低3.1分（$P < 0.001$）。TORCH研究事后分析显示，FEV_1减退速度从研究的第24周开始记录至研究的第156周，研究显示：安慰剂组FEV_1减退速度为55 mL/年，而沙美特罗/氟替卡松组FEV_1减退速度为39 mL/年，与安慰剂相比，沙美特罗/氟替卡松使FEV_1减退速度减缓16 mL/年，显著延缓疾病进展（$P < 0.001$）。而沙美特罗组和氟替卡松组FEV_1减退速度均为42 mL/年，与安慰剂相比，差值为13 mL/年（$P = 0.003$）。TORCH研究中，沙美特罗/氟替卡松治疗3年后，COPD患者的病死率为12.6%，而安慰剂组病死率为15.2%，沙美特罗/氟替卡松组较安慰剂组，可降低病死率达到17.5%，具有临床意义。3年TORCH研究中，患者死亡的全因分析中，沙美特罗/氟替卡松组因心血管病死亡和因肺部疾病死亡的发生率低于安慰剂组。

与支气管扩张剂相比，ICS/LABA长期治疗不但能维持对肺功能和症状的改善，而且能更好地减少急性加重，提高生活质量，延缓疾病进展速度，防治并发症，延长生命。可能的解释：ICS持久的抗炎作用，LABA（沙美特罗）对氟替卡松持久的协同作用，持久增强抗炎作用。

三、常用β受体激动剂

（一）异丙肾上腺素
商品名：喘息定，治喘灵，Aludrin。

1. 指征和剂量

治疗支气管哮喘急性发作。舌下含服：成人10～20 mg，每日3次；5岁以上小儿2.5～10 mg，每日3次。气雾剂吸入：成人1～2喷，每日3次或每日4次。

2. 制剂

片剂：每片10 mg。气雾剂：0.5%，每瓶149，含200喷。

3. 药动学

舌下含服后30～60秒起效，作用维持1小时左右。口服无效，因为可被消化道中肠菌和儿茶酚胺、氧位-甲基转移酶（COMT）破坏，也可直接与硫酸盐结合而失效。

4. 作用机制

平喘作用强而迅速，可使肺通气功能迅速改善；具有增强心肌收缩力，加快脉搏，血压升高和兴奋窦房结、房室结，改善心脏传导阻滞作用。

5. 禁忌证

高血压、冠心病和甲状腺功能亢进者禁用。

6. 不良反应

①可引起心动过速、心律失常，甚至心室纤颤；可出现头痛、恶心和口干等血管扩张症状。②使无通气功能的肺组织血管扩张，出现"盗血"现象，加重患者的通气/血流比例失调，引起低氧血症。

7. 注意事项

本品的中间代谢产物3-氧甲基异丙肾上腺素具有轻度β受体阻滞作用，反复、大剂量应用本品时，上述代谢产物在体内积聚，可引起"闭锁综合征"，即临床上表现为哮喘持续发作，且对各种平喘药耐药。

（二）沙丁胺醇

商品名：舒喘宁，嗽必妥，爱纳灵，万托林，Albuterol，Proventil。

1. 指征和剂量

本品适用于治疗支气管哮喘或喘息性支气管炎等伴有支气管痉挛的呼吸道疾病。①口服：成人2～4 mg，每日3次或每日4次；小儿0.1～0.15 mg/kg，每日2次或每日3次。缓释胶囊：成人8 mg，每日2次，儿童剂量酌减。②气雾剂吸入：每次1～2喷，必要时每4小时1次，每24小时不宜超过8次。③干粉吸入：成人0.4 mg，每日3次或每日4次；5岁以上儿童剂量减半，每日2次或每日3次。④溶液雾化吸入：适用于重度急性哮喘发作。成人1～2 mL，每4～6小时1次经射流装置雾化吸入。⑤静脉注射：成人0.4 mg，用5%葡萄糖注射液20 mL稀释后缓慢注射。⑥静脉滴注：成人0.4 mg，用5%葡萄糖注射液100 mL稀释后静脉滴注。⑦皮下或肌内注射：成人0.4 mg，必要时4小时后重复注射。

2. 制剂

片剂或胶囊：每片（粒）2 mg，4 mg，8 mg。气雾剂：每喷0.1 mg，每瓶100喷、200喷。干粉剂（例如喘宁碟和速克喘）。雾化溶液：浓度0.083%，0.5%。注射剂：每支0.5 mg。

复方制剂：①可必特（Combivent）气雾剂每喷含本品0.12 mg和异丙托溴铵0.02 mg，每瓶200喷、100喷；可必特雾化溶液每支25 mL，含本品3 mg和异丙托溴铵0.5 mg。②易息晴：系本品与茶碱的双层缓释片。每片含本品2 mg和茶碱150 mg。成人1片吞服，每日2次。

3. 药动学

吸入本品0.2 mg，血药峰浓度为295和357 mmol/L；吸入0.4 mg，血药峰浓度则为441和569 mmol/L。口服后65%～84%吸收，不易被硫酸酯酶和儿茶酚氧位甲基转移酶（COMT）破坏。15分钟起效，1～3小时达最大效应，作用维持4～6小时。消除半衰期为27～50小时。经肝脏灭活，代谢物由尿排出。静脉注射即刻起效，5分钟时达峰值，作用维持2小时以上。

4. 作用机制

本品为高选择性、强效$β_2$受体激动剂，对$β_2$受体的选择性是异丙肾上腺素的288倍。

5. 禁忌证

对本品或其他肾上腺素受体激动剂过敏者禁用。高血压、冠心病、糖尿病、心功能不全、甲状腺功能亢进患者和妊娠初期妇女慎用。

6. 相互作用

①不宜与其他β受体激动剂或阻滞剂合用。②与茶碱类药物合用，可增强松弛支气管平滑肌作用，也可能增加不良反应。

7. 不良反应

较少而轻微。①大剂量时可出现肌肉和手指震颤、心悸、头痛、恶心、失眠等症状。②可能引起低血钾。

8. 注意事项

①老年人或对本品敏感的患者，应从小剂量开始，以免引起心悸、手抖等症状。②低血钾患者或同时应用排钾性利尿剂、糖皮质激素的患者慎用或及时补钾。

（三）特布他林

商品名：叔丁喘宁，博利康尼，Bricanyl，Bronchodil。

1. 指征和剂量

本品适用于治疗支气管哮喘或喘息性支气管炎等伴有支气管痉挛的呼吸道疾病。①口服：成人 2.5～5 mg，每日 3 次；小儿 0.065 mg/kg，每日 2 次或每日 3 次。②气雾剂吸入：0.25～0.5 mg，必要时 4～6 小时 1 次。严重病例每次可吸入 1.5 mg，但 24 小时内不可超过 6 mg。③干粉吸入：成人 0.5 mg，每天 4 次，24 小时内不得超过 6 mg；5～12 岁的儿童剂量减半，最大剂量不得超过 4 mg/d。④溶液雾化吸入：适用于重度急性哮喘发作：成人每次 1～2 mL，4～6 小时 1 次，一次经射流装置雾化吸入，用生理盐水将其稀释至 2.0 mL。⑤皮下注射：成人 0.25 mg，必要时 4～6 小时内可重复 1 次。

2. 制剂

片剂：每片 2.5 mg。缓释片：每片 5 mg，7 mg。气雾剂：每喷 0.25 mg，每瓶 100 喷、200 喷。干粉剂（博利康尼吸入剂），每吸 0.5 mg，每瓶 100 吸、200 吸。雾化溶液：每支 2 mL，含本品 5 mg。注射剂：每支 0.5 mg。

3. 药动学

口服生物利用度为 15%±6%，30 分钟后起效。不易被体内儿茶酚氧位甲基转移酶（COMT）和单胺氧化酶（MAO）这两种酶所代谢灭活，故作用可维持 5～8 小时。血浆蛋白结合率为 25%，2～4 小时作用达峰值。气雾剂吸入后 5～15 分钟显效，作用持续 4 小时左右。皮下注射后 5～15 分钟起效，0.5～1 小时作用达峰值，持续 1.5～4 小时。

4. 作用机制

高选择性 β_2 受体激动剂，对支气管 β_2 受体的选择性与沙丁胺醇相似，对心脏的兴奋作用仅为沙丁胺醇的 1/10。除了舒张支气管平滑肌外，本品尚有增加纤毛－黏液毯廓清能力，促进痰液排出，减轻咳嗽症状。

5. 禁忌证

对本品或其他肾上腺素受体激动剂过敏者禁用。高血压、冠心病、糖尿病、心功能不全、甲状腺功能亢进患者和妊娠初期妇女慎用。

6. 相互作用、不良反应、患者用药指导

同沙丁胺醇。

（四）班布特罗

商品名：帮备，Bambec。

1. 指征和剂量

本品适用于支气管哮喘、喘息性支气管炎的治疗，尤其适合于夜间哮喘的预防和治疗。口服：5～20 mg，每日 1 次，睡前服用。成人起始剂量 5～10 mg，1～2 周后根据病情可逐渐增加至 10～20 mg。肾功能不全（肾小球滤过率 ≥ 50 mL/min）的患者，宜从 5 mg 开始服用。儿童：2～5 岁，推荐剂量 5 mg/d，2～12 岁，剂量不宜超过 10 mg/d。

2. 制剂

片剂：每片含本品 10 mg，20 mg。

3. 药动学

本品和中间代谢产物对肺组织亲和力强，在肺内代谢成特布他林，增加了肺组织内活性药物的浓度。口服本品后 20% 被吸收，其吸收不受食物的影响。本品经血浆胆碱酯酶水解、氧化，缓慢代谢为特布他林。约 1/3 在肠壁和肝脏内代谢成中间产物。本品口服剂量的 10% 转化为特布他林，2～6 小时达血药峰浓度，有效作用可维持 24 小时。连续服药 4～5 天后达血浆稳态浓度。本品血浆消除半衰期为 13 小时。活性代谢产物特布他林的血浆消除半衰期为 17 小时。本品和特布他林主要经肾脏排泄。

4. 作用机制

本品是特布他林的前体药。本品在体外没有活性，进入体内被水解为有活性的特布他林。作用机制与特布他林相同。

5. 禁忌证

对本品和特布他林过敏者禁用。

6. 相互作用

同特布他林。

7. 不良反应

比特布他林轻微。治疗初期可能出现手指震颤、头痛、心悸等症状，其严重程度与给药剂量有关，多数在治疗 1～2 周后逐渐减轻、消失。

8. 注意事项

基本同特布他林。对于严重肾功能不全患者的起始剂量应予减少；对于肝硬化患者，由于本品在体内代谢为特布他林的个体差异无法预测，因此，主张不用本品而直接应用特布他林。

（五）非诺特罗

商品名：酚丙喘宁，芬忒醇，备劳喘，Berotec。

1. 指征和剂量

本品适用于治疗支气管哮喘、喘息性支气管炎。口服：成人 5～7.5 mg，每日 3 次；儿童剂量酌减。气雾剂吸入：成人 0.2～0.4 mg，每日 3 次或每日 4 次；儿童 0.2 mg，每日 3 次。

2. 制剂

片剂：每片 2.5 mg。气雾剂：每瓶含本品 200 mg，可作 300 喷。

3. 药动学

口服吸收迅速，2 小时后达血药峰浓度，作用可维持 6～8 小时。气雾剂吸入 3 分钟起效，1～2 小时达最大效应，作用维持 4～5 小时。

4. 作用机制

本品是一强效 β_2 受体激动剂，对 β_2 受体的选择性较好。

5. 禁忌证

对本品或其他肾上腺素受体激动剂过敏者禁用。

6. 相互作用

与沙丁胺醇相仿。本品心血管不良反应较多，重症哮喘应用死亡率偏高，目前很少应用。

7. 不良反应

与沙丁胺醇相仿，但不良反应稍多。可引起低血钾症。

8. 注意事项、患者用药指导

与沙丁胺醇相仿。

（六）吡布特罗

商品名：吡舒喘宁，吡丁舒喘宁，Pirbuterol。

1. 指征和剂量

本品适用于治疗支气管哮喘、喘息性支气管炎。口服：成人 10～15 mg，每日 3 次。

2. 制剂

胶囊：每粒 10 mg，15 mg。

3. 药动学

本品口服吸收良好，用药后 0.5～1 小时内即可出现支气管舒张作用，作用可持续 7～8 小时。

4. 作用机制

本品是高选择性 β_2 受体激动剂，对 β_2 受体的选择性是沙丁胺醇的 7 倍，因此对心血管系统的影响较小。

5. 禁忌证

对本品或其他肾上腺素受体激动剂过敏者禁用。

6. 相互作用

与沙丁胺醇相仿。

7. 不良反应

比沙丁胺醇轻微，主要表现为口干、头痛和肌肉震颤。

8. 注意事项

与沙丁胺醇相仿。

（七）妥洛特罗

商品名：叔丁氯喘通，丁氯喘，妥布特罗，喘舒，息克平，Chlobamol，Lobuterol，Berachin。

1. 指征和剂量

本品适用于治疗支气管哮喘、喘息性支气管炎。口服：成人 0.5～1 mg，每日 2 次。小儿 0.04 mg/(kg·d)，分 2 次服用。

2. 制剂

片剂：每片含 0.5 mg，1 mg。

3. 药动学

本品口服后胃肠道吸收良好且迅速。在体内主要分布于肝、肾、消化器官和呼吸系统器官。代谢速度相对较慢。口服后 5～10 分钟起效，1 小时达最大效应，平喘作用维持 8～10 小时，40 小时后从体内完全排泄。

4. 作用机制

本品为高选择性 β_2 受体激动剂。其对支气管平滑肌具有较强而持久的舒张作用，其作用强度与沙丁胺醇相似，而对心脏的影响较小，仅为沙丁胺醇的 1%。本品尚有一定的抗过敏作用、促进支气管纤毛运动和镇咳作用，有轻微的中枢抑制作用。

5. 禁忌证

对本品或其他肾上腺素受体激动剂过敏者禁用。

6. 相互作用

与沙丁胺醇相仿。

7. 不良反应

与沙丁胺醇相仿。偶有过敏反应。

8. 注意事项

与沙丁胺醇相仿。一旦出现过敏反应立即停药。

9. 患者用药指导

与沙丁胺醇相仿。

（八）丙卡特罗

商品名：盐酸普鲁卡特罗，异丙喹喘宁，普卡特罗，美普清，Meptin。

1. 指征和剂量

本品适用于治疗支气管哮喘或喘息性支气管炎等伴有支气管痉挛的呼吸道疾病，可用于夜间哮喘的防治。口服：成人 25～50 μg，每日 1 次或每日 2 次，或 50 μg，每晚 1 次。6 岁以上儿童：25 μg，每日 2 次，或 25 μg，每晚 1 次。6 岁以下儿童：1.25 μg/kg，每日 2 次。

2. 制剂

片剂：每片含本品 25 μg、50 μg。

3. 药动学

本品口服吸收良好，1～2 小时在血浆、组织及主要器官内达最高浓度。在体内分布广泛，在肝、肾等主要代谢器官内药物浓度最高，在肺脏、支气管等靶器官内的浓度也很高。肺内药物浓度是血药浓度的 2～3 倍。在中枢神经系统内浓度很低。成人口服本品 100 μg 后，衰减模式呈二相性：第一相半减期为 3 小时，第二相半减期为 84 小时。本品主要在肝脏和小肠内代谢，由粪便和尿液排出，约 10%

从尿中排出。

4. 作用机制

本品为高选择性 β_2 受体激动剂。舒张支气管的作用维持时间较长；具有抗过敏作用；有促进气道上皮纤毛摆动的作用。

5. 禁忌证

对本品或其他肾上腺素受体激动剂过敏者禁用。

6. 相互作用

与沙丁胺醇相仿。

7. 不良反应

与沙丁胺醇相仿，偶见心悸、心律失常、面部潮红、头痛、眩晕、耳鸣、恶心、胃部不适、口干、鼻塞和皮疹等。

8. 注意事项

与沙丁胺醇相仿。本品对3岁以下儿童的安全性尚未确定，故应慎用。

（九）沙美特罗

商品名：施立稳，Serevent。

1. 指征和剂量

本品适用于各型支气管哮喘的治疗。既可按需使用来缓解急性气喘症状，也可与吸入型糖皮质激素一起长期规则使用。可有效预防和治疗夜间哮喘和运动性哮喘。①气雾剂吸入：成人2喷（共50 μg），每日2次。②干粉吸入：成人吸入1个碟泡（含本品50 μg），每日2次。症状严重者剂量可加倍。老年人和肾功能不全者剂量不必调整。

2. 制剂

沙美特罗气雾剂：每喷25 μg，每瓶60喷、120喷。施立碟：通过碟式吸纳器吸入干粉，每个碟泡含本品25 μg，每个药碟有4个碟泡。

复方制剂：商品名舒利迭，由本品与吸入型糖皮质激素丙酸氟替卡松干粉组成，经准纳器装置吸入，成人1吸，每日2次。每个装置可供60次吸入。每次吸入本品50 μg，吸入丙酸氟替卡松100 μg、250 μg或500 μg。

3. 药动学

单次吸入本品气雾剂50 μg或400 μg后5~15分钟达血药峰浓度（分别为0.1~0.2 μg/L和1~2 μg/L）。在体内本品经水解后迅速代谢，绝大多数在72小时内消除，其中23%从尿中排出，57%从粪便中排出，完全排出的时间长达168小时。

4. 作用机制

本品系高选择性、长效 β_2 受体激动剂，对 β_2 受体的作用是 β_1 受体的5万倍，因此对心血管系统的影响很小。除了能激动 β_2 受体，使支气管平滑肌持续、强力舒张支气管外，尚有抑制炎症细胞（肥大细胞、嗜酸性粒细胞等）和炎性递质的作用。

5. 禁忌证

对本品或其他肾上腺素受体激动剂过敏者禁用。

6. 相互作用

与沙丁胺醇相仿。

7. 不良反应

本品比沙丁胺醇轻微。应用常规剂量时头痛（4.2%）、震颤（1.4%）和心悸（1.5%）等不良反应少而轻微，可在继续用药过程中消失。只有在大剂量（200~400 μg）吸入时不良反应才较为明显。可有咽部不适、刺激感等局部症状。

8. 注意事项

与沙丁胺醇相仿。由于本品的作用较慢，故不适合作为哮喘急性发作时的治疗；增加本品剂量，并不能增加其疗效；孕妇慎用。

（十）福莫特罗

商品名：奥克斯，Oxis，安通克，Atock，Foradil。

1. 指征和剂量

本品适用于各型支气管哮喘的治疗，既可按需使用来缓解急性气喘症状，也可与吸入型糖皮质激素一起长期规则使用，可有效预防和治疗夜间哮喘症状。口服：成人40～80μg，每日2次；儿童4μg/（kg·d）。吸入：气雾剂吸入，成人6～12μg，每日1次或每日2次；干粉吸入，成人1吸，每日1次或每日2次。

2. 制剂

片剂：每片40μg。气雾剂：每喷4μg。干粉剂：储存在吸入装置内，每吸4.5μg。干糖浆剂：每包20μg，每盒10包。

复方制剂：信必可（Symbicort）干粉吸入剂，由本品与吸入型糖皮质激素普米克组成，经吸入装置给药，每次1～2吸，每日1次或每日2次，必要时可临时增加剂量。

3. 药动学

成人吸入该药后2～5分钟起效。口服后0.5～1小时达血药峰浓度。平喘作用可维持12小时。口服本品40μg或吸入24μg，24小时分别从尿中排出96%和24%，主要代谢产物是富马酸福莫特罗的葡萄糖醛酸内聚物。动物实验结果显示，本品在体内以肾脏浓度最高，其次为肝脏＞血浆＞气管＞肺＞肾上腺＞心脏，脑组织中药物浓度最低。由于存在肝肠循环，胆汁排泄物可以再吸收。

4. 作用机制

本品是一新型长效、高选择性 β_2 受体激动剂，与沙美特罗相似。

5. 禁忌证

对本品或其他肾上腺素受体激动剂过敏者禁用。

6. 相互作用

与沙丁胺醇相仿。

7. 不良反应

比沙丁胺醇轻微。可能出现肌肉震颤、头痛、心动过速和面部潮红，偶见皮肤过敏、恶心及兴奋。

8. 注意事项

与沙丁胺醇相似。

四、β受体激动剂研发趋势与进展

鉴于目前LABA与ICS复方制剂（以沙美特罗/氟替卡松和福莫特罗/布地奈德为代表）在支气管哮喘和COPD治疗中的重要地位，目前有多个药厂在积极研制每日一次给药的新型LABA及其与其他治疗哮喘药物（如抗胆碱药物和ICS）的新型复方制剂。

1. 新型每日仅需一次给药的LABA

其中包括茚达特罗（indacaterol）、奥达特罗（olodaterol）、维兰特罗（vilanterol）、卡莫特罗（carmoterol）、LAS-100977和PF-610355等，但目前只有对茚达特罗的研究比较广泛，并且已经在数个国家上市。表4-2列举了几种新型LABA对人三种β受体亚型的作用特点。

表4-2　几种新型LABA对人三种β受体亚型的作用特点

	β_1pEC50	IA	β_2pEC50	SeIAvity	β_3pEC50	IA	β_2/β_1
茚达特罗	6.60±0.24	16±2	8.06±0.02	73±1	6.72±0.13	113±7	1.46
奥达特罗	7.55±0.08	52±8	9.93±0.07	88±2	6.57±0.08	81±2	2.38
维兰特罗	6.4±0.1		9.4±0.05		6.1±0.2		3.0
卡莫特罗			10.19±0.15	88.6±4.1			

注：pEC50使cAMP达到最大增加效应的50%的主要药物浓度的负对数；IA是异丙肾上腺素产生的最大效应的百分率

茚达特罗又名QAB149，属于8-羟喹啉，2-氨基Indan衍生的β_2受体激动剂，具有亲脂性。茚达特罗迅速被吸收进入全身循环中，T_{max}平均为15分钟。药动学（PK）呈线性、剂量依赖性。每日一次给予150μg、300μg和600μg，12天血药浓度可达到稳态。

研究结果显示，每日一次吸入茚达特罗200μg治疗中至重度持续哮喘是有效、安全的，舒张支气管作用可以维持24小时。

对于COPD患者，每日一次吸入150或300μg茚达特罗的起效速度相当于沙丁胺醇，比沙美特罗替卡松起效迅速。每日一次给予150μg茚达特罗，其疗效至少相当于噻托溴铵，并且在第一天第一次吸入后5分钟起效。

一项大样本、多中心、随机双盲安慰剂平行对照Ⅲ期临床试验评价了茚达特罗治疗成人COPD的疗效。结果显示，每日给予茚达特罗150μg和/或300μg，其增加肺通气功能（FEV_1）的疗效优于噻托溴铵、福莫特罗和沙美特罗。茚达特罗治疗组的慢性阻塞性肺疾病急性加重发生率显著低于安慰剂组。

在一项52周的临床研究中，每日1次给予茚达特罗可延缓首次慢性阻塞性肺疾病急性加重发生的时间，减少慢性阻塞性肺疾病急性加重的频度，而茚达特罗与福莫特罗之间无显著差异。

在所有大样本研究中，茚达特罗组不需要按需使用沙丁胺醇缓解哮喘症状的比率比安慰剂组和其他阳性对照药组均明显增高（$P < 0.05$）。总之，茚达特罗对大多数COPD临床症状的疗效优于福莫特罗或沙美特罗。茚达特罗治疗组COPD患者的生活质量也获得改善。

茚达特罗各个剂量组均有较好的安全性和耐受性。可以出现一过性轻度咳嗽，并且随着疗程的延长而逐渐减轻。血清钾降低（< 3.0 mmol/L）发生率不足0.5%，偶见Q-Tc间期延长超过60毫秒（发生率低于0.7%）。

2. 新型LABA组成的复方制剂

（1）LABA与LAMA（长效抗胆碱能药物）组成的复方制剂：已经有多个每日一次LABA和LAMA的固定剂量的联合疗法，如QVA149（茚达特罗加格隆溴铵）、奥达特罗加噻托溴铵、维兰特罗加CSK-573719；经过一个干粉吸入装置每日一次吸入QVA149（茚达特罗300μg/格隆溴铵50μg），连续7天，疗效优于茚达特罗300μg和600μg。

给予QVA149 600/100μg、300/100μg或150/100μg是安全的，给药14天时治疗组与安慰剂组、治疗组与茚达特罗组之间的24小时平均心率无差异，各治疗组之间在第1天、第7天和第14天的Q-Tc间期无显著差异。

奥达特罗可增加噻托溴铵对用乙酰胆碱引起的麻醉狗的支气管收缩的舒张作用。在COPD患者中4周的研究结果显示，经Respimat@ Soft Mist™ inhaler装每日一次吸入奥达特罗/噻托溴铵（10/5μg）比单用5μg噻托溴铵舒张支气管更有效。

在单一分子中既有抗胆碱药，又有β_2受体激动剂，在药理学上称之为胆碱能拮抗剂/β_2受体激动剂双重作用（dual-acting muscarinic antagonist/β_2-adrenoceptor agonist，简称MABA）。

MABA的优点在于2种药物按照固定的比例进入肺的每一个区域。TEI3252是由噻托溴铵和茚达特罗组成的新型双功能支气管舒张剂，其对醋甲胆碱和组胺诱发的支气管收缩在浓度（1～5 mg/kg）范围内呈剂量依赖性保护作用。在剂量高达100 mg/kg时没有观察到对流涎的抑制作用，提示该复合制剂减少了抗胆碱药的副作用。

GSK-961081，曾称为formerly TD-5959，是一种更新的双功能分子。它通过拮抗胆碱能受体和激动β_2受体的机制保护支气管作用长达24小时。其保护支气管的作用是单用异丙托品或沙丁胺醇的2～5倍。

在健康志愿者中采用随机双盲安慰剂对照的Ⅰ期临床试验中单次或多次给予GSK-961081的耐受性很好，单次给药支气管舒张作用可维持24小时。在Ⅱ期临床试验中，每日1次给予GSK-961081 400和1 200μg，在第14天，支气管保护作用（FEV_1的增加）至少相当于每日给予50μg沙美特罗2次和噻托溴铵18μg每日1次的疗效。GSK-961081最大的支气管舒张作用优于沙美特罗和噻托溴铵的联合使用。

PF-3429281 是另一个同时具有抗胆碱和激动 β₂ 受体作用的吸入制剂。在一项用麻醉药的支气管收缩动物模型中，PF-3429281 的作用与异丙托溴铵作用相似，而在治疗指数和作用持续时间方面优于沙美特罗。

（2）LABA 与 ICS 组成的新型复方制剂：LABA/ICS 的复方制剂正在用于支气管哮喘和 COPD 的治疗中，为了使治疗更方便和应对现有 LABA/ICS 复方制剂专利即将到期，目前在积极研发新型每日 1 次给药的 LABA/ICS 的复方制剂。

新型 ICS 如环索奈德（ciclesonide），糠酸氟替卡松和糠酸莫米松均可每日 1 次给药。由茚达特罗和莫米松组成的复方制剂 QMF-149 已经在哮喘患者中进行了 II 期临床试验。该试验研究了 QMF-149 的安全性和耐受性。在成人持续哮喘患者中用沙美特罗替卡松气雾剂 50/250 μg（每日 2 次）作为阳性对照药，评价了通过 MDDPI（Twisthaler）装置吸入 QMF-149 的临床疗效。另一项临床试验研究了在轻至中度哮喘患者中连续 14 天吸入 QMF-149 500/800 μg 的疗效和安全性。这些研究的结果尚未公布。

另一个由维兰特罗和糠酸氟替卡松组成的每日 1 次给药复方制剂正在研发中。在 60 名符合 COPD II～III 级的 COPD 患者接受了试验。结果显示，这种复方制剂比安慰剂明显增加了受试者的 FEV_1，而且疗程 4 周的治疗是安全的。在一项豚鼠试验中发现，卡莫特罗联合布地奈德在对抗由乙醛引起的支气管收缩方面有较好的作用。该药的作用是福莫特罗/布地奈德的 2 倍。该结果提示卡莫特罗/布地奈德组成的复方制剂在药理学上是治疗哮喘的更好的复方制剂。卡莫特罗/布地奈德复方制剂舒张支气管的作用更长久。在中至重度持续哮喘患者中每日 1 次经过 HFA134a pMDI（Chiesi Modulite™ HFA technology）装置给予固定剂量的卡莫特罗/布地奈德，其舒张支气管作用超过 24 小时，疗效与每日 2 次吸入福莫特罗/布地奈德的疗效相似。

3. 注射用 LABA

目前有一种新的看法，主张经静脉给予 β₂ 受体激动剂。贝多拉君（bedoradrine，MN-221）是一种正在研制中的新型对 β₂ 受体高选择性的可用于哮喘和 COPD 急性加重治疗的药物。贝多拉君对 β₂ 受体的选择性分别是对 β₁ 受体和 β₃ 受体选择性的 832 倍和 126 倍。

在中至重度稳定期 COPD 患者中研究了单次注射贝多拉君后的 PK 和 PD，结果显示，给予本品 600 和 1 200 μg 时明显优于给予 300 μg 时。注射 1 200 μg 时 FEV_1 的平均峰值增加 55%，提示该剂量是适宜的。一项基础研究结果显示，沙丁胺醇和贝多拉君均可使心率增加，但在狗的实验中，这 2 种药物同时应用没有观察到对心脏的副作用，也没有观察到其他有关心脏指标的异常。目前的资料显示贝多拉君是 β₁ 受体的部分激动剂。

在轻至中度稳定期哮喘患者中研究了静脉注射 150～900 μg 贝多拉君的安全性，结果显示，本品是安全、有效的，可使 FEV_1 改善（呈剂量依赖性）。在一项小样本的临床试验结果显示，在常规治疗重度哮喘恶化的措施基础上加用贝多拉君可以提高疗效，没有增加不良反应。在小样本的 COPD 患者中静脉注入贝多拉君 300、600 或 1 200 μg 均可改善肺功能。与安慰剂相比，600 和 1 200 μg 组具有统计学意义。与治疗前比较 1 200 μg 治疗组 FEV_1（L）平均增加 21.5%（P = 0.002 5），600 μg 治疗组平均增加 16.2%（P = 0.02）。300 μg 治疗组平均增加 9.2%（P = NS），安慰剂组 FEV_1（L）平均减少 4.0%。上述所有患者贝多拉君的耐受性均好。

第二节 糖皮质激素

糖皮质激素治疗呼吸系统疾病已有半个多世纪，糖皮质激素对某些呼吸系统疾病的治疗效果十分显著。近二十多年来吸入糖皮质激素在临床上广泛应用，使支气管哮喘等疾病取得了较好的治疗效果。近年来研究发现糖皮质激素可以直接作用于细胞膜受体，起到快速起效的作用，为激素在临床上的应用又提供了新的理论依据。糖皮质激素主要有抗炎、抗过敏、抗休克和抑制免疫反应等多种药理作用。应用糖皮质激素要非常谨慎，正确、合理地应用糖皮质激素是提高其疗效、减少不良反应的关键。正确、合理应用糖皮质激素主要取决于以下两方面：①治疗适应证是否准确。②选用品种及给药方案是否正确、合理。糖皮质激素不恰当使用或长期大量使用会对机体产生许多不良反应和并发症，甚至会危及患者生命。

一、常用药物

用于治疗呼吸系统疾病的糖皮质激素主要有静脉、口服和吸入制剂。我国临床上常用的静脉制剂有氢化可的松（hydrocortisone）、甲泼尼龙（methylprednisolone）。常用的口服制剂有泼尼松（prednisone）、泼尼松龙（prednisolone）、甲泼尼龙和地塞米松（dexamethasone）。常用的吸入制剂有二丙酸倍氯米松（beclomethasone dipropionate，BDP）、曲安奈德（triamcinolone acetonide，TAA）、布地奈德（budesonide，BUD）、丙酸氟替卡松（fluticasone propionate，FP）、糠酸莫米松（mometasone furoate，MF）和环索奈德（ciclesonide）等。新的吸入制剂有糠酸氟替卡松（fluticasone furoate，FF）。

二、体内过程

注射、口服等全身应用的糖皮质激素均可吸收。口服可的松或氢化可的松后1~2小时血药浓度达高峰。氢化可的松进入血液后约90%与血浆蛋白结合，其中约80%与皮质激素运载蛋白（corticosteroid binding globulin，CBG）结合，10%与白蛋白结合，结合后不易进入细胞，无生物活性。具有活性的游离型约占10%。CBG在肝脏中合成，当肝功能损害时CBG减少，游离型激素则增多。

糖皮质激素在肝脏中代谢转化，由尿中排出。肝、肾功能损害时糖皮质激素的血浆 $t_{1/2}$ 可以延长。可的松与泼尼松在肝脏中转化为羟基形式，生成氢化可的松和泼尼松龙后才有活性。患严重肝功能不全者宜用氢化可的松或泼尼松龙。

氢化可的松的血浆 $t_{1/2}$ 为80~144分钟，但在2~8小时后仍具有生物活性。泼尼松不易被灭活，$t_{1/2}$ 可达200分钟。甲状腺功能亢进时，肝脏灭活糖皮质激素加速，使 $t_{1/2}$ 缩短。

糖皮质激素按作用时间可分为短效、中效与长效三类。短效药物如氢化可的松和可的松，作用时间为8~12小时；中效药物如泼尼松、泼尼松龙、甲泼尼龙，作用时间为12~36小时；长效药物如地塞米松、倍他米松，作用时间为36~54小时。

常用的糖皮质激素药物特点比较见表4-3。

表4-3 常用糖皮质激素类药物比较

类别	药物	对糖皮质激素受体的亲和力	水盐代谢（比值）	糖代谢（比值）	抗炎作用（比值）	等效剂量（mg）	血浆半衰期（min）	作用持续时间（h）
短效	氢化可的松	1.00	1.0	1.0	1.0	20.00	90	8~12
	可的松	0.01	0.8	0.8	0.8	25.00	30	8~12
中效	泼尼松	0.05	0.8	4.0	3.5	5.00	60	12~36
	泼尼龙	2.20	0.8	4.0	4.0	5.00	200	12~36
	甲泼尼龙	11.90	0.5	5.0	5.0	4.00	180	12~36
	曲安西龙	1.90	0	5.0	5.0	4.00	>200	12~36
长效	地塞米松	7.10	0	20.0~30.0	30.0	0.75	100~300	36~54
	倍他米松	5.40	0	20.0~30.0	25.0~35.0	0.60	100~300	36~54

注：表中水盐代谢、糖代谢、抗炎作用的比值均以氢化可的松为1计；等效剂量以氢化可的松为标准计

吸入激素的局部抗炎作用强，通过吸气过程用药，药物直接作用于呼吸道，所需剂量较小。通过消化道和呼吸道进入血液的药物大部分在肝脏被灭活，因此全身性不良反应较少。吸入激素给药方式有定量气雾剂、干粉剂和溶液雾化吸入等，药物通过不同的吸入方式，其颗粒大小不同，在肺部的沉积量也不一样。通常定量吸入气雾剂肺内沉积率为10%左右，吸入干粉剂为20%~30%。由于定量气雾剂中的抛射剂氟氯烷烃（chloro fluoron carbon，CFC）对大气臭氧层有破坏作用，国外已换用新的抛射剂氢氟烷烃（hydro fluor alkane，HFA）。含HFA的定量气雾剂其雾化颗粒更小，如意大利凯西医药公司生产的含HFA丙酸倍氯米松气雾剂颗粒直径为1.1μm。超细雾化颗粒吸入后容易到达肺部各区域，其肺

部沉积量比吸入干粉剂还要高。临床研究表明,超细的含 HFA 丙酸倍氯米松气雾剂应用剂量相当于含 CFC 丙酸倍氯米松气雾剂剂量的一半,其临床疗效相当。英国葛兰素医药公司生产的新的吸入干粉剂糠酸氟替卡松与老药丙酸氟替卡松相比,糠酸氟替卡松与糖皮质激素受体(glucocorticoid receptor,GR)的亲和力更高,从 GR 到细胞核的转运更快,在核内滞留时间更长。该药终末半衰期为 25~35 小时,每天仅需一次给药,而且吸入的剂量仅为丙酸氟替卡松干粉剂的一半,其疗效也相当。此外,吸入激素的疗效与吸入方法和技术正确与否有密切关系。临床常用的三种吸入糖皮质激素特点比较见表 4-4。

表 4-4　常用的吸入糖皮质激素特点比较

项目	丙酸氟替卡松	丙酸倍氯米松	布地奈德
口服生物利用度(%)	<1	<20	11.0
脂溶性	高	高	低
水溶性(pg/ml)	0.04	0.1	14
药物溶出时间	>8 h	>5 h	6 min
受体亲和力	18.0	13.5	9.4
受体半衰期(h)	10.5	7.5	5.1
消除率(L/min)	0.9	—	1.4

三、药理作用与机制

(一)抗炎作用

糖皮质激素具有强大的抗炎作用,能抑制多种原因引起的炎症反应。在炎症早期,糖皮质激素能降低毛细血管通透性,提高血管的紧张性,减轻充血。在炎症后期,糖皮质激素通过抑制毛细血管和成纤维细胞的增生,抑制胶原蛋白、黏多糖的合成及肉芽组织增生,防止纤维化形成。

糖皮质激素抗炎作用的主要机制是经典的基因效应。激素作为一种脂溶性分子,易于通过细胞膜进入细胞,与胞质内的糖皮质激素受体结合。GR 有 GRα 和 GRβ 两种亚型,GRα 活化后可产生经典的激素效应,而 GRβ 不与激素结合,作为 GRα 拮抗体起作用,对激素不敏感的哮喘患者 GRβ 表达升高。未活化的 GRα 在胞质内与热休克蛋白 90(heat shock protein 90,HSP_{90})等结合成一种复合体。这种复合体与激素结合后,HSP_{90} 等成分与 GR 仪分离,激素-受体复合体易位进入细胞核。在细胞核内与特异性 DNA 位点即靶基因的启动子序列的糖皮质激素反应元件(glucocorticoid response element,GRE)或负性糖皮质激素反应元件(negathre glucocorticoid response element,nGRE)相结合,影响基因转录,改变介质相关蛋白的水平,从而对炎症细胞的分子产生影响并发挥抗炎作用。

糖皮质激素抗炎作用主要涉及以下几方面:①对炎症抑制蛋白和某些酶的影响。糖皮质激素诱导脂皮素 1(lipocortin1)的生成,抑制磷酸酶 A_2,影响花生四烯酸代谢的反应,使炎症介质 PCE_2、PGI_2 和白三烯(LTA_4、LTB_4、LTC_4、LTD_4)减少。糖皮质激素可抑制诱生型 NO 合成酶和环氧化酶 2(COX-2)等的表达,阻断相关介质的产生,起到抗炎作用。②糖皮质激素对细胞因子及黏附分子的影响。糖皮质激素不仅能直接抑制多种细胞因子,如 TNFα、IL-1、IL-2、IL-6、IL-8 等的产生,且可直接抑制黏附分子,如 E-选择素及 ICAM-1(intercellular adhesion motiation 1)的表达。③糖皮质激素诱导炎症细胞凋亡。

糖皮质激素抗炎作用的另一重要机制是快速起效的非基因效应。全身用糖皮质激素的抗炎、抗过敏作用可在数分钟内发生,其可能的机制是:①与细胞膜激素受体结合。②产生非基因的生化效应,激素对细胞能量代谢产生直接影响。③细胞质受体外成分介导的信号通路,HSP_{90} 等受体外成分可激活某些信号通路产生快速效应。

(二)免疫抑制与抗过敏作用

1. 对免疫系统的抑制作用

糖皮质激素对机体的免疫系统可产生抑制作用,其抑制免疫的机制是:①诱导淋巴细胞 DNA 降解。

②影响淋巴细胞的物质代谢。③诱导淋巴细胞凋亡。④抑制核转录因子 NF-κβ 活性。糖皮质激素可治疗自身免疫性疾病和抑制组织器官的移植排异反应等。

2. 抗过敏作用

糖皮质激素可抑制过敏反应产生的病理变化，减轻过敏性症状。其机制主要是阻断和抑制抗原-抗体反应，减少肥大细胞脱颗粒而释放的组胺、5-羟色胺、缓激肽、白三烯等炎性介质。

（三）抗休克作用

糖皮质激素可用于抗休克治疗。其机制是：①抑制某些炎症因子的产生，减轻全身炎症反应综合征及组织损伤，改善微循环。②稳定溶酶体膜，减少心肌抑制因子的形成。③使收缩的血管扩张和兴奋心脏，加强心脏收缩力。④提高机体对细菌内毒素的耐受力。

（四）其他作用

糖皮质激素对机体可以产生许多影响，除上述治疗作用外，还有以下作用。

1. 对物质代谢的影响

此项包括对糖代谢、蛋白质代谢、脂肪代谢、核酸代谢、水和电解质代谢等的影响。

2. 允许作用

糖皮质激素对有些组织虽无直接活性，但可给其他激素发挥作用创造有利条件。

3. 对各系统的影响

糖皮质激素对血液与造血系统、中枢神经系统、心血管系统和骨骼等可产生影响，尤其是长期应用会产生有害的作用。除此之外，糖皮质激素还具有退热作用，激素能抑制体温中枢对致热原的反应，稳定溶酶体膜，减少内源性致热原的释放。在发热诊断未明时，不能使用糖皮质激素，以免掩盖症状使诊断更加困难。

四、临床应用

（一）抗休克治疗

对严重肺部感染性疾病合并休克者，在应用有效抗菌药物治疗肺部感染的同时，可用糖皮质激素作为辅助治疗。

（二）肺部自身免疫性疾病和过敏性疾病

肺部自身免疫性疾病，如类风湿性关节炎、全身性红斑狼疮、肺肾综合征、多发性皮肌炎等治疗，糖皮质激素是最主要的治疗药物。肺部过敏性疾病，如过敏性肺泡炎等，糖皮质激素也是主要的治疗药物。

（三）肺间质病

某些肺间质病，如结节病、隐源性机化性肺炎等，使用糖皮质激素治疗可取得显著的疗效。

（四）支气管哮喘和慢性阻塞性肺病

支气管哮喘急性发作和慢性阻塞性肺病急性加重时可使用全身糖皮质激素治疗，轻中度发作者也可雾化吸入糖皮质激素治疗，吸入糖皮质激素是治疗慢性持续性哮喘最有效的抗炎药物，而治疗稳定期中重度慢性阻塞性肺病时，不主张单独使用吸入糖皮质激素治疗，糖皮质激素联合长效 β_2 受体激动剂治疗支气管哮喘和慢性阻塞性肺病则可起到较好的疗效。目前在临床应用的联合制剂主要有丙酸氟替卡松/沙美特罗、布地奈德/福莫特罗。新的复合制剂有糠酸氟替卡松/三氟甲磺酸威兰特罗等。

（五）抗感染治疗

病毒性肺炎合并急性呼吸窘迫综合征、脂肪栓塞引起的急性呼吸窘迫综合征时，短期应用全身糖皮质激素治疗，对于减少肺部炎性渗出，改善氧合状态可起到较好的效果。

（六）器官移植后排斥反应

口服泼尼松可预防器官移植术后产生的免疫排斥反应。对于已发生的肺部排斥反应，可使用全身糖皮质激素治疗。

五、不良反应

长期或大剂量使用全身糖皮质激素治疗可引起以下几种严重的不良反应。

（一）消化系统并发症

激素刺激胃酸、胃蛋白酶的分泌，并抑制胃黏液分泌，降低胃肠黏膜的抵抗力，可诱发或加剧胃、十二指肠溃疡，甚至造成消化道出血或穿孔。对少数患者可诱发胰腺炎或脂肪肝。

（二）诱发或加重感染

长期应用糖皮质激素可诱发感染或使体内潜在病灶扩散，如肺结核复发、播散。

（三）医源性肾上腺皮质功能亢进

激素引起脂质代谢和水盐代谢紊乱。临床表现为满月脸、水牛背、皮肤变薄、多毛、水肿、低血钾、高血压、糖尿病等，也称医源性库欣综合征，停激素后上述症状可自行消失。

（四）心血管系统并发症

由于水、钠潴留和血脂升高，可引起高血压和动脉粥样硬化。

（五）骨质疏松、肌肉萎缩、伤口愈合迟缓等

糖皮质激素促进蛋白质分解，抑制其合成及增加钙、磷排泄。骨质疏松严重者可发生自发性骨折。长期使用激素引起高脂血症，来源于中性脂肪的栓子易黏附于血管壁上，阻塞软骨下的骨终末动脉，使血管栓塞造成股骨头无菌性缺血坏死。

（六）并发糖尿病

糖皮质激素有促进糖原异生，降低组织对葡萄糖的利用，抑制肾小管对葡萄糖的重吸收作用。长期应用全身糖皮质激素将引起糖代谢的紊乱，并发糖尿病。

（七）其他

其他如激素性青光眼、激素性白内障等。

吸入糖皮质激素引起全身不良反应的大小与药物剂量、药物的生物利用度、在肠道的吸收、肝脏首关效应及药物的半衰期等因素有关。目前有证据表明成人哮喘患者每天吸入低至中等剂量激素，不会出现明显的全身不良反应。

六、停药反应或反跳现象

（一）停药反应

长期大剂量使用糖皮质激素时，减量过快或突然停用可出现肾上腺皮质功能减退样症状，轻者表现为精神萎靡、乏力、食欲减退、关节和肌肉疼痛，重者可出现发热、恶心、呕吐、低血压等，危重者甚至发生肾上腺皮质危象，需及时抢救。

（二）反跳现象

在长期使用糖皮质激素时，减量过快或突然停用可使原发病复发或加重，应恢复糖皮质激素治疗并需加大剂量，病情稳定后再逐步减量。

七、禁忌证

糖皮质激素的禁忌证主要有：严重的精神病和癫痫，活动性消化性溃疡，新近胃肠吻合术，骨折，外伤修复期，角膜溃疡，肾上腺皮质功能亢进症，严重高血压，糖尿病，妊娠。在临床上虽属禁忌证，但由于病情危重，需要使用糖皮质激素治疗时，应与患者家属沟通，获得知情同意后才能使用。

八、剂量、用法与疗程

（一）剂量

一般认为给药剂量（以泼尼松为例）可分为以下几种情况。①长期服用维持剂量：2.5～15.0 mg/d。②小剂量：<0.5mg/(kg·d)。③中等剂量：0.5～1.0 mg/(kg·d)。④大剂量：>1.0 mg/(kg·d)。

⑤冲击剂量：（以甲泼尼龙为例）7.5～30.0 mg/（kg·d）。

（二）用法与疗程

1. 大剂量冲击疗法

大剂量冲击疗法适用于急性、危重病的抢救，如免疫系统疾病引起的弥漫性出血性肺泡炎可使用甲泼尼龙1 g，疗程3～5天。哮喘中重度急性发作时常用剂量为甲泼尼龙每天80～160 mg，或氢化可的松每日400～1 000 mg，严重危及生命的发作时，甲泼尼龙可增加剂量至每日240～320 mg，疗程3～5天，病情好转后续常用口服激素治疗。

2. 一般剂量

可分为短程疗法（1个月内）、中程疗法（1～3个月）和长程疗法（3个月以上）。根据疾病的不同采用的治疗疗程也不同。长程疗法多用于结缔组织疾病合并肺部病变的治疗。常用口服泼尼松，开始为治疗剂量每日30～60 mg，获得临床疗效后，逐渐减量，每3～5天减量20%，直至用最小的有效维持剂量治疗。维持治疗时可采用每日或隔日给药，停药前应逐步过渡到隔日疗法后逐渐停药。

3. 吸入疗法

吸入激素主要用于哮喘的治疗，根据哮喘患者的病情不同，确定不同的吸入激素剂量。国际上推荐的每天吸入激素剂量见表4-5。

表4-5　常用吸入型糖皮质激素的每天剂量与互换关系（μg）

药物	低剂量	中剂量	高剂量
二丙酸倍氯米松	200～500	500～1 000	1 000～2 000
布地奈德	200～400	400～800	800～1 600
丙酸氟替卡松	100～250	250～500	500～1 000
环索奈德	80～160	160～320	320～1 280

临床实践表明，多数哮喘患者吸入低剂量激素后即可较好地控制哮喘。吸入激素的剂量与预防哮喘急性发作的作用有明确的关系。

第三节　茶碱类药物

一、概述

茶碱（theophylline）作为支气管扩张剂应用于呼吸道疾病如哮喘和慢性阻塞性肺疾病（COPD）已有大半个世纪，但由于其有效治疗剂量与中毒剂量较为接近，副作用多，支气管扩张作用相对较弱，因此在临床上的应用受到一定限制。近年来，随着对茶碱类药物的药理作用及其机制的深入研究，以及对茶碱剂型及选择性磷酸二酯酶（PDE）抑制剂的开发，尤其是对小剂量茶碱的抗炎和免疫调节作用的发现，使茶碱类药物在呼吸道疾病治疗中的地位有所提高。茶碱的药理作用极为广泛，除具有舒张支气管平滑肌作用外，尚有兴奋呼吸中枢、增强膈肌收缩力、强心利尿和降低肺血管张力及减少肺血管渗出等作用。此外，茶碱还具有抗气道炎症及免疫调节作用，主要表现为抑制某些炎症细胞的活化，如T淋巴细胞、嗜酸性粒细胞、中性粒细胞、肥大细胞、肺泡巨噬细胞等；抑制某些炎症介质的释放，如白介素-4（IL-4）、IL-5、IL-6、IL-8、白三烯B_4（LTB_4）、LTC_4、氧代谢活性产物等；抑制肿瘤坏死因子（TNF-α）诱发的气道高反应性等；诱发细胞的凋亡等。

二、茶碱类药物的药理作用及其机制

（一）支气管扩张作用

茶碱具有相对弱的支气管扩张作用，该作用是通过下列多个环节而产生的。

1. 非选择性抑制磷酸二酯酶（PDE）活性

PDE能降解细胞内环核苷酸，不同细胞中PDE表达为不同形式的同工酶，PDE_3为起到平滑肌细胞

的主要同工酶，PDE$_4$ 为炎症细胞的主要同工酶。传统认为茶碱非选择性抑制 PDE 活性，减慢 cAMP 和 cCMP 的水解速度，从而提高细胞内 cAMP 和 cCMP 的水平，使气道平滑肌松弛。但该作用较弱，常规剂量的茶碱最多只能使组织中 20% 的 PDE 活性受到抑制，且需要其血浆浓度 ≥ 10 mg/L 才能发挥作用。PDE 活性受到抑制也可能是茶碱常见副作用（如恶心和头痛）的重要原因。

2. 拮抗腺苷受体

腺苷（adenosine）是一种抑制性的神经调质，内生腺苷可抑制交感神经释放去甲肾上腺素，腺苷还可导致致敏的肥大细胞释放组胺和白三烯，收缩呼吸道平滑肌。目前已知的腺苷受体包括 A1、A2A、A2B、A3 受体 4 种，A1 及 A2A 受体均与腺苷的呼吸抑制作用有关。治疗浓度时，茶碱可拮抗 A1 和 A2 受体，对 A3 受体效果较差。新近发现茶碱可抑制一种新型 AMP 受体（P2Y15），但其功能尚不清楚。

3. 刺激内源性儿茶酚胺的释放

茶碱可促进肾上腺髓质分泌肾上腺素，刺激内源性儿茶酚胺的释放，血中肾上腺素、去甲肾上腺素、心率、血压、血糖、游离脂肪酸、胰岛素均呈剂量依赖性增高。但血浆浓度的增加太少，不能解释其支气管扩张效应。

4. 对 Ca^{2+} 的调节

茶碱能抑制细胞内钙的释放和钙在平滑肌细胞内的重新分布，导致钙激活的钾通道激活，细胞内钙浓度及钙对刺激剂的敏感性降低，从而舒张支气管平滑肌。

5. 抑制作用

茶碱还具有抑制前列腺素和肿瘤坏死因子，抑制肥大细胞释放介质，增强 β 受体激动剂活性等作用。

（二）抗炎及免疫调节作用

茶碱有抗炎及免疫调节作用，其可能与下列机制有关。

1. 释放 IL-10

IL-10 有广泛抗炎作用，茶碱能增加 IL-10 的释放，这一作用可能与 PDE 抑制有关。低剂量茶碱无此作用。

2. 抑制核因子-κB（NF-κB）的转录

茶碱阻止前炎症转录子 NF-κB 易位入核，可使 COPD 中炎症基因的表达明显减少，通过抑制 IKB-α 蛋白降解，激活的 NF-κB 的核转录被抑制。但此作用出现在较高浓度，可能通过抑制 PDE 而发挥作用。

3. 直接抑制磷酸肌醇 3- 激酶

相对弱地抑制磷酸肌醇 3- 激酶 γ 亚型，此亚型与中性粒细胞和单核细胞的趋化反应有关，抑制磷酸肌醇 3- 激酶亚 δ 型，此亚型与氧化应激有关。

4. 诱导细胞凋亡

茶碱可减少抗凋亡蛋白 Bcl-2，诱导嗜酸性粒细胞凋亡，通过拮抗腺苷 A2A 受体介导中性粒细胞凋亡，通过 PDE 抑制介导 T 淋巴细胞的凋亡，从而减轻慢性炎症反应。

5. 激活组蛋白去乙酰化酶（HDAC）

茶碱在低血浆浓度时（5～10 mg/L）的气道抗炎作用主要通过激活 HDAC 抑制组蛋白的乙酰化作用，最终抑制炎性基因的表达。哺乳动物的 HDAC 有 11 种不同的亚型，Ⅰ型包括 HDAC 1、2、3、8 和 11，集中在细胞核内，Ⅱ型包括 HDAC 4、5、6、7、9 和 10，穿梭于胞核和胞质之间。研究发现，哮喘和 COPD 患者的 HDAC 的活性显著减少，NF-κB 的增高，介导炎症基因的表达增加。氧化应激导致 HDAC2 酪氨酸残余的过氧化亚硝酸盐硝基化，降低 HDAC 活性，导致哮喘和 COPD 患者对激素的抗炎作用不敏感。经低剂量茶碱治疗的哮喘患者的支气管黏膜 HDAC 活动明显增强。低剂量茶碱抗炎机制与糖皮质激素不同。糖皮质激素不直接激活 HDAC，而是募集 HDAC 到激活的炎症基因的转录位点，使组蛋白去乙酰化，从而抑制炎症基因转录。低剂量茶碱通过激活 HDAC，逆转氧化应激所致的激素抵抗，可使糖皮质激素的抗炎作用增强 100～1 000 倍，但还不明确 HDAC 是否是茶碱的直接作用靶点。

(三)其他作用

（1）兴奋呼吸中枢，增强膈肌收缩力，减轻膈肌疲劳。其机制可能是通过降低磷酸盐与磷酸肌酸之比而改善膈肌的有氧代谢。也有人认为COPD患者膈肌功能的改善与功能残气量减少、膈肌位置改善有关。

（2）促进纤毛摆动，增加气道上皮对水的转运，提高黏液纤毛清除功能，其机制可能跟茶碱的PDE抑制作用，cAMP的增加有关。

（3）强心利尿，扩张冠状动脉，降低肺血管张力，减少肺血管渗出等多方面的作用。

（4）抑制红细胞的生长。有研究发现茶碱能降低COPD患者外周血中红细胞数量和血红蛋白，但并不改变血中促红细胞生成素水平，体外培养研究也发现茶碱呈浓度依赖性地抑制红细胞的生长。可能机制为：①拮抗腺苷A_2受体。②抑制Bcl-2功能，加速各型红细胞凋亡。

（5）抑制血小板的活性。

（6）缩短R-R间期，改善窦房结恢复时间、窦房结传导时间和A-H间期。

三、茶碱的药代动力学特点

茶碱类的生物利用度和体内消除速率个体差异较大，许多因素可以影响茶碱在体内的吸收和代谢。其药代动力学特点如下。

(一)吸收过程

茶碱的水溶性差，且不稳定。氨茶碱是茶碱与乙二胺的复盐制剂，比茶碱水溶性高，易于溶解和吸收，缓释或控释型茶碱的吸收过程受进食和食物种类的影响，高脂饮食影响其释放，进食延迟其吸收。口服氨茶碱的生物利用度为75%~80%，缓释型茶碱的生物利用度达80%~89%。茶碱吸入效果差，直肠给药血药浓度不稳定。

(二)代谢过程

茶碱一旦被吸收便迅速分布全身，血药浓度达峰时间为60~120分钟，注射1小时后血浆和组织间的浓度则达到平衡。茶碱主要在肝脏代谢灭活，肝脏微粒体酶系统的细胞色素P450和黄嘌呤氧化酶促发其代谢。大部分以代谢产物形式通过肾排出，10%以原形排出，肾功能减退时几乎无须调整剂量。茶碱的半衰期个体差异很大，181~571分钟不等，成人平均为312分钟。小儿对茶碱类药物的半衰期比成人短，约200分钟。一般认为茶碱的有效血浆浓度为10~20 mg/L，低于10 mg/L解痉效果不明显，但具有抗炎和免疫调节作用；高于20 mg/L易发生毒副作用。除了人种和基因对茶碱类的药代动力学参数有影响外，许多因素可以影响茶碱在体内的吸收和代谢（表4-6）。

表4-6 影响茶碱清除率的非基因和人种因素

增加茶碱清除率的因素	降低茶碱清除率的因素
年龄在1~16岁	老人或新生儿
吸烟、饮酒	女性、肥胖
低碳水化合物、高蛋白饮食	高碳水化合物、低蛋白饮食
诱导酶的药物	肝硬化、肝功能不全、心肾功能不全
苯巴比妥、苯妥英钠、卡马西平	
两性霉素、利福平	慢性阻塞性肺疾病、低氧血症、高碳酸血症
麻黄碱	持续发热、甲亢、病毒感染抑制酶的药物
锂盐	大环内酯类药物、氟喹诺酮类药物
异丙肾上腺素、沙丁胺醇	林可霉素、氯霉素
	西咪替丁
	别嘌醇
	普萘洛尔
	口服避孕药

四、茶碱类药物种类及临床应用

（一）茶碱类药物临床应用的适应证

1. 哮喘和喘息性支气管炎

茶碱价格便宜，但其支气管扩张作用的强度和起效速度远不及 β_2 受体激动剂，抗感染作用也不及吸入糖皮质激素，且影响血药浓度的因素多，个体差异大，治疗窗窄，易引起中毒症状。因此，目前哮喘防治指南建议不将其作为哮喘的一线控制药物，只作为吸入皮质类固醇未控制病例的附加治疗。茶碱的抗感染作用机制和糖皮质激素不同，低剂量茶碱和糖皮质激素联合应用，使糖皮质激素的抗感染作用增强，且能减少用量、降低不良反应，特别是严重激素依赖性和激素抵抗性哮喘。一般也不推荐作为哮喘急性发作的一线治疗，在 β_2 受体激动剂和皮质激素应用无效时才使用。对于白天发作为主的患者，可选用普通氨茶碱片或茶碱控释片口服；对于夜间哮喘患者，则应当给予茶碱控释片。支气管哮喘急性发作期的治疗可经静脉途径给予氨茶碱。对于24小时内未曾应用过茶碱类药物的患者，可先缓慢静脉注射负荷量茶碱，然后再给予维持量茶碱静脉滴注。有条件者应监测血茶碱浓度。

2. 慢性阻塞性肺疾病

茶碱能解除气道痉挛，改善COPD患者通气功能，使陷闭气体的容量减少；也能增加气道内黏液的清除，通过降低气道对刺激物的反应性，减轻气道的炎症反应和分泌物的量；茶碱还有改善心搏血量、增加心肌收缩力、舒张全身和肺血管、增加水盐排出、改善右心室功能，以及某些抗感染作用等，因而适用于COPD缓解期和急性加重期的治疗。单用茶碱的支气管扩张作用不是很突出，但低剂量茶碱单用或联用糖皮质激素作为COPD有效的抗感染治疗，茶碱长期联合应用 β_2 受体激动剂可明显改善COPD患者的肺功能，减轻呼吸困难的症状，减少COPD急性发作次数，并减少 β_2 受体激动剂应用的剂量。

3. 心力衰竭和肺水肿

氨茶碱对气管和血管平滑肌具有双重扩张作用，且能增加膈肌的收缩力、降低缺氧引起的肺动脉高压、拮抗内毒素及缺氧引起的肺部血管炎症反应、强心利尿及清除肺部黏液。其适用于急性左心功能不全（急性肺水肿）和慢性肺源性心脏病患者心功能不全的治疗。

4. 呼吸衰竭和膈肌疲劳

茶碱可直接兴奋延髓呼吸中枢，降低其对 CO_2 的敏感阈值，增加呼吸中枢冲动。它还能增强膈肌收缩力，缓解膈肌疲劳，从而治疗呼吸衰竭，茶碱对膈肌和呼吸的作用有利于呼吸衰竭的逆转和脱离呼吸机。

5. 睡眠呼吸暂停综合征

没有证据证明茶碱对健康成人的睡眠有影响，但对睡眠呼吸暂停综合征患者，服用茶碱明显减少呼吸暂停和呼吸功能不全的发作次数，提示其可能对那些适于所有夜间症状、不适合手术或连续气道正压通气治疗的患者有益。其可能与茶碱非选择性拮抗腺苷受体有关。

6. 其他

（1）心肺复苏：心搏骤停时，有腺苷机制的参与。氨茶碱在增加cAMP的同时减少腺苷的生成和拮抗腺苷A1、A3受体，产生正性变时、变力、变传导作用，因此对于心搏骤停患者给予氨茶碱有可能提高复苏成功率和存活率。有研究显示，大剂量氨茶碱（0.5～1.0 g/L之间）的复苏效果优于0.25 g/L氨茶碱注射，氨茶碱对升高血压、恢复自主呼吸都有一定作用。尽管如此，但心搏骤停时腺苷浓度的改变，用氨茶碱前后腺苷浓度的改变，以及氨茶碱的最佳剂量、使用时机、不良反应及受体后信号转导，尚需进一步探讨。

（2）缓慢型心律失常：电生理研究表明氨茶碱可使R-R间期明显缩短，窦房结恢复时间和窦房结传导时间明显改善，A-H间期有一定改善，而H间期及H-V间期无改善。因此氨茶碱对窦性心动过缓伴窦性停搏及窦房传导阻滞、缓慢心室率性房颤、各种程度的希氏束以上传导阻滞以及房室传导阻滞等均有良好疗效。

（3）抗排斥治疗：抑制性T淋巴细胞对茶碱敏感，而辅助性T淋巴细胞对茶碱不敏感，因而有研究将其应用于肾脏移植术后抗急性排斥反应取得了成功。

（二）茶碱类药物使用的禁忌证

对茶碱过敏的患者；低血压和休克患者；心动过速和心律失常的患者；急性心肌梗死患者；甲亢、胃溃疡和癫痫患者。

（三）茶碱类药物种类及临床应用

迄今为止已知茶碱类药物及其衍生物有300多种，临床上较为常用的有氨茶碱、胆茶碱、二羟丙茶碱、茶碱乙醇胺、恩丙茶碱、多索茶碱以及开发新型茶碱制剂或选择性磷酸二酯酶（PDE）抑制剂。临床上应用的茶碱类药物目前大致分为五类。

1. 茶碱与盐类或碱基的结合物

（1）氨茶碱（aminophylline）：临床使用多年且国内应用最广泛，是茶碱与乙二胺的复盐制剂，比茶碱水溶性高20倍，易于溶解和吸收，是唯一可用于静脉注射的制剂。但氨茶碱碱性较高，局部刺激性大，口服易致恶心、呕吐、食欲下降、腹痛等胃肠道反应，故宜饭后服用，或选用肠溶片剂。肌内注射局部可有红肿疼痛等。氨茶碱的全身副作用包括对中枢神经和心脏的兴奋作用，如焦虑、震颤、烦躁不安、头痛和心悸等。静脉效果较口服好，但静脉注射过快或剂量过大，可引起心律失常、血压下降、胸闷、躁动、惊厥甚至猝死。因此，应用氨茶碱，尤其是静脉使用时，应监测血浆茶碱浓度，在无血浆茶碱浓度监测下应密切注意日用药总量，结合考虑机体对茶碱代谢的个体差异，以及影响茶碱代谢的诸因素，并注意有无氨茶碱中毒的前兆症状，如精神症状或心悸等。常用口服量为每次0.1～0.2 g，每日3～4次；极量为每次0.4 g，每日1 g；静脉注射每次0.25 g，加25%～50%葡萄糖稀释后静脉缓慢注射或静脉滴注，每日1～2次。

（2）胆茶碱（choline theophylline）：为胆碱与茶碱的复盐制剂。水溶性强，溶解度为氨茶碱的5倍。因此，胃肠吸收较快，口服后约3小时血浆浓度可达峰值。该药的胃肠刺激小，适宜口服；常用口服量为每次0.2 g，每日3次。

2. 茶碱N-7位以不同的基团取代的衍生物这类药物的水溶性增加

（1）二羟丙茶碱（diprophylline）：是茶碱的中性制剂，pH近中性，对胃肠道刺激小，主要用于口服给药。其支气管扩张作用较氨茶碱少。心脏副作用也很轻，仅为茶碱的1/10。常用量为每次0.1～0.2 g，每日3次；静脉滴注每次为0.25～0.5 g，应加入5%的葡萄糖250～500 mL液体中静脉滴注，也可静脉注射。

（2）羟丙茶碱（proxiphylline）：与二羟丙茶碱类似，但生物利用度高，半衰期长。口服每次0.1～0.3 g，每日2～3次；静脉用药每次为0.2 g，应加入葡萄糖液体稀释静脉滴注或静脉注射。

（3）多索茶碱（doxofylline）：支气管扩张作用为氨茶碱的10～15倍，作用时间较长，且具有镇咳作用，但无腺苷受体拮抗作用，因而无茶碱的中枢和胃肠道不良反应，也无药物依赖性。一般口服0.2～0.4 g，每日2次。

3. 恩丙茶碱（enprofylline）

恩丙茶碱是近年来发现的新一代衍生物，以3-丙基取代茶碱的3-甲基。其支气管扩张效应是氨茶碱的5倍以上，并无中枢系统、心血管系统兴奋的副作用。与茶碱相比，恩丙茶碱不增加胃的分泌，也无利尿作用，仅有轻微的恶心、头痛等副作用。口服剂量每次为3.5～4 mg/kg，每日2次；静脉注射剂量每次为0.5～1.54 mg/kg，每日1～2次。

4. 茶碱缓释剂或控释剂

剂型有持续释放12小时和24小时两种。口服后在胃肠道中能逐渐、恒速地释放，对胃黏膜的刺激性较普通茶碱制剂明显减低。

（1）茶碱缓释剂：①茶喘平（theovent）为无水茶碱缓释胶囊，成人每12小时口服0.25～0.5 g，9～16岁每12小时口服0.25 g，6～8岁每12小时口服0.125 g。②舒弗美为茶碱缓释片，成人每12小时口服0.1～0.2 g。

（2）茶碱控释剂：葆乐辉（prolheo）为无水茶碱的控释片。口服每次0.4 g，每日1次，或每次0.2 g，每日1~2次。

5. 选择性PDE抑制剂

因茶碱类药物传统上认为是一种非选择性PDE抑制剂，故此类选择性PDE_4抑制剂也暂归为茶碱类药物。选择性PDE_4抑制剂具有抗感染、抗过敏、扩张支气管、减少微血管渗漏、减少黏液分泌及调节肺神经活性等生物学活性，同时具有高选择性，故不良反应轻微，患者耐受性好，为哮喘和COPD的抗感染治疗带来了新的希望。其代表药物有咯利普兰（rolipram）、罗氟司特（roflumilast）、阿罗茶碱（arofylline）、西洛司特（cilomilast，Ariflo）等。研究显示PDE_4抑制剂阿罗茶碱、西洛司特能显著改善中度至重度COPD患者的肺功能，减少COPD恶化的发生率，减轻咳嗽症状，减少支气管扩张药的使用，提高静息和运动后的氧饱和度。但此类药物目前尚未在中国上市。

（四）药物的相互作用、毒副作用及减少不良反应的对策

1. 药物的相互作用

许多因素与茶碱存在相互作用，增加或减少茶碱清除率，影响茶碱在体内的代谢和血中浓度。

2. 毒副作用

茶碱常见的不良反应为恶心、呕吐、腹部不适、腹痛、腹泻等胃肠道反应，少数可出现头痛、焦虑、激动不安、失眠、震颤等中枢神经表现，以及心悸、多尿、低钾血症、心律失常等表现。茶碱的不良反应主要与腺苷拮抗、PDE抑制有关。这些不良反应在舒张支气管的治疗剂量（10~20 mg/L）时即可发生，超过20 mg/L时不良反应发生率明显增加。近几年，茶碱缓释、控释剂型的开发避免了血药浓度的剧烈升高，提高了疗效，减少了不良反应。新一代甲基黄嘌呤衍生物安全性明显提高。

3. 茶碱使用注意事项

（1）在用药期间患者禁烟、酒、咖啡，警惕可能存在药物相互作用。本品静脉输液时，应避免与维生素C、促皮质激素、去甲肾上腺素配伍。正在应用茶碱的患者，如果静脉注射氢化可的松，有可能使茶碱的血药浓度迅速升高，导致毒性反应。有癫痫、心律失常、左心衰竭、肝脏疾病、心血管状态不稳定和败血症者应尽量避免使用茶碱。有甲状腺功能低下、肺心病、长期发热或使用西咪替丁、环丙沙星、红霉素等药物者应减少茶碱剂量。

（2）由于COPD患者大多数是老年人，而老年人蛋白结合相对减少，造成茶碱清除率降低，有严重肾功能障碍者需慎用。

（3）茶碱有抑制多核白细胞的黏附、化学毒性、吞噬和溶酶体释放的作用，接受茶碱治疗的哮喘患者的多核白细胞的杀菌能力降低，且其作用的强弱与血中茶碱的浓度有关。因此，败血症患者应尽量避免使用茶碱。

（4）在使用茶碱时，应强调用药的个体化，应检测茶碱血浓度，防止茶碱过量的副作用发生。低剂量茶碱（血浆浓度5~10 mg/L）可以很大程度地避免茶碱的副作用和与其他药物的相互作用，可以不必监测血浆浓度长期使用。新型制剂如控释片或特异性PDE抑制剂的副作用更低，且每日只需服用1~2次，即能维持恒定的血浆茶碱浓度，故患者有较好的依从性，便于长期服用，应为首选。

（5）一旦发生了氨茶碱的急性中毒，应采取以下措施立即洗胃，分次口服药用炭140 g，可使茶碱的清除率增加；心律失常患者可给予利多卡因；惊厥患者给予地西泮、苯巴比妥或苯妥英钠；血液透析和新鲜血可显著地加速氨茶碱的清除速度，适用于血茶碱浓度在40 mg/L以上的慢性中毒或血药浓度在80 mg/L以上的急性中毒患者。抢救时禁止使用肾上腺素、麻黄碱等兴奋剂，因为它们与氨茶碱之间有作用相互增强的关系。

第五章

肺部感染性疾病

第一节 急性上呼吸道感染

急性上呼吸道感染（简称上感）是指鼻腔、咽或喉部的急性炎症，是呼吸道最常见的一种传染病，可发生在任何年龄，具有较强的传染性，并可引起严重并发症。

一、病因和发病机制

急性上呼吸道感染约有 70%～80% 由病毒引起，主要有流感病毒（甲、乙、丙）、副流感病毒、呼吸道合胞病毒、腺病毒、埃可病毒、柯萨奇病毒、麻疹病毒、风疹病毒等。细菌感染可直接或继病毒感染之后发生，主要有溶血性链球菌、流感嗜血杆菌、肺炎链球菌和葡萄球菌等。

当在受凉、淋雨、过度疲劳使全身或呼吸道局部防御功能降低时，原已存在于上呼吸道或从外界侵入的病毒或细菌迅速繁殖，引起本病。老幼体弱、患有慢性呼吸道疾患，如鼻旁窦炎、扁桃体炎者，更易诱发。

二、流行病学

全年均可发病，冬春季节多发，主要通过含有病毒的飞沫或被污染的用具传播，多数为散发性，但常在气候突变时流行。由于病毒的类型较多，人体对各种病毒感染后产生的免疫力较弱且短暂，并无交叉免疫，同时在健康人群中有病毒携带者，故一个人一年内可有多次发病。

三、病理

鼻腔及咽黏膜充血、水肿、上皮细胞破坏，少量单核细胞浸润，有浆液性及黏液性炎性渗出。继发细菌感染后，有中性粒细胞浸润，大量脓性分泌物。

四、临床表现

病因不同，临床表现可有不同的类型。

1. 普通感冒

普通感冒又称伤风、急性鼻炎或上呼吸道卡他，主要由鼻病毒、副流感病毒、呼吸道合胞病毒、埃可病毒、柯萨奇病毒等引起。初期有咽干、咽痒，在起病同时或数小时后，发生喷嚏、鼻塞、流清水样鼻涕，有时由于耳咽管炎使听力减退，也可出现流泪、味觉迟钝、呼吸不畅、声嘶、咳嗽少痰。全身症状较轻，可有全身不适，轻度畏寒，一般不发热或偶有轻度发热、头痛。检查可见鼻腔黏膜充血、水肿，有分泌物，咽部轻度充血。3～5 天后，鼻腔分泌物可转黄。如无并发症，5～7 天内全部症状自行消退。

2. 病毒性咽炎和喉炎

急性病毒性咽炎由鼻病毒、腺病毒、流感病毒、副流感病毒以及肠病毒、呼吸道合胞病毒等引起。临床特征为咽部发痒和灼热感。当有吞咽疼痛时，常提示链球菌感染，咳嗽少见。急性喉炎多为流感病毒、副流感病毒及腺病毒等引起，表现为声嘶、讲话困难，咳嗽时咽痛，可伴有发热或咳嗽。体检可见喉部水肿、充血，局部淋巴结轻度肿大和触痛，可闻及喘息声。

3. 疱疹性咽峡炎

疱疹性咽峡炎主要由柯萨奇病毒 A 引起，多见于儿童，夏季较易流行。发病急，有发热、咽痛。在前咽、软腭、悬雍垂和扁桃体上可有灰白色小丘疹，丘疹周围黏膜红晕，以后形成疱疹，破溃后可形成浅溃疡。病程约为一周。

4. 咽结膜热

咽结膜热常由腺病毒、柯萨奇病毒等引起。儿童多见，常发生于夏季。起病急，主要表现为发热、咽痛、眼结膜炎和颈淋巴结肿大，病程 4～6 天。

5. 细菌性咽-扁桃体炎

咽-扁桃体炎多由溶血性链球菌、流感嗜血杆菌、肺炎链球菌、葡萄球菌引起。起病急，畏寒、发热，体温可高达 39℃ 以上，咽喉疼痛，吞咽时加剧，可伴有全身酸痛、乏力和头痛等。检查可见咽部充血，扁桃体肿大、充血，颈淋巴结肿大，有压痛。

五、实验室检查

1. 血象

病毒感染，白细胞计数多为正常或偏低，淋巴细胞比例升高。细菌感染白细胞计数及中性粒细胞增多，可有核左移。

2. 病毒和病毒抗原的测定

根据需要选用免疫荧光法、酶联免疫吸附检测法、血清学诊断和病毒分离，确定病毒的类型。

六、并发症

可并发鼻窦炎、中耳炎、气管-支气管炎、肺炎、风湿病、肾炎或心肌炎等。

七、诊断和鉴别诊断

根据典型的症状，如发热、鼻塞、咽痛及局部体征，临床诊断一般无困难。但病因复杂，进行细菌培养和免疫荧光法、酶联免疫吸附法、病毒血清学检查可确定病因诊断，需与下列疾病鉴别。

1. 过敏性鼻炎

过敏性鼻炎临床上很像伤风，起病急骤，鼻腔发痒，频繁喷嚏，鼻涕多，呈清水样，持续时间较短，常突然痊愈。检查可见鼻黏膜苍白、水肿，分泌物中有较多嗜酸性粒细胞。

2. 流行性感冒

流行性感冒常有明显的流行性。起病急，全身中毒症状重，而呼吸道症状轻微或不明显，根据病毒分离和血清学检查可以鉴别。

3. 急性传染病前驱症状

麻疹、脊髓灰质炎、脑炎、伤寒、斑疹伤寒等在患病初期常有上呼吸道症状。在这些病的流行区和流行季节密切观察，并进行必要的化验检查以资鉴别。

八、治疗

呼吸道病毒感染目前无特异性抗病毒药物，治疗着重在减轻症状，休息，多饮水，戒烟，室内保持一定的温度和湿度，缩短病程，防止继发细菌感染和并发症的发生。

1. 对症治疗

发热、头痛可选用阿司匹林、对乙酰氨基酚（扑热息痛）或一些抗感冒制剂，也可选用中成药。咽痛可选用咽漱液或咽含片。声音嘶哑可用雾化吸入。鼻塞流涕可用 1% 麻黄素滴鼻液等。

2. 抗菌药物治疗

一般患者不必用抗菌药物，如年幼体弱、有慢性呼吸道炎症或细菌感染时，可根据临床情况及病原菌选择抗菌药物，临床常首选青霉素、磺胺类、大环内酯类或第一代头孢菌素。

3. 抗病毒药物治疗

早期应用抗病毒药物有一定效果，并可缩短病程。利巴韦林对流感病毒、副流感病毒和呼吸道合胞病毒有较强的抑制作用。奥司他韦对甲、乙型流感病毒有效，也可选用金刚烷胺、吗啉胍或抗病毒中成药。

九、预防

加强体育锻炼，提高机体的抗病能力是预防上呼吸道感染的最好措施。注意呼吸道患者的隔离，防止交叉感染。

第二节　急性气管－支气管炎

急性气管－支气管炎是由于感染，物理、化学刺激，过敏因素引起的气管－支气管黏膜的急性炎症。临床主要表现为咳嗽、咳痰，多在寒冷季节发病，是呼吸系统常见病。

一、病因和发病机制

当机体受寒、淋雨、过劳等均会削弱呼吸道防御机能，使呼吸道抗病能力降低，有利于病毒、细菌的侵入而引起感染。常见的病毒有流感病毒、腺病毒、呼吸道合胞病毒及副流感病毒等。常见的细菌有流感嗜血杆菌、肺炎链球菌、链球菌、葡萄球菌等。上呼吸道感染如扁桃体炎、鼻窦炎、咽炎向下蔓延，也可引起本病。

过冷空气、粉尘、刺激性气体或烟雾对气管－支气管黏膜急性刺激均可引起本病。另外，过敏因素如花粉、真菌孢子等吸入，或细菌蛋白质都可引起气管－支气管的过敏性炎症。

二、临床表现

1. 全身表现

一般较轻，可有发热，体温在38℃左右，头痛、全身酸痛，多在3～5天后消退。

2. 呼吸道表现

起病时先有上呼吸道感染的症状，如鼻塞、喷嚏、咽痛、声嘶等。随后出现咳嗽，初起为干咳或有少量黏液性痰，随病情加重而咳嗽加重，痰量增多，为黏液脓性痰，偶可痰中带血，如伴有支气管平滑肌痉挛可有气促或喘息。肺部检查：听诊可闻及呼吸音粗糙，散在易变的干、湿性啰音，咳嗽后可减少或消失。呼吸道表现约在2～3周消失，如反复发生或迁延不愈可发展为慢性支气管炎。

三、实验室及其他辅助检查

1. 血常规检查

一般无异常，细菌感染较重时，白细胞总数、中性粒细胞增高。

2. 痰涂片或培养

可发现致病菌。

3. X线检查

大多数表现正常或肺纹理增粗、紊乱。

四、诊断与鉴别诊断

根据上呼吸道感染病史、咳嗽和咳痰等呼吸道症状以及两肺散在干、湿性啰音等体征，结合血象和X线胸片检查，可做出临床诊断。需与下列疾病鉴别。

1. 急性上呼吸道感染

鼻咽部症状明显，一般无咳嗽、咳痰，肺部无异常体征。

2. 流行性感冒

起病急，常有明显的流行病史，全身中毒症状重如高热、全身酸痛、头痛、乏力等，而呼吸道症状相对轻。依据病毒分离和血清学检查可以鉴别。

3. 其他

肺炎、肺结核、肺癌、肺脓肿等多种肺部疾病早期均可有支气管炎的表现，应详细检查以资鉴别。

五、治疗

1. 一般治疗

适当休息，注意保暖，多饮水，补充足够的热量，防止呼吸道的理化刺激。

2. 对症治疗

干咳无痰可用喷托维林（咳必清）25 mg，每日3次或可待因30 mg，睡前服用。痰液黏稠不易咳出时，用溴己新（必嗽平）8～16 mg，每日3次，氯化铵0.3～0.6 g，每日3次等；也可雾化吸入帮助祛痰；也可选用中成止咳祛痰药。支气管痉挛者可用平喘药如：氨茶碱0.1～0.2 g，每日3次；沙丁胺醇（舒喘灵）2～4 mg，每日3次。发热可用解热镇痛剂，如阿司匹林0.3～0.6 g，每日3次。

3. 抗菌药物治疗

根据感染的病原体及药物敏感试验选择抗菌药物。可选用大环内酯类、青霉素类、第一代头孢菌素、氟喹酮类。一般口服抗菌药物即可，症状较重者可用肌内注射或静脉滴注。

六、预防

增强体质，加强耐寒锻炼，避免吸入刺激性气体。清除鼻咽、喉等部位的病灶。

第三节 慢性支气管炎

慢性支气管炎是由于感染或非感染因素引起气管、支气管黏膜及其周围组织的慢性非特异性炎症。临床上以慢性咳嗽、咳痰或气喘为主要症状。疾病不断进展，可并发阻塞性肺气肿、肺源性心脏病，严重影响劳动和健康。

一、病因和发病机制

病因尚未完全清楚，一般认为是多种因素长期相互作用的结果，这些因素可分为外因和内因两个方面。

（一）吸烟

大量研究证明吸烟与慢性支气管炎的发生有密切关系。吸烟时间愈长，量愈多，患病率也愈高。戒烟可使症状减轻或消失，病情缓解，甚至痊愈。

（二）理化因素

理化因素主要包括刺激性烟雾、粉尘，大气污染（如二氧化硫、二氧化氮、氯气、臭氧等）的慢性刺激，这些有害气体的接触者慢性支气管炎患病率远较不接触者为高。

（三）感染因素

感染是慢性支气管炎发生、发展的重要因素，病毒感染以鼻病毒、黏液病毒、腺病毒和呼吸道合胞病毒为多见。细菌感染常继发于病毒感染之后，如肺炎链球菌、流感嗜血杆菌等。这些感染因素造成气管、支气管黏膜的损伤和慢性炎症。感染虽与慢性支气管炎的发病有密切关系，但目前尚无足够证据说明为首发病因，只认为是慢性支气管炎的继发感染和加剧病变发展的重要因素。

（四）气候

慢性支气管炎发病及急性加重常见于冬天寒冷季节，尤其是在气候突然变化时。寒冷空气可以刺激腺体，增加黏液分泌，使纤毛运动减弱，黏膜血管收缩，有利于继发感染。

（五）过敏因素

过敏主要与喘息性支气管炎的发生有关。在患者痰液中嗜酸性粒细胞数量与组胺含量都有增高倾向，说明部分患者与过敏因素有关。尘埃、尘螨、细菌、真菌、寄生虫、花粉以及化学气体等，都可以成为过敏因素而致病。

（六）呼吸道局部免疫功能减低及自主神经功能失调

免疫功能减低及自主神经功能失调为慢性支气管炎发病提供内在的条件。老年人常因呼吸道的免疫功能减退、免疫球蛋白的减少、呼吸道防御功能退化等导致患病率较高。副交感神经反应增高时，微弱刺激即可引起支气管收缩痉挛，分泌物增多，而产生咳嗽、咳痰、气喘等症状。

综上所述，当机体抵抗力减弱时，呼吸道在不同程度易感性的基础上，有一种或多种外因的存在，长期反复作用，可发展成为慢性支气管炎。如长期吸烟损害呼吸道黏膜，加上微生物的反复感染，可发生慢性支气管炎。

二、病理

由于炎症反复发作，引起上皮细胞变性、坏死和鳞状上皮化生，纤毛变短，参差不齐或稀疏脱落。黏液腺泡明显增多，腺管扩张，杯状细胞也明显增生。支气管壁有各种炎性细胞浸润、充血、水肿和纤维增生。支气管黏膜发生溃疡，肉芽组织增生，严重者支气管平滑肌和弹性纤维也遭破坏以致机化，引起管腔狭窄。

三、临床表现

（一）症状

起病缓慢，病程长，常反复急性发作而逐渐加重。主要表现为慢性咳嗽、咳痰、喘息。开始症状轻微，气候变冷或感冒时，则引起急性发作，这时患者咳嗽、咳痰、喘息等症状加重。

1. 咳嗽

主要由支气管黏膜充血、水肿或分泌物积聚于支气管腔内而引起咳嗽。咳嗽严重程度视病情而定，一般晨间和晚间睡前咳嗽较重，有阵咳或排痰，白天则较轻。

2. 咳痰

痰液一般为白色黏液或浆液泡沫性，偶可带血。起床后或体位变动可刺激排痰，因此，常以清晨排痰较多。急性发作伴有细菌感染时，则变为黏液脓性，咳嗽和痰量亦随之增加。

3. 喘息或气急

喘息性慢性支气管炎可有喘息，常伴有哮鸣音。早期无气急。反复发作数年，并发阻塞性肺气肿时，可伴有轻重程度不等的气急，严重时生活难以自理。

（二）体征

早期可无任何异常体征。急性发作期可有散在的干、湿性啰音，多在背部及肺底部，咳嗽后可减少或消失。喘息型可听到哮鸣音及呼气延长，而且不易完全消失。并发肺气肿时有肺气肿体征。

四、实验室和其他检查

（一）X线检查

早期可无异常。病变反复发作，可见两肺纹理增粗、紊乱，呈网状或条索状、斑点状阴影，以下肺野较明显。

（二）呼吸功能检查

早期常无异常。如有小呼吸道阻塞时，最大呼气流速-容积曲线在75%和50%肺容量时，流量明显降低，它比第1秒用力呼气容积更为敏感。发展到呼吸道狭窄或有阻塞时，常有阻塞性通气功能障碍的肺功能表现，如第1秒用力呼气量占用力肺活量的比值减少（<70%），最大通气量减少（低于预

计值的 80%）；流速 – 容量曲线减低更为明显。

（三）血液检查

慢支急性发作期或并发肺部感染时，可见白细胞计数及中性粒细胞增多。喘息型者嗜酸性粒细胞可增多。缓解期多无变化。

（四）痰液检查

涂片或培养可见致病菌。涂片中可见大量中性粒细胞、已破坏的杯状细胞，喘息型者常见较多的嗜酸性粒细胞。

五、诊断和鉴别诊断

（一）诊断标准

根据咳嗽、咳痰或伴喘息，每年发病持续 3 个月，连续 2 年或以上，并排除其他引起慢性咳嗽的心、肺疾患，可做出诊断。如每年发病持续不足 3 个月，而有明确的客观检查依据（如 X 线片、呼吸功能等）亦可诊断。

（二）分型、分期

1. 分型

本病可分为单纯型和喘息型两型。单纯型的主要表现为咳嗽、咳痰；喘息型者除有咳嗽、咳痰外尚有喘息，伴有哮鸣音，喘鸣在阵咳时加剧，睡眠时明显。

2. 分期

按病情进展可分为 3 期。急性发作期是指"咳""痰""喘"等症状任何一项明显加剧，痰量明显增加并出现脓性或黏液脓性痰，或伴有发热等炎症表现 1 周之内。慢性迁延期是指有不同程度的"咳""痰""喘"症状迁延 1 个月以上者。临床缓解期是指经治疗或临床缓解，症状基本消失或偶有轻微咳嗽少量痰液，保持 2 个月以上者。

（三）鉴别诊断

慢性支气管炎需与下列疾病相鉴别。

1. 支气管哮喘

支气管哮喘常于幼年或青年突然起病，一般无慢性咳嗽、咳痰史，以发作性、呼气性呼吸困难为特征。发作时两肺布满哮鸣音，缓解后可无症状。常有个人或家族过敏性疾病史。喘息型慢性支气管炎多见于中、老年，一般以咳嗽、咳痰伴发喘息及哮鸣音为主要症状，感染控制后症状多可缓解，但肺部可听到哮鸣音。典型病例不难区别，但哮喘并发慢性支气管炎和 / 或肺气肿则难以区别。

2. 咳嗽变异性哮喘

咳嗽变异性哮喘以刺激性咳嗽为特征，常由受到灰尘、油烟、冷空气等刺激而诱发，多有家族史或过敏史。抗生素治疗无效，支气管激发试验阳性。

3. 支气管扩张

其具有咳嗽、咳痰反复发作的特点，合并感染时有大量脓痰，或反复咯血。肺部以湿啰音为主，可有杵状指（趾）。X 线检查常见下肺纹理粗乱或呈卷发状。支气管造影或 CT 检查可以鉴别。

4. 肺结核

肺结核多有发热、乏力、盗汗、消瘦等结核中毒症状，咳嗽、咯血等以及局部症状。经 X 线检查和痰结核菌检查可以明确诊断。

5. 肺癌

患者年龄常在 40 岁以上，特别是有多年吸烟史，发生刺激性咳嗽，常有反复发生或持续的血痰，或者慢性咳嗽性质发生改变。X 线检查可发现有块状阴影或结节状影或阻塞性肺炎。用抗生素治疗，未能完全消散，应考虑肺癌的可能，痰脱落细胞检查或经纤维支镜活检一般可明确诊断。

6. 肺尘埃沉着病（尘肺）

有粉尘等职业接触史。X 线检查肺部可见矽结节，肺门阴影扩大及网状纹理增多，可做出诊断。

六、治疗

在急性发作期和慢性迁延期应以控制感染和祛痰、镇咳为主，伴发喘息时，应予解痉平喘治疗。对临床缓解期宜加强锻炼，增强体质，提高机体抵抗力，预防复发为主。

（一）急性发作期的治疗

1. 控制感染

根据致病菌和感染严重程度或药敏试验选择抗生素。轻者可口服，较重患者用肌内注射或静脉滴注抗生素。常用的有喹诺酮类、头孢菌素类、大环内酯类、β内酰胺类或磺胺类口服，如左氧氟沙星 0.4 g，1 次 /d；罗红霉素 0.3 g，2 次 /d；阿莫西林 2～4 g/d，分 2～4 次口服；头孢呋辛 1.0 g/d，分 2 次口服；复方磺胺甲噁唑 2 片，2 次 /d。能单独应用窄谱抗生素应尽量避免使用广谱抗生素，以免二重感染或产生耐药菌株。

2. 祛痰、镇咳

可改善患者症状，迁延期仍应坚持用药。可选用氯化铵合剂 10 mL，3 次 /d；也可加用溴己新 8～16 mg，3 次 /d；盐酸氨溴索 30 mg，3 次 /d。干咳则可选用镇咳药，如右美沙芬、那可丁等，中成药镇咳也有一定效果。对年老体弱无力咳痰者或痰量较多者，更应以祛痰为主，协助排痰，畅通呼吸道。应避免应用强的镇咳药，如可待因等，以免抑制中枢，加重呼吸道阻塞和炎症，导致病情恶化。

3. 解痉、平喘

解痉、平喘主要用于喘息明显的患者，常选用氨茶碱 0.1 g，3 次 /d，或用茶碱控释药；也可用特布他林、沙丁胺醇等 β_2 受体激动药加糖皮质激素吸入。

4. 气雾疗法

对于痰液黏稠不易咳出的患者，雾化吸入可稀释气管内的分泌物，有利排痰。目前主要用超声雾化吸入，吸入液中可加入抗生素及痰液稀释药。

（二）缓解期治疗

（1）加强锻炼，增强体质，提高免疫功能，加强个人卫生，注意预防呼吸道感染，如感冒流行季节避免到拥挤的公共场所，出门戴口罩等。

（2）避免各种诱发因素的接触和吸入，如戒烟、脱离接触有害气体的工作岗位等。

（3）反复呼吸道感染者可试用免疫调节药或中医中药治疗，如卡介苗、多糖核酸、胸腺素等。

七、健康指导

首先是戒烟。注意保暖，避免受凉，预防感冒。改善环境卫生，做好个人劳动保护，消除及避免烟雾、粉尘和刺激性气体对呼吸道的影响。

八、预后

慢性支气管炎如无并发症，预后良好。如病因持续存在，迁延不愈，或反复发作，易并发阻塞性肺气肿，甚至肺心病而危及生命。

九、健康教育

（一）疾病知识宣传

向患者及家属解释本病的发生、发展过程及诱发疾病加重的因素，嘱患者注意防寒、保暖，防治感冒等各种呼吸道感染；说明戒烟是防治本病简单易行的重要举措。加强劳动防护，改善环境卫生，避免烟雾、粉尘和刺激性气体对呼吸道的影响。

（二）健康锻炼指导和训练

指导稳定期患者进行腹式呼吸和缩唇呼吸锻炼，以加强膈肌运动，提高通气量，减少氧耗量，改善呼吸功能。

1. 腹式呼吸锻炼

患者可取立位、半卧位或平卧位,两手平放于前胸部和上腹部。用鼻缓慢吸气时,尽力挺腹,胸部不动;呼气时,用口呼出,同时腹肌收缩,膈肌松弛,膈肌随腹内压增加而上抬,推动肺部气体排出。每分钟呼吸 7~8 次,如此反复训练 10~20 分钟,每天两次(图 5-1)。熟练后,逐渐增加次数和时间。

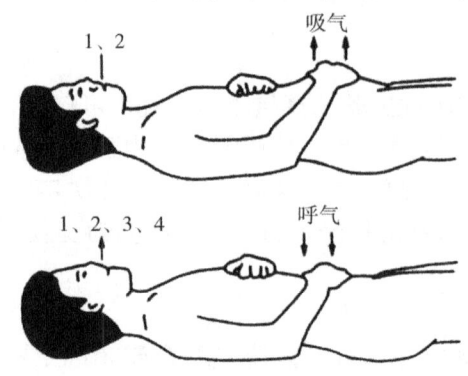

图 5-1　腹式呼吸方法

2. 缩唇呼气锻炼

用鼻吸气,用口呼气。呼气时,口唇缩拢似吹口哨状,持续缓慢呼气,同时收缩腹部。吸气与呼气时间为 1∶2 或 1∶3,缩唇大小程度与呼气流量,以能使距口唇 15~20 cm 处,与口唇等高水平的蜡烛火焰随气流倾斜而不熄灭为宜(图 5-2)。

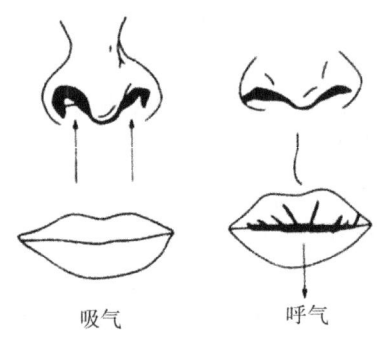

图 5-2　缩唇呼吸方法

3. 全身运动锻炼

采用与日常生活密切相关的医疗体育锻炼形式,如行走、慢跑、登梯、太极拳、家庭劳动等,锻炼时速度、距离,根据患者自觉呼吸困难和心悸程度,结合呼吸频率、心率等资料决定。每天锻炼 3~4 次。

(三)家庭氧疗

对实施家庭氧疗的患者,指导患者和家属做到以下几点。

(1)了解氧疗的目的、必要性及注意事项,注意安全,吸氧导管每天须更换,氧疗设备定期检查、清洁、消毒和更换。

(2)告诉其家庭氧疗方法。

(3)观察氧疗有效的指标:呼吸困难减轻,呼吸减慢,心率减慢,发绀减轻,活动耐力增加。

(四)生活指导

适当休息,保证足够的营养,以积极的心态对待疾病,劝告患者在发病季节前应用气管炎菌苗、酪蛋白等增强免疫功能。定期门诊复查,如呼吸道感染症状加重时,应立即来医院就诊。

第四节 流行性感冒

一、概述

流行性感冒（简称流感）是由流行性感冒病毒引起的急性呼吸道传染病，是人类面临的主要公共健康问题之一。1918年20世纪第一次流感世界大流行死亡人数达2 000万，比第一次世界大战死亡人数还多，以后陆续在1957年（H2N2）、1968年（H1N1）、1977年（H1N1）均有大流行。而近年来禽流感病毒H5N1连续在亚洲多个国家造成人类感染，形成了对公共卫生的严重威胁，同时也一再提醒人们，一次新的流感大流行随时可能发生。

二、病原学与致病性

流感病毒呈多形性，其中球形直径为80～120 nm，有囊膜。流感病毒属正黏病毒科，流感病毒属，基因组为分节段、单股、负链RNA。根据病毒颗粒核蛋白（NP）和基质蛋白（M1）抗原及其基因特性的不同，流感病毒分为甲、乙、丙3型。

甲型流感病毒基因组由8个节段的单链RNA组成，负责编码病毒所有结构蛋白和非结构蛋白。甲型流感病毒囊膜上有三种突起：H、N和M2蛋白，血凝素（H）和神经氨酸酶（N）为2种穿膜糖蛋白，它们突出于脂质包膜表面，分别与病毒吸附于敏感细胞和从受染细胞释放有关。第三种穿膜蛋白是M2蛋白，这是一种离子通道蛋白，为病毒进入细胞后脱衣壳所必需。根据其表面H和N抗原的不同，甲型流感病毒又分成许多亚型。甲型流感病毒的血凝素共有16个亚型（H1～16）。神经氨酸酶则有9个亚型（N1～9）。所有16个亚型的血凝素和9个亚型的神经氨酸酶都在禽类中检测出，但只有H1、H2、H3、H5、H7、H9、N1、N2、N3、N7，可能还有N8亚型引起人类流感流行。

流感病毒表面抗原特别是H抗原具有高度易变性，以此逃脱机体免疫系统对它的记忆、识别和清除。流感病毒抗原性变异形式有两种：抗原性漂移和抗原性转变。抗原性漂移主要是由于编码H或N蛋白基因点突变导致H或N蛋白分子上抗原位点氨基酸的替换，并由于人群选择压力使得小变异逐步积累。抗原性转变只发生于甲型流感病毒，当2种不同的甲型流感病毒同时感染同一宿主细胞时，其基因组的各节段可能会重新分配或组合，导致新的血凝素和/或神经氨酸酶的出现，或者是H、N之间新的组合，从而产生一种新的甲型流感的亚型。

流感病毒在进入宿主细胞之后，其血凝素蛋白需先经宿主细胞的蛋白酶消化，成为2个由二硫键相连的多肽，这一过程病毒的致病性密切相关。在人类呼吸道和禽类胃肠道中有一种胰酶样的蛋白酶能够酶切流感病毒的血凝素，因此流感病毒往往引起人类呼吸道感染和禽类胃肠道感染。宿主细胞表面对病毒血凝素的受体在人和禽类之间是不同的，因此通常多数禽流感病毒不感染人类，但是已经有越来越多的证据表明，某些禽流感病毒可越过种属界限而感染人类。当两种分别来源于人和禽的流感同时感染同一例患者时，或另一种可能的中间宿主猪（因为猪对禽流感和人流感都敏感，而且与禽类和人都可能有密切接触），2种病毒就有可能在复制自身的过程中发生基因成分的交换，产生新的"杂交"病毒。由于人类对其缺乏免疫力，因此患者往往病情严重，死亡率极高。

三、流行病学

流感传染源主要为流感患者和隐性感染者。人禽流感主要是由患禽流感或携带禽流感病毒的鸡、鸭、鹅等家禽及其排泄物，特别是鸡传播。流感病毒主要是通过空气飞沫和直接接触传播。人禽流感是否还可通过消化道或伤口传播，至今尚缺乏证据。人对流感病毒普遍易感，新生儿对流感及其病毒的敏感性与成年人相同。青少年发病率高，儿童病情较重。流感流行具有一定的季节性。我国北方常发生于冬季，而南方多发生在冬夏两季，然而流感大流行可发生在任何季节。

根据发生特点不同流感发生可分为散发、暴发、流行和大流行。散发一般在非流行期间，病例在人群中呈散在零星分布，各病例在发病时间及地点上没有明显的联系。暴发是指一个集体或小地区在相当短时间内突然发生很多流感病例。流行是指在较大地区内流感发病率明显超出当地同期发病率水平，流感流行时发病率一般为5%~20%。大流行的发生是由于新亚型毒株出现，由于人群普遍地缺乏免疫力，疾病传播迅速，流行范围超出国界和洲界，发病率可超过50%。世界性流感大流行间隔10年左右，常有2~3个波，通常第一波持续时间短，发病率高，第二波持续时间长，发病率低，有时还有第三波。第一波主要发生在城市和交通便利的地方，第二波主要发生在农村及交通闭塞地区。

四、临床表现

流感的潜伏期一般为1~3天。起病多急骤，症状变化较多，主要以全身中毒症状为主，呼吸道症状轻微或不明显。季节性流感多发于青少年，临床表现和轻重程度差异颇大，病死率通常不高，一般恢复快，不留后遗症，死者多为年迈体衰、年幼体弱或合并有慢性疾病的患者。最近在亚洲国家发生的人感染H5N3禽流感病毒有别于常见的季节性流感。感染后的临床症状往往比较严重，死亡率高达50%，并且常常累及多种器官，关于人感染高致病性禽流感具体内容详见相关章节。流感根据临床表现可分为单纯型、肺炎型、中毒型、胃肠型。

（一）单纯型

单纯型最为常见，先有畏寒或寒战，发热，继之全身不适，腰背发酸、四肢疼痛，头昏、头痛。大部分患者有轻重不同的打喷嚏、鼻塞、流涕、咽痛、干咳或伴有少量黏液痰，有时有胸骨后烧灼感、紧压感或疼痛。发热可高达39~40℃，一般持续2~3天渐降。部分患者可出现食欲不振、恶心、便秘等消化道症状。年老体弱的患者，症状消失后体力恢复慢，常感软弱无力、多汗，咳嗽可持续1~2周或更长。体格检查：患者可呈重病容，衰弱无力，面部潮红，皮肤上偶有类似麻疹、猩红热、荨麻疹样皮疹，软腭上有时有点状红斑，鼻咽部充血水肿。本型中较轻者病情似一般感冒，全身和呼吸道症状均不显著，病程仅1~2天，单从临床表现难以确诊。

（二）肺炎型

本型常发生在2岁以下的小儿，或原有慢性基础疾患，如二尖瓣狭窄、肺心病、免疫力低下以及孕妇、年老体弱者。其特点是：在发病后24小时内可出现高热、烦躁、呼吸困难、咳血痰和明显发绀。全肺可有呼吸音减低、湿啰音或哮鸣音，但无肺实变体征。X线胸片可见双肺广泛小结节性浸润，近肺门较多，肺周围较少。上述症状可进行性加重，抗菌药物无效。病程1周至2月余，大部分患者可逐渐恢复，也可因呼吸循环衰竭在5~10天内死亡。

（三）中毒型

中毒型较少见。肺部体征不明显，具有全身血管系统和神经系统损害，有时可有脑炎或脑膜炎表现。临床表现为高热不退，神志昏迷，成人常有谵妄，儿童可发生抽搐。少数患者由于血管神经系统紊乱或肾上腺出血，导致血压下降或休克。

（四）胃肠型

本型主要表现为恶心、呕吐和严重腹泻，病程2~3天，恢复迅速。

五、诊断

流感的诊断主要依据流行病学资料，并结合典型临床表现确定，但在流行初期，散发或轻型的病例诊断比较困难，确诊往往需要实验室检查。流感常用辅助检查。

（一）一般辅助检查

1. 外周血象

白细胞总数不高或偏低，淋巴细胞相对增加，重症患者多有白细胞总数及淋巴细胞下降。

2. 胸部影像学检查

单纯型患者X线胸片检查可正常，但重症尤其肺炎型患者胸部X线胸片检查可显示单侧或双侧肺炎，少数可伴有胸腔积液等。

（二）流感病毒病原学检测及分型

流感病毒病原学检测及分型对确诊流感及与其他疾病如严重急性呼吸综合征（SARS）等鉴别十分重要，常用病毒学检测方法主要有以下几种。

1. 病毒培养分离

病毒培养分离是诊断流感最常用和最可靠的方法之一。目前分离流感病毒主要应用马达犬肾细胞（Madin-Darby canine kidney，MDCK）为宿主系统。培养过程中观察细胞病变效应，并可应用血清学实验来进行鉴定和分型。传统的培养方法对于流感病毒的检测因需要时间较长（一般需要4~5天），不利于早期诊断和治疗。近年来新出现了一种快速流感病毒实验室培养技术——离心培养技术，在流感病毒的快速培养分离上发挥了很大作用。离心培养法是在标本接种后进行长时间的低速离心，使标本中含病毒的颗粒在外力作用下被挤压吸附于培养细胞上，从而大大缩短了培养时间。

2. 血清学诊断

血清学诊断主要是检测患者血清中的抗体水平，即用已知的流感病毒抗原来检测血清中的抗体，此法简便易行、结果可信。血清标本应包括急性期和恢复期双份血清。急性期血样应在发病后7天内采集，恢复期血样应在发病后2~4周采集。双份血清进行抗体测定，恢复期抗体滴度较急性期有4倍或以上升高，有助于确诊和回顾性诊断，单份血清一般不能用作诊断。

3. 病毒抗原检测

对于病毒抗原的检测的方法主要有两大类：直接荧光抗体检测（direct fluorescent antibody test，DFA）和快速酶（光）免法。DFA用抗流感病毒的单克隆抗体直接检测临床标本中的病毒抗原，应用亚型特异性的单抗能够快速和直接地检测标本中的病毒抗原，并且可以进一步进行病毒的分型，不仅可用于诊断，还可以用于流行病学的调查。目前快速酶免、光免法主要有：Directigen Flu A、Directigen Flu A plus B、Binax Now Flu A and B、Biostar Flu OIA、Quidel Quick vue和Zstat Flu test等。值得注意的是，上述几种检测方法对于乙型流感病毒的检测效果不如甲型。

4. 病毒核酸检测

以聚合酶链反应（polymerase chain reaction，PCR）技术为基础发展出了各种各样的病毒核酸检测方法，在流感病毒鉴定和分型方面发挥着越来越大的作用，不仅可以快速诊断流感，并且可以根据所分离病毒核酸序列的不同对病毒进行准确分型。常用的方法有核酸杂交、反转录-聚合酶链反应、多重反转录-聚合酶链反应、酶联免疫PCR、实时定量PCR、依赖性核酸序列扩增、荧光PCR等方法。以上述各种检测方法为基础，很多生物制品公司开发出多种试剂盒供临床快速检测应用。近年来，应用基因芯片对流感病毒进行检测和分型是研究的一大热点，基因芯片灵敏度极高，并且可以同时检测多种病毒，尤其适用于流感多亚型、易变异的特点。目前多种基因芯片技术已应用到流感病毒的检测和分型中。

六、鉴别诊断

主要与除流感病毒的多种病毒、细菌等病原体引起的流感样疾病（influenza like illness，ILI）相鉴别。确诊需依据实验室检查，如病原体分离、血清学检查和核酸检测。

（1）普通感冒：普通感冒可由多种呼吸道病毒感染引起。除注意收集流行病学资料以外，通常流感全身症状比普通感冒重，而普通感冒呼吸道局部症状更突出。

（2）严重急性呼吸综合征（SARS）：SARS是由SARS冠状病毒引起的一种具有明显传染性，可累及多个脏器系统的特殊肺炎，临床上以发热、乏力、头痛、肌肉关节疼痛等全身症状和干咳、胸闷、呼吸困难等呼吸道症状为主要表现。临床表现类似肺炎型流感。根据流行病学史、临床症状和体征、一般实验室检查、胸部X线影像学变化，配合SARS病原学检测阳性，排除其他疾病，可做出SARS的诊断。

（3）肺炎支原体感染：发热、头痛、肌肉疼痛等全身症状较流感轻，呛咳症状较明显，或伴少量黏痰。胸部X线胸片检查可见两肺纹理增深，并发肺炎时可见肺部斑片状阴影等间质肺炎表现。痰及咽拭子标本分离肺炎支原体可确诊。血清学检查对诊断有一定帮助，核酸探针或PCR有助于早期快速诊断。

（4）衣原体感染：发热、头痛、肌肉疼痛等全身症状较流感轻，可引起鼻窦炎、咽喉炎、中耳炎、气管-支气管炎和肺炎。实验室检查可帮助鉴别诊断，包括病原体分离、血清学检查和PCR检测。

（5）嗜肺军团菌感染：夏秋季发病较多，并常与空调系统及水源污染有关。起病较急，畏寒、发热、头痛等，全身症状较明显，呼吸道症状表现为咳嗽、黏痰、痰血、胸闷、气促，少数可发展为ARDS；呼吸道以外的症状亦常见，如腹泻、精神症状以及心功能和肾功能障碍，X线胸片检查示炎症浸润影。呼吸道分泌物、痰、血培养阳性可确定诊断，但检出率低。对呼吸道分泌物用直接荧光抗体法（DFA）检测抗原或用PCR检查核酸，对早期诊断有帮助。血清、尿间接免疫荧光抗体测定，亦具诊断意义。

七、治疗

隔离患者，流行期间对公共场所加强通风和空气消毒，避免传染他人。

合理应用对症治疗药物，可对症应用解热药、缓解鼻黏膜充血药物、止咳祛痰药物等。

及早应用抗流感病毒药物治疗：抗流感病毒药物治疗只有早期（起病1~2天内）使用，才能取得最佳疗效。抗流感病毒化学治疗药物现有离子通道M_2阻滞剂（表5-1）和神经氨酸酶抑制剂两类，前者包括金刚烷胺和金刚乙胺，后者包括奥司他韦和扎那米韦。

表5-1 金刚烷胺和金刚乙胺用法和剂量

药名	年龄（岁）			
	1~9	10~12	13~16	≥65
金刚烷胺	5 mg/（kg·d）（最高150 mg/d）分2次	100 mg 每天2次	100 mg 每天2次	≤100 mg/d
金刚乙胺	不推荐使用	不推荐使用	100 mg 每天2次	100 mg 或 200 mg/d

（一）离子通道M_2阻滞剂

此型包括金刚烷胺和金刚乙胺。其对甲型流感病毒有活性，抑制其在细胞内的复制。在发病24~48小时内使用，可减轻发热和全身症状，减少病毒排出，防止病毒扩散。金刚烷胺在肌酐清除率≤50 mL/min时酌情减少用量，并密切观察其不良反应，必要时停药。血透对金刚烷胺清除的影响不大。肌酐清除率＜10 mL/min时金刚乙胺应减为100 mg/d，对老年和肾功能减退患者应监测不良反应。不良反应主要有：中枢神经系统有神经质、焦虑、注意力不集中和轻微头痛等，其发生率金刚烷胺高于金刚乙胺；胃肠道反应主要表现为恶心和呕吐。这些不良反应一般较轻，停药后大多可迅速消失。

（二）神经氨酸酶抑制剂

神经氨酸酶抑制剂对甲、乙两型流感病毒都是有效的，目前有2个品种，即奥司他韦和扎那米韦，我国临床目前只有奥司他韦。

（1）用法和剂量：奥司他韦为成人75 mg，每天2次，连服5天，应在症状出现2天内开始用药。儿童用法见表5-2，1岁以内不推荐使用。扎那米韦6岁以上儿童及成人剂量均为每次吸入10 mg，每天2次，连用5天，应在症状出现2天内开始用药。6岁以下儿童不推荐使用。

表5-2 儿童奥司他韦用量

药名	体重（kg）			
	≤15	16~23	24~40	＞40
奥司他韦（mg）	30	45	60	75

（2）不良反应：奥司他韦不良反应少，一般为恶心、呕吐等消化道症状，也有腹痛、头痛、头晕、失眠、咳嗽、乏力等不良反应的报道。扎那米韦吸入后最常见的不良反应有头痛、恶心、咽部不适、眩晕、鼻出血等。个别哮喘和慢性阻塞性肺疾病（COPD）患者使用后可出现支气管痉挛和肺功能恶化。

（3）肾功能不全的患者无须调整扎那米韦的吸入剂量。对肌酐清除率＜30 mL/min的患者，奥司他韦减量至75 mg，每天1次。

需要注意的是：因神经氨酸酶抑制剂对甲、乙两型流感病毒均有效且耐药发生率低，不会引起支气管痉挛，而 M_2 阻滞剂都只对甲型流感病毒有效且在美国耐药率较高，因此美国目前推荐使用抗流感病毒药物仅有奥司他韦和扎那米韦，只有有证据表明流行的流感病毒对金刚烷胺或金刚乙胺敏感才用于治疗和预防流感。对于那些非卧床的流感患者，早期吸入扎那米韦或口服奥司他韦能够降低发生下呼吸道并发症的可能性。另外自 2004 年以来，绝大多数 H5N1 病毒株对神经氨酸酶抑制剂敏感，而对金刚烷胺类耐药，因此确诊为 H5N1 禽流感病毒感染的患者或疑似患者推荐用奥司他韦治疗。

（三）并发症治疗

肺炎型流感常见并且最重要的并发症为细菌的二重感染，尤其是细菌性肺炎，其治疗详见相关章节。肺炎型流感尤其重症患者往往有严重呼吸窘迫、缺氧，严重者可发生急性呼吸窘迫综合征（ARDS），应给予患者氧疗，必要时行无创或有创机械通气治疗。对于中毒型或胃肠型流感患者，应注意纠正患者水、电解质平衡，维持血流动力学稳定。

八、预防

隔离患者，流行期间对公共场所加强通风和空气消毒，切断传染链，终止流感流行。流行期间减少大型集会及集体活动，接触者应戴口罩。

目前接种流感病毒疫苗是当今预防流感疾病发生、流行的最有效手段。当疫苗和流行病毒抗原匹配良好时，流感疫苗在 < 65 岁的健康人群中可预防 70%～90% 的疾病发生。由于免疫系统对接种疫苗需要 6～8 周才起反应，所以疫苗必须在流感季节到来之前接种，最佳时间为 10 月中旬至 11 月中旬。由于流感病毒抗原性变异较快，所以人类无法获得持久的免疫力，进行流感疫苗接种后人体可产生免疫力，但对新的变异病毒株无保护作用。因此在每年流感疫苗生产之前，都要根据当时所流行病毒的抗原变化来调整疫苗的组成，以求最大的保护效果。

流感疫苗包括减毒活疫苗和灭活疫苗。至今对于病毒快速有效的减毒方法和准确的减毒标准仍存在许多不确定因素，因此减毒疫苗仍不能广泛应用。现在世界范围内广泛使用的流感病毒疫苗以纯化、多价的灭活疫苗为主。

美国疾病预防控制中心制定的流感疫苗和抗病毒剂使用指南推荐，每年接受一次流感疫苗接种的人员包括：学龄儿童，6 个月至 4 岁的儿童，50 岁以上的成年人，6 个月至 18 岁的高危 Reye 综合征（因长期使用阿司匹林治疗）患者，将在流感季节怀孕的妇女，慢性肺炎（包括哮喘）患者，心脏血管（高血压除外）疾病患者，肾、肝、血液或代谢疾病（包括糖尿病）患者，免疫抑制人员，在某些条件下危及呼吸功能人员，居住在养老院的人员和其他慢性疾病患者的护理人员，卫生保健人员，接触年龄小于 5 岁和年龄大于 50 岁的健康人员和爱心志愿者（特别是接触小于 6 个月婴儿的人员），感染流感可引发严重并发症的人员。

流感疫苗接种的不良反应主要为注射部位疼痛，偶见发热和全身不适，大多可自行恢复。

应用抗流感病毒药物。明确或怀疑某部门流感暴发时，对所有非流感者和未进行疫苗接种的医务人员可给予金刚烷胺、金刚乙胺或奥司他韦进行预防性治疗，时间持续 2 周或流感暴发结束后 1 周。

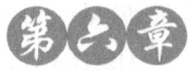

弥漫性肺疾病

第一节 弥漫性肺疾病概述

弥漫性肺疾病又称弥漫性间质性肺病（diffuse interstitial lung disease，DILD，ILD），或弥漫性实质性肺病（diffuse parenchymal lung disease，DPLD）。它是一组疾病的总称，不仅累及肺间质，也累及肺实质。肺间质包括肺泡上皮细胞和血管内皮细胞之间的区域，是其主要受累区。此外，还经常累及肺泡、外周气道、血管以及组成它们的上皮细胞和内皮细胞。病理表现为肺泡壁（间隔）炎性细胞浸润、纤维化改变。ILD包含很多特定疾病，但具有相似的临床、影像学及病理特征。主要临床表现为气急、低氧血症、限制性通气功能障碍，胸片显示两肺网状、结节状或磨玻璃状阴影。

一、分类

早期ILD分类方式众多，按病因可分为已知病因和未知病因两类，按病程进展可分为急性和慢性，按病变部位可分为肺泡炎、细支气管炎、血管炎等，按病理改变分为炎症、纤维化和肉芽肿等。2002年ATS（美国胸科协会）和ERS（欧洲呼吸学会）发布的临床多学科共识中建议将ILD按照已知病因（如胶原血管疾病相关、药物相关、环境相关等）和未知病因分类。在未知病因中又划分为3大类，包括特发性间质性肺炎（idiopathic interstitial pneumonia，IIP）、肉芽肿性肺病（如结节病）和其他间质性肺病（如肺淋巴管平滑肌瘤、肺朗格汉斯细胞组织细胞增生症等）。其中，IIP又根据病理分为若干类型。分类几经变动，不断修改，一直未达成共识，各国命名也不同。2002年ATS和ERS就IIP的分类达成共识，将特发性肺纤维化（IPF）限定为组织病理学上的普通间质性肺炎（UIP），继续保留脱屑性间质性肺炎（DIP）、急性间质性肺炎（AIP）、非特异性间质性肺炎（NSIP）、淋巴细胞间质性肺炎（LIP）和隐源性机化性肺炎（COP），增加呼吸性细支气管炎相关间质性肺病型（RB-ILD）。

二、临床表现

根据干咳气急症状，结合影像学和肺功能的特征可做出诊断。然后通过临床表现、支气管肺泡灌洗液和血液检查，以及肺组织活检明确分类，并尽可能做出病因诊断。然而5%～10%有症状的患者发病时胸部影像正常。也有部分呼吸困难的患者即使胸部影像异常，但常规肺功能检查正常（气流、容量和弥散）。对有ILD高风险的患者（如结缔组织疾病、石棉暴露、过敏性肺炎和服用可能损伤肺组织的药物等），无论是否伴有影像学或肺功能异常，高分辨率计算机体层摄影（high-resolution computed tomography，HRCT）和BAL（支气管肺泡灌洗）有助于提高诊断的灵敏度。

（一）既往史

对既往有结缔组织疾病的患者，ILD较易诊断。也有部分患者先具有肺部病变，数月或数年后才显现出典型的结缔组织的病损特征。

（二）职业史

职业接触非常重要。从职业暴露到临床功能损伤可能有一个长潜伏期。暴露也可能是短期和高强度的。过敏性肺炎可表现为复发性急性或亚急性炎症，或者缓慢进展的呼吸困难。目前发现很多能引起肉芽肿性肺炎的职业和环境抗原。

（三）服药史

需仔细询问服药史。偶尔，肺部疾病可发生在停药数周或数年之后。

（四）吸烟史

吸烟史也非常重要。超过90%的肺朗格汉斯细胞组织细胞增多症患者在确诊时均吸烟。吸烟也是呼吸性细支气管炎的重要诱因。肺出血肾综合征（Goodpasture综合征）患者若吸烟，100%伴有弥漫性肺泡出血。吸烟增加石棉暴露者肺纤维化的可能。过敏性肺炎和结节病正相反，多数发生在非吸烟者。

（五）家族史

在一些IPF、结节病、结节性硬化和神经纤维瘤的病例中发现了家族相关性，这些疾病多为常染色体隐性遗传。

（六）性别

一些ILD有性别差异。淋巴管平滑肌增生症仅见于女性。另外，许多结缔组织疾病也常见于女性。职业相关性疾病多见于男性。

（七）症状

进行性呼吸困难和咳嗽为最常见的症状，当疾病影响小气道时咳嗽为突出表现。这类疾病包括结节病、呼吸性细支气管炎、机化性肺炎、肺朗格汉斯细胞组织细胞增生症、过敏性肺炎。喘息可发生于慢性嗜酸性粒细胞性肺炎、呼吸性细支气管炎、过敏性肺炎等疾病。胸骨后胸痛可为结节病常见症状。胸膜性胸痛常伴发于结缔组织疾病和药物相关性ILD。由气胸引起的突发性胸痛可能是肺淋巴管平滑肌瘤病、结节性硬化和神经纤维瘤。咯血是弥漫性肺泡出血、肺淋巴管平滑肌瘤病、肺静脉闭塞症的典型症状。然而有些肺泡出血并不表现为咯血。已患有ILD的患者一旦出现咯血需警惕恶变的可能。

（八）疾病进程

ILD患者症状通常持续存在数月或数年，进展速度各不相同。有些间质性疾病是急性的（数天或数周）。这容易与非典型性肺炎相混淆，因为它也可有急性弥漫性浸润影，也可有发热。这类疾病有急性间质性肺炎、急性嗜酸性细胞肺炎、药物相关性ILD、机化性肺炎、弥漫性肺泡出血综合征、伴发于结缔组织疾病的急性免疫性肺炎。

（九）体格检查

常见体征为双肺基底部吸气相爆裂音。肉芽肿性疾病爆裂音不常见。爆裂音也出现在胸部影像阴性而有症状的患者。杵状指通常提示晚期纤维化性疾病，是特发性或家族性肺纤维化患者的常见体征。在已诊断ILD的患者中出现杵状指要警惕潜在的支气管肺癌。由于进展性纤维化引起低氧血症，患者逐渐出现肺动脉高压和肺心病体征。

体格检查时肺外体征的发现对于诊断有助，因为结节病、血管炎、胶原系统疾病等可能在眼、皮肤、关节、神经或肌肉出现相应的体征。

三、辅助检查

（一）实验室检查

血液常规和生化检查对于DPLD的诊断、分度以及活动性判断并无重要意义，但为了明确病因和鉴别诊断应当做相应检查。如肺嗜酸性细胞浸润症可发现周围血嗜酸性粒细胞增多。肺出血-肾炎综合征可发现血清尿素氮和肌酐增高，结节病患者血清血管紧张素转换酶增高，胶原系统疾病可出现抗核抗体、类风湿因子等自身免疫抗体阳性，韦格纳肉芽肿患者血清中性粒细胞胞质抗体阳性，外源性变应性肺泡炎可发现血清中相应抗体阳性，肺出血-肾炎综合征可发现血清中抗基底膜抗体阳性等。

（二）胸部影像学检查

1. HRCT

普通CT层厚为8～10mm，仅能协助诊断部分平片阴性的ILD。HRCT扫描层厚为1～2mm，分辨率高,可用于发现早期肺泡充盈与间质改变。若疑诊为ILD,而常规影像学阴性,可进行仰卧位与俯卧位HRCT。因为背部肺区血管充血,看起来像间隔增宽,若俯卧位仍存在这种影像改变,则提示该疾病。

典型的影像改变为线条影、网格影、结节影、囊状影、磨玻璃影。线条或网格影多见于双肺底(如IPF、结缔组织病、石棉沉着病、细胞毒性药诱发的肺炎)。蜂窝肺是指网格影和囊状影,多见于下肺或肺的外周,提示不断进展的纤维化改变。结节影提示不同的肉芽肿性肺病,粟粒性结节出现于感染性或非感染性肉芽肿病如结节病、硅沉着病、过敏性肺炎等。磨玻璃影为肺密度增高区,但尚未掩盖肺血管轮廓和支气管壁。它可为肺泡部分充填,也可为间质炎性浸润或纤维化。出现磨玻璃影的ILD有NSIP、RB-ILD、DIP、药物诱导性肺炎、肺泡蛋白沉着症、急性间质性肺炎等。

胸腔积液可见于类风湿关节炎、系统性红斑狼疮、石棉沉着病、结节病和韦格纳肉芽肿。肺门淋巴结肿大见于结节病、硅沉着病、结核病和淋巴瘤。

2. 其他影像学检查

胸部X线在诊断ILD方面不如HRCT敏感,但它简便易行,价格低廉。67镓(^{67}Ga)扫描常用于显示ILD的肺泡炎。通气和血流扫描显示通气和血流分布不均以及通气/血流比例失调。

(三)肺功能检查

早期病变肺功能可正常,随着病情进展,肺功能可出现典型的限制性通气障碍,表现为肺活量和肺总量降低,呼吸浅速,即潮气量减少而呼吸频率增快。第1秒用力呼气量也减低,但其与用力肺活量之比值增高或正常。弥散功能减低,肺顺应性也减少。动脉血气分析示低氧血症,但$PaCO_2$大多降低。肺泡-动脉血氧分压差增大。运动试验显示最大运动负荷和最大氧耗量减少,各个运动负荷下每分通气量、心率、每分通气量/氧耗量高于正常人,每搏氧耗量(氧耗量/心率)降低。运动试验可发现静息状态下不能检出的弥散功能障碍,较静息弥散功能检查更为敏感。

病变累及气道,如肺淋巴管平滑肌瘤和晚期结节病可显示混合性通气功能障碍或阻塞性通气功能障碍,吸烟者患ILD也可不出现限制性通气障碍而显示混合性通气障碍。

(四)BAL

BAL细胞分类的特征性改变对于ILD分型有一定意义(表6-1),也可发现感染性肺病的病原体、癌细胞、含铁血黄素细胞等。对于职业性肺病来说,BAL可发现一些引起肺病变的无机粉尘。BAL吸出乳状液体,光镜检查发现嗜伊红颗粒,可诊断肺泡蛋白沉着症。

表6-1 BAL中不同细胞增多时常见的疾病

中性粒细胞	特发性肺纤维化
	脱屑性间质性肺炎
	胶原-血管疾病
	石棉沉着病
淋巴细胞	急性间质性肺炎
	结节病
	外源性过敏性肺泡炎
	硅沉着病;无识别结果
	淋巴细胞性间质性肺炎
嗜酸性粒细胞	嗜酸性粒细胞性肺炎
	Churg-Strauss综合征
	嗜酸细胞增多综合征
混合性	闭塞性细支气管炎合并机化性肺炎

续表

	胶原-血管疾病
	非特异性间质性肺炎
异常巨噬细胞	外源性过敏性肺泡炎
	肺泡蛋白沉着症
	呼吸性细支气管炎相关间质性肺病
	肺泡出血

（五）肺活检

对于ILD，取得病理学诊断十分重要。开胸肺活检确诊率为92%，死亡率低于1%，但由于创伤较大等原因不易广泛开展。胸腔镜活检与开胸肺活检相似，并发症大大减少。纤支镜肺活检操作简便，安全性高，但由于标本量太少，常常不能明确诊断。因此是否进行肺活检以及选择何种方法肺活检应根据患者病情和全身情况斟酌进行。

随着影像学和其他实验室技术的进步，可通过详细询问病史、体检以及相关检查使一些间质性肺病得到诊断，从而避免了肺活检。

第二节 特发性肺纤维化

特发性肺（间质）纤维化（idiopathic pulmonary fibrosis，IPF）是一种原因不明的、进行性的、局限于肺部的以纤维化伴蜂窝状改变为特征的疾病，是特发性间质性肺炎（idiopathic interstitial pneumonia，IIP）中的常见类型（占60%～70%），病理呈现普通间质性肺炎（UIP）的组织学征象，肺功能测试显示限制性通气损害和/或换气障碍，HRCT扫描可见周围性分布、以两肺底更显著的粗大网织样改变伴蜂窝肺形成。近20年来其发病率增加，治疗乏策，生存期中位数2.9年，5年生存率20%～40%。本病目前已有一定进展，新的治疗药物或治疗方案也在积极探索中。

一、病因

IPF病因尚不明确。一种被广泛接受的假说认为易感人群受到了某些未知因素的刺激启动了纤维化过程的瀑布链。吸烟是IPF最重要的相关因素，吸烟者发生IPF的相对危险度（OR）为不吸烟者的1.6～9.4倍。家族性IPF中也见到类似的相关性。一些职业和环境暴露（如木屑和金属粉尘等）与IPF相关。职业相关分析发现死于纤维化性肺疾病危险性最高的三个行业为木材业、金属矿、金属产品制造。一些IPF患者发现EB病毒阳性，推测慢性病毒感染可能在IPF发病中有一席之地，但该病毒也可见于其他纤维性肺病。IPF患者合并胃食管反流（gastro-esophageal reflux，GER）概率较高，怀疑慢性误吸在IPF发病中可能起作用，但GER在正常人群中也常见，也可见于其他晚期肺疾病，包括囊性纤维化、慢阻肺、硬皮病相关的肺纤维化等。

二、发病机制

IPF的发病机制不完全清楚。目前研究进展认为IPF慢性纤维化和少量炎性浸润是肺实质损伤异常修复所致。正常情况下，肺实质的微损伤会由肺泡上皮细胞再生而修复，但在IPF患者肺泡上皮细胞再生能力障碍，而基质细胞大量增生。已有证据表明IPF中肺泡上皮细胞凋亡速度加快，而基质细胞尤其是肌成纤维细胞具有抗凋亡活性。一旦多种微损伤，激活的肺泡上皮细胞促发了致纤维化微环境。肺泡上皮分泌生长因子，使成纤维细胞迁移，并增殖分化为肌成纤维细胞。肌成纤维细胞产生基质金属蛋白酶2，9（matrix-metalloprotein-ases 2，9），降解基底膜，使肌成纤维细胞迁移到肺泡区，分泌大量胶原。间质胶原酶及金属蛋白酶组织抑制剂的失衡使细胞外基质持续沉积。

端粒在细胞老化和凋亡中有重要的作用，维持干细胞中端粒的长度对组织再生修复至关重要。近期研究表明编码端粒酶基因突变参与了家族性肺纤维化。散发性IPF患者其肺泡上皮细胞、淋巴细胞的端粒短于同年龄对照人群。其中，10%~25%的患者端粒仅为相应年龄人群的1%。IPF患者肺泡上皮细胞、循环中白细胞端粒缩短，提示该类细胞也参与了肺纤维化的病理发生。

肺组织的修复/重构依赖可溶性生长因子和细胞外基质（extracellular matrix，ECM）介导细胞间的信号传递。TGF-β是肺纤维化最重要的调节因子，它可被蛋白酶、活性氧、整合素等激活。TGF-β也是ECM和纤维连接蛋白的调节剂，在ECM蛋白、整合素、TGF-β活化之间具有重要的相互对话。整合素的EDA（extra type Ⅲ domain A）结构域缺失可导致无法活化TGF-β，从而避免博来霉素诱导的肺损伤。花生四烯酸代谢产物在IPF的纤维增生机制中亦可能起重要作用。LTB_4和LTC_4增加，刺激成纤维细胞增殖、趋化和胶原合成；相反，对成纤维细胞具有抑制作用的前列腺素E_2（PGE_2）在IPF患者减少，这将进一步放大LTB_4和LTC_4对成纤维细胞的促增殖作用。

三、病理

IPF肺的大体观见胸膜下明显结节，类似肝硬化的外观。IPF的病理改变呈现UIP的组织学征象。UIP的特征在低倍镜下易于分辨，它主要为胸膜下分布，具有异质性，在广泛瘢痕化的肺实质和蜂窝肺中还有正常或接近正常的组织散在分布。纤维化区有成纤维细胞和肌成纤维细胞增殖。这些散在分布的成纤维细胞增殖称为成纤维细胞灶，是UIP典型的组织病理表现。成纤维细胞灶是梭形成纤维细胞和肌成纤维细胞聚集在一起的圆形区，外有黏液性基质，包被着增殖的肺泡细胞。轻度炎症可存在UIP中，尤其在蜂窝肺的周边。慢性炎症、带生发中心的淋巴细胞聚集或急性炎症可以存在，这表明炎症难以从瘢痕化的区域被清除。若有大量炎细胞聚集，需重新考虑组织病理学诊断。

晚期IPF发生支气管肺癌（所有的组织类型）概率增高。推测癌症可能来源于细支气管上皮组织转换的过程，但病理机制尚不明确。必须强调指出，UIP虽然是IPF的病理特征，但两者不是同义词，因为风湿病累及肺组织、石棉沉着病和药物性肺疾病的后期病理表现也可是UIP。

四、临床表现

（一）主要症状

①呼吸困难：劳力性呼吸困难并进行性加重，呼吸浅速，可有鼻翼扇动和辅助肌参与呼吸，大多没有端坐呼吸、喘息。②咳嗽、咳痰：早期无咳嗽，以后有干咳或咳少量黏液痰。继发感染时出现黏液脓性痰或脓痰。偶见血痰。③全身症状：消瘦、乏力、食欲不振、关节酸痛等，一般较少见。

（二）常见体征

①呼吸困难和发绀；②胸廓扩张和膈肌活动度降低；③两肺中下部Velcro啰音，有一定特征性；④杵状指（趾）；⑤终末期呼吸衰竭和右心衰体征。

AE-IPF（acute exacerbation of IPF）指慢性病程中有时出现急性加重，可以发生于病程各个阶段，原因不清楚。症状有发热、咳嗽加剧等，颇似流感样表现，但不能肯定任何微生物学病因，无肺栓塞、心力衰竭、气胸等引起肺功能下降的外因。HRCT可见新发的弥漫性磨玻璃样斑片状影或大片实变，肺功能和氧合能力明显降低。AE-IPF的病死率为20%~86%。

五、辅助检查

（一）血液检查

晚期患者因缺氧导致血液红细胞和血细胞比容增加。血沉增高见于60%~94%的IPF患者，循环抗核抗体（ANA）和类风湿因子（RF）阳性可见于10%~20%的患者，滴度通常较低，倘若出现高滴度（>1：160），则应考虑结缔组织病的可能。这些指标与疾病程度和活动性无相关性，亦不能预估治疗反应。细胞因子或炎症介质等检测尚不能确定其临床价值。

（二）高分辨率 CT

IPF 在 HRCT 上的改变包括：好发于周围肺野（胸膜下）和肺底区网织状阴影；蜂窝状改变；不均匀的斑片状阴影；粗网状不透光影（叶间和叶内间隔线）；没有或很少毛玻璃样阴影；牵拉性支气管或细支气管扩张；晚期呈现扭曲变形、肺容量缩小和肺动脉高压。在吸烟者尚可见肺气肿区域。IPF 一般不累及胸膜。CT 的典型表现对于 IPF 诊断有相当高的敏感性和特异性。据研究，只要 CT 表现典型，有经验的放射科医师诊断 IPF 其特异性 > 95%。但是 IPF 与 NSIP 的 CT 特征存在重叠，鉴别可能有困难。IPF 的典型表现见于进展性的后期病例。IPF 早期 CT 改变可以是不典型的或不确定的。组织学确诊 IPF（UIP）病例中仅 37% ~ 67% 显示 CT 典型改变。

（三）肺功能测定

IPF 的特征性肺功能改变是肺容量减少，呼气流率正常或升高，1 秒率增加，弥散量降低，肺泡-动脉氧分压差（$P_{(A-a)}O_2$）增宽，肺顺应性降低，静态呼气压力-容量曲线向下和向右，心肺运动试验异常。氧交换削弱（弥散量降低和 $P_{(A-a)}O_2$ 增宽）可以是 IPF 的早期异常，甚至可以先于肺容量和通气功能的异常。IPF 肺功能异常的特征是限制性通气损害伴肺总量减少，但如果合并肺气肿则肺容量可正常。在后一种情况氧合降低甚过弥散量降低，是其特点。肺功能测定是 IPF 诊断的基本检查之一，虽然它不能诊断某种特定的特发性肺间质疾病，也不能区别炎症的活动性与纤维化，但它是呼吸主观症状的客观估价，并且对于缩小鉴别诊断范围、病情和预后分级以及监测治疗反应具有重要价值。

（四）纤支镜检查

1. 支气管肺泡灌洗

IPF 有 67% ~ 90% 的患者 BAL 液呈现中性粒细胞（PMN）增高，有一定诊断参考价值，但需除外外源性过敏性肺泡炎、韦格纳肉芽肿、石棉沉着病、急性呼吸窘迫综合征（ARDS）和肺部细菌性感染等。BAL-PMN 性疾病，临床上一般不难诊断。不足 15% 的 IPF 患者 BAL 显示淋巴细胞增高，预示其对激素治疗较佳。少数患者 BAL 液嗜酸性粒细胞增加，常伴随更加严重的临床症状和肺功能损害。

2. 经支气管肺活检

经支气管肺活检取材受限，不足以诊断 IPF。TBLB（经支气管肺活组织检查）对肺泡细胞癌、结节病和感染等有较高的诊断特异性，可用于 IPF 的鉴别诊断。

（五）外科肺活检

局限性剖胸肺活检诊断率高达 92%，并发症发生率为 2.5%，手术病死亡率为 0.3%。近年来发展的电视辅助胸腔镜肺活检效果相仿，而住院时间缩短。活检部位应当是肉眼异常区域的边缘，包括肉眼正常肺实质组织，避免采取影像学或术者用手触摸认为病变最严重的部位，活检数量应超过一个肺叶，包括胸膜下肺实质，要求标本最大直径 3 ~ 5 cm。

（六）其他

1. 普通胸片

有助于评估病变的分布和发现其他对于鉴别诊断有用的异常所见（如胸膜异常、心脏增大等）。

2. 67 镓扫描

肺内 67 镓摄取增加是各种间质性肺疾病肺泡炎的标志，但无特异性，不能预测激素治疗反应和预后，对于 IPF 分期亦无实用价值。

专家诊断的 IPF 经肺活检确诊符合率仅约 50%。但目前临床上 IPF 肺活检诊断者 < 15%。很多作者强调外科肺活检的极端重要性。老年人外科肺活检的耐受性可能降低，风险可能增加，治疗选择对病理诊断分类的要求或依赖程度可能有所减小，应当全面衡量和仔细斟酌。作者认为具备下列全部条款时可考虑外科肺活检：①非高龄老年人；②相对早期病变（尚无蜂窝肺形成），或需要与其他类型 IIP 鉴别时；③肺部病变具有激素治疗指征，而无激素治疗反指征（为糖尿病、高血压、骨质疏松等）；④心肺功能胜任手术。

六、诊断

2011年ATS/ERS/JRS（日本呼吸学会）/ALAT（拉丁美洲胸科学会）发表联合声明，建议淘汰2002年ATS/ERS发布的诊断IPF的主要标准和次要标准。新的诊断标准更加简洁实用。

IPF的诊断要求：①排除其他已知原因的间质性肺疾病（ILD）（如环境和职业暴露、结缔组织病、药物毒性）；②对没有接受外科肺活检的患者，HRCT表现为典型UIP，即可诊断；③对接受外科肺活检的患者，根据HRCT和外科肺活检的结果联合诊断。HRCT诊断IPF主要依据病灶的分布和形态，UIP主要分布在两肺胸膜下和基底部；以网格影改变为主，可见蜂窝肺及牵拉性支气管扩张。不同患者根据满足条件的不同，分为UIP、可能UIP、不符合UIP。

病理诊断UIP主要依据：典型的肺纤维化伴结构破坏；病灶呈斑片灶状分布；成纤维细胞灶。不同患者根据满足条件的不同，分为UIP、疑似UIP、可能UIP、不符合UIP。对具备HRCT及外科肺活检的患者可根据两者的联合指标来诊断。

七、鉴别诊断

IPF病理学改变为UIP，与其他IIP的鉴别见表6-2。

表6-2 IPF与其他IIP疾病的鉴别

特征	IPF/UIP	NSIP	COP	DIP/RB-ILD	AIP/DAD	LIP
病理						
病变表现	多变	一致	一致	一致	一致	一致
间质炎症	很少	显著	很少	很少	很少	淋巴细胞性
胶原纤维化	有，斑片状	多变，弥漫性	无	多变，弥漫性	无	无
间质纤维化（成纤维细胞）	无	偶有，弥漫性	很少	无	有，弥漫性	有
机化性肺炎的病理表现	偶有，局灶性	偶有，局灶性	主要改变	无	偶有，局灶性	无
成纤维细胞灶	普遍，显著	有，局灶性	少	无	无	无
显微镜下蜂窝肺改变	有	罕见	无	无	无	无
肺泡内巨噬细胞聚集	偶有，局灶性	偶有，斑片状	有	有，弥漫性	无	少量
透明膜形成	无	无	无	无	有，局灶性	无
HRCT	网织状蜂窝肺形成，牵拉性细支气管扩张，结构紊乱，灶性毛玻璃样改变，周围性、胸膜下、肺底分布	大片毛玻璃状，不规则条索状，实变。肺下野、胸膜下、肺底、对称性分布	片状实变和（或）小结节	大片毛玻璃状，网织条索状、肺下野、周围性分布	实变和毛玻璃状不透光影，常不累及小叶，后期牵拉性细支气管扩张。弥漫性分布	小叶中心性小结节，斑片状至毛玻璃状阴影，间隔和支气管血管增生，薄壁囊肿。弥漫性分布
临床						
平均年龄（岁）	57	49	55	42	49	未记载
儿童患病	无	偶有	无	罕见	罕见	少见

续 表

特征	IPF/UIP	NSIP	COP	DIP/RB-ILD	AIP/DAD	LIP
起病/病程	隐匿，慢性	亚急性至慢性，隐匿	急性/亚急性	隐匿	急性	慢性
病死率（%）	68	11	13	27	62	不详
平均生存时间	5~6年	17个月	13年	12年	1~2个月	不详
激素治疗反应	差	好	好	好	差	有效
完全康复	无	有	有	有	无	取决于并发症

注：RB-ILD临床表现与DIP相同，杵状指相对少见，肺泡巨噬细胞主要聚集在细支气管周同气腔边缘，气腔不受累。

八、治疗

（一）治疗决策与评估

IPF目前尚无特异性治疗药物，2011年ATS/ERS/JRS/ALAT总结了自2002年ATS/ERS发布IPF诊治指南以来的临床研究数据，以循证为基础，分析了IPF系列治疗药物的效果，并以"采用"或"不采用"的方式推荐给临床医生参考。2011年ATS/ERS/JRS/ALAT声明中推荐IPF采取的措施仅有长期氧疗、肺移植。对各种药物治疗而言，需根据病情轻重、分期、患者的全身健康状况、药物可能的不良反应、患者的预期等来提供治疗建议。

1. 不建议采用的药物治疗（推荐强度：强）

①皮质类同醇单药治疗；②秋水仙碱；③环孢素A；④皮质类同醇和免疫抑制剂联合治疗；⑤干扰素γ-1b；⑥波生坦；⑦依那西普。

2. 不建议采用的治疗措施（推荐强度：弱）

对大部分IPF而言不建议采用，但对少数人可能会是一个合理的选择：①乙酰半胱氨酸+硫唑嘌呤+泼尼松；②乙酰半胱氨酸单药治疗；③抗凝；④吡非尼酮。

3. 建议采用的措施（推荐强度：强）

长期氧疗，适当的IPF患者建议行肺移植。

（二）药物治疗

1. N-乙酰半胱氨酸（NAC）+硫唑嘌呤+泼尼松

NAC是抗氧化剂谷胱甘肽的前体，近期一项为期1.5年的双盲、随机对照多中心临床研究中，600 mg NAC，每天3次，联合泼尼松和硫唑嘌呤，与单纯泼尼松和硫唑嘌呤联合者比较，能减缓肺活量及DLco下降。但该研究并未发现生存获益。

2. N-乙酰半胱氨酸（NAC）单药

18例患者口服NAC治疗12周，肺功能指标改善包括肺活量、弥散和氧分压。另一研究中30例患者随机雾化乙酰半胱氨酸或安慰剂12个月，发现实验组CT显示毛玻璃范围缩小，KL-6水平降低，但6分钟步行距离未改善。由于纳入研究的病例数太少，有些研究缺乏对照，NAC给药途径不统一，NAC单药治疗在大多数IPF中不推荐使用，少部分患者在充分知晓该药的作用、不良反应、经济成本的基础上可以试用。

3. 抗凝治疗

日本的一项非盲法、随机对照IPF治疗研究中，皮质类固醇激素加抗凝（低分子量肝素及后续华法林门诊治疗）与单独使用糖皮质激素对照。抗凝组的生存获益是由于降低了疾病恶化或进展期的住院死亡率。该研究的局限性为非盲法、不同的出组率及并未排除肺栓塞是否为导致病情恶化的因素。

4. 吡非尼酮

吡非尼酮是一种新型抗纤维化、抗炎药，它能抑制动物模型中纤维化的进展，可减少泼尼松和免疫抑制剂的使用剂量，甚至停用。一项大型的多中心、随机双盲、安慰剂对照临床试验，比较吡非尼酮和安慰剂疗效在日本开展，吡非尼酮可稳定肺功能，降低 IPF 患者急性加重（安慰剂组 5/35 人急性加重，而吡非尼酮组 0/72 人加重）。

（三）IPF 急性加重及其治疗

IPF 病程中常发生急性加重（AE-IPF），AE-IPF 确切发生率不清楚，各家报道从接近 10% 到 50% 以上，差异甚大。目前普遍接受的 AE-IPF 定义是 IPF 病程中病情迅速恶化，而非感染、肺栓塞或心力衰竭所致。Kim 等于 2006 年提出的 AE-IPF 最新诊断标准是：① 1 个月内气急加重；②胸片或 HRCT 显示新的毛玻璃状阴影或实变；③用力肺活量绝对值下降 ≥ 10%，或 PaO_2 下降 ≥ 10 mmHg，或氧饱和度下降 ≥ 5%；④呼吸道病原体培养阴性（阳性界定：痰或气管吸引物标本中重度生长，或微量 BAL 定量培养 ≥ 10^3 CFU（菌落总数）/mL、PSB ≥ 10^3 CFU/mL，或 BAL ≥ 10^4 CFU/mL）；⑤无肺栓塞、充血性心力衰竭或肺炎引起病情恶化的证据。几乎所有研究中都采用了抗生素、激素冲击或联合其他免疫抑制剂，一项研究认为激素冲击后应用环孢素 A 治疗组较单用激素组生存期延长（分别 228 周和 66 周）。近半数患者需要机械通气，但未能改善预后。肺移植理论上是一种治疗，但仅有个别成功病例报道。

（四）肺移植

单肺移植治疗终末期 IPF 和其他 ILD 1 年存活率近 70%，5 年生存率 49%，移植肺无纤维化复发。但慢性排斥反应（闭塞性细支气管炎）发生率较高，使远期存活受到影响。肺移植的确切指征尚无肯定，一般认为预计寿命不超过 1 年或肺功能损害快速进展者优先考虑。

第三节　隐源性机化性肺炎

最初由 Davison 在 1983 年报道了 8 例以肺泡内机化为特点的间质性肺疾病，命名为隐源性机化性肺炎（COP）。1985 年 Epler 和 Colbv 总结了 50 多例具有相似病理改变的临床症候群，其病理特征为肺泡内、肺泡管、呼吸性细支气管及终末细支气管腔内有肉芽组织形成的间质性肺疾病，提出以闭塞性细支气管炎伴机化性肺炎（BOOP）命名，并认同为独立病种。2002 年 ATS/ERS 发表的特发性间质性肺炎分类中，将 COP 或特发性 BOOP 归为特发性间质性肺炎的一个临床类型，组织学类型为机化性肺炎（OP），由于病理上机化性肺炎可伴或不伴闭塞性细支气管内肉芽组织形成，而且使用 BOOP 易与闭塞性细支气管炎相混淆，故 2002 年 ATS/ERS 推荐使用 COP 取代特发性 BOOP。本病预后良好，对糖皮质激素反应佳。

一、发病机制与病理

COP 病灶呈斑片状分布，呼吸性细支气管及以下的小气道和肺泡腔内见疏松的胶原样的结缔组织增生，增生的结缔组织时相一致，其中可见单核细胞、巨噬细胞及少量的肥大细胞、嗜酸性粒细胞、中性粒细胞；肺泡内见肺泡巨噬细胞，部分呈泡沫状；Ⅱ型肺泡上皮细胞增生。在周围的肺泡间隔存在以单核细胞、淋巴细胞浸润为主的炎症渗出，肺泡间隔增厚。肺泡内、肺泡管、呼吸性细支气管及终末细支气管腔内有息肉样肉芽组织形成构成机化性肺炎的形态特征，在部分普通间质性肺炎（UIP）亦可以见到，但在 UIP 表现为进行性不可逆的纤维化，而在 COP 则可以被糖皮质激素逆转，表明 COP 是一种独特的炎症性疾病，其炎症过程和表皮的愈合过程类似，但具体的发病机制并不清楚。

起始病因导致肺泡上皮细胞损伤是这一炎症过程的开始，上皮细胞坏死和基底膜暴露，内皮细胞部分受损，炎症细胞（淋巴细胞、中性粒细胞、部分嗜酸性粒细胞）浸润到肺间质，成纤维细胞活化，在肺泡腔内纤维蛋白把炎症细胞聚集在一起，成纤维细胞从间质移行到肺泡并增生，同时肺泡上皮细胞不断增生给基底膜提供再生的上皮以保持肺泡结构完整，成纤维细胞不断增生和胶原纤维一起组成同心圆状排列的纤维肉芽，在大部分肉芽中的炎症细胞几乎完全消失，典型的机化性肺炎改变形成。血管内皮生长因子和成纤维细胞生长因子在肉芽内广泛表达，肉芽肿组织内新生的血管丰富，表明机化性肺炎是一个愈合过程，可能是病灶能够逆转的原因。

二、临床表现

（一）症状和体征

COP可在任何年龄段发病，大部分在50~60岁，男女发病比例基本相同。临床表现多样，大多数患者呈亚急性过程，表现为流感样症状，发热、咳嗽、轻中度气急，少数可发生严重呼吸困难。大多数患者还伴有周身不适、厌食及体重减轻。胸痛、咯血、夜间盗汗等症状较为少见。体检多有气促，发绀少见。2/3的患者肺部听诊可闻及Velcro啰音，在肺实变区有较粗湿啰音，偶可闻及支气管呼吸音。大多数COP无典型肺外临床表现。

（二）辅助检查

1. 常规检查

常见白细胞计数轻中度升高，中性粒细胞比例增加，30%~50%的患者血沉明显加快，C反应蛋白阳性，极少部分患者ANA和RF阳性。

2. 支气管肺泡灌洗

肺泡灌洗液的特征表现为细胞数增多，细胞分类中淋巴细胞、中性粒细胞、嗜酸性粒细胞比例增加，故称为"混合性增高"。淋巴细胞的比例高于IPF而巨噬细胞数减少，出现泡沫巨噬细胞，CD_4/CD_8下降。

3. 肺功能

多为限制性改变，轻中度肺活量降低，弥散功能减退，通常有低氧血症甚至呼吸衰竭，但临床症状相对不明显。吸烟或有慢阻肺的患者可表现为混合性通气功能障碍。

4. 影像学检查

影像学常见三种表现。①双肺多发斑片状（肺泡）浸润影：典型影像表现为片状、非节段性、单侧或双侧密度增高影，CT显示病灶密度从磨玻璃样到实变，常可见"支气管充气征"，病灶以肺周围分布多见，靠近胸膜面，与慢性嗜酸性粒细胞性肺炎类似，部分呈游走性，表现为原有部位病灶吸收但出现新的浸润影。此型是COP最常见、最有特征性的影像学表现，常误诊为细菌性肺炎。病灶偶见空洞，胸腔积液少见。②孤立局灶型：显示孤立局灶性致密阴影，上肺多见，可见空洞，支气管充气征常见。常无症状，体检发现，正电子发射断层扫描（FDG）扫描阳性，易误诊为肿瘤而手术切除，CT显示病灶靠近胸膜或支气管血管束，常有平整的边缘成梯形或卵圆形而不是圆形病灶，边缘有小的卫星灶有助于鉴别。③弥漫性双肺浸润型：表现为两肺弥漫性浸润性、小结节状或网织状改变。此型常和其他特发性间质性肺炎重叠出现，特别是IPF和NSIP。

三、诊断与鉴别诊断

（一）诊断

临床和影像学表现对COP诊断有提示作用，但COP诊断的前提是病理上诊断为机化性肺炎，除外已知原因，才可以诊断COP。

机化性肺炎的病理标志是有包含成纤维细胞的结缔组织形成的肉芽肿出现在肺泡腔，增生的成纤维细胞/肌成纤维细胞灶通过肺泡间孔从一个肺泡到邻近的肺泡形成蝴蝶样结构（butterfly pattern），肉芽肿可以阻塞细支气管，表现为增生性细支气管炎，没有肉芽的肺泡可以出现泡沫肺泡巨噬细胞。应该强调仅仅出现一些肉芽肿并不足以诊断机化性肺炎，许多疾病如过敏性肺炎、NSIP、UIP都可以在局部出现肉芽肿，诊断机化性肺炎需要确认受累组织以肉芽肿为主要表现，而没有其他类型的病理异常，因此通常需要多一些的病理标本。

开胸活检和电视胸腔镜下活检无疑能够从多个部位取得足够的标本，受争议的是经支气管肺活检（trans bronchial lung biopsy，TBLB）标本是否足以诊断COP。目前认为在临床和影像学典型的病例，TBLB标本可以诊断COP，而在一些不典型的病例，特别是需要和其他间质性疾病鉴别时，建议在电视胸腔镜下取肺组织标本，以免误诊。

尽管COP是没有原因的机化性肺炎，但由于许多病因在初期并不显现，因此诊断COP需要慎重，需积极查找可以引起机化性肺炎的病因，特别是肿瘤和结缔组织病。

（二）鉴别诊断

1. 已知原因的机化性肺炎

已知原因的机化性肺炎也称继发性机化性肺炎（secondary organized pneumonia，SOP），感染和药物是引起SOP最常见的原因。细菌性感染如肺炎链球菌、肺炎支原体、肺炎衣原体、柯克斯体、星形诺卡菌，病毒感染如腺病毒、巨细胞病毒、流感和副流感病毒、HIV、肝炎病毒，真菌感染如隐球菌、青霉菌和肺孢子菌，寄生虫如间日疟原虫等都可以出现SOP；最容易引起机化性肺炎的药物包括胺碘酮、博来霉素、卡马西平和干扰素，少见的药物包括醋丁洛尔、多柔比星、柳氮磺吡啶和5-氨基水杨酸、呋喃妥因等，其他氮芥类抗肿瘤药物、头孢菌素等也有报道。

此外还应与乳腺癌放疗引起的机化性肺炎相鉴别，一般发生于放疗结束后3周，阴影可以在放射野外，这点与放射线肺炎不同，且糖皮质激素治疗十分有效。

2. 某些炎症相关的疾病

结缔组织疾病中的SLE（系统性红斑狼疮）、类风湿关节炎、皮肌炎和多发性肌炎、干燥综合征不但在病理上可以具有机化性肺炎的表现，临床过程和影像学表现也可以和COP相似，其他如ANCA（抗中性粒细胞胞质抗体）相关血管炎、炎症性肠病、胆汁性肝硬化、肺移植或骨髓移植后也有类似表现。

3. 影像学表现与COP相似的疾病

①多发性斑片状阴影：如细菌性肺炎、吸入性肺炎、阻塞性肺炎、肺栓塞、肺泡细胞癌、原发性肺淋巴瘤、慢性嗜酸性粒细胞性肺炎、肺泡蛋白沉积症、韦格纳肉芽肿等；②孤立性局灶性致密阴影：主要与球形肺炎和肺癌鉴别；③两肺弥漫性间质阴影：与弥漫性间质性肺疾病鉴别。

四、治疗

糖皮质激素治疗COP，能迅速改善症状，清除肺部病灶，改善氧合，病灶吸收后一般不留瘢痕。但停药复发是经常碰到的问题，需要延长疗程，目前剂量和疗程并不统一。

一般推荐起始泼尼松每天0.75~1.5 mg/kg，维持4~6周后逐步减量，疗程维持1年。也有推荐起始3天甲基泼尼松龙500~1 000 mg/d冲击，然后20 mg/d泼尼松维持。笔者的个人经验认为起始的剂量并不需要太大，每天0.50~0.75 mg/kg泼尼松是一个可行的方案，每3~4周减量，至10 mg/d维持6~12个月。大部分患者都会出现复发，而且可以多次复发，首次复发往往在维持泼尼松治疗时，研究表明复发时泼尼松的剂量一般都低于20 mg/d，因此考虑20 mg/d的剂量要维持足够的时间，可参考表6-3泼尼松的剂量和疗程。一般复发后应用糖皮质激素仍然有效，需要增加剂量到20 mg/d以上，然后再逐渐减量，很少有患者需要加用硫唑嘌呤、环磷酰胺和环孢素，在应用糖皮质激素不良反应非常明显的患者，可以考虑应用上述药物以减少泼尼松的剂量。

表6-3 COP初始和复发时泼尼松的剂量和疗程

步骤	疗程	初始发作泼尼松的剂量	首次复发泼尼松的剂量
1	4周	0.75 mg/（kg·d）	20 mg/d
2	4周	0.5 mg/（kg·d）	20 mg/d
3	4周	20 mg/d	20 mg/d
4	6周	10 mg/d	10 mg/d
5	6周	5 mg/d	5 mg/d

第七章

膈肌疾病

第一节 膈肌感染性疾病

一、定义

膈肌感染性疾病多继发于膈肌周围感染性疾病，也可为全身性感染性疾病在膈肌的表现及创伤、术后合并感染，膈肌本身原发性感染少见。膈上感染常继发于肺炎、肺脓肿、脓胸等。膈下感染多见于腹腔感染，如肝脓肿及腹部手术后。由于腹腔上部压力较下部为低，故感染性腹腔液体沿结肠旁沟向上延伸至膈下间隙形成脓肿，并可通过膈肌附近的淋巴引流或直接侵袭膈肌致化脓、坏死并发脓胸、肺脓肿。

二、诊断

（一）病史
有膈肌周围感染、创伤、手术或全身性感染性疾病的病史。

（二）临床表现
在原发病的基础上，可有发热、胸腹痛等表现，后者以呼吸时为著。

（三）实验室及其他辅助检查
胸部 X 线表现为膈肌升高，活动受限，肺下部出现盘状不张、局部胸膜反应，甚至可见气液平面。也可出现肺部炎症浸润影及脓肿。值得注意的是，部分膈上的肺底积液 X 线可表现为肺下界明显升高，似膈肌向上移位，称为假性横膈升高。可采用不同立位或卧位动态透视、摄片鉴别。也可通过 B 超、CT 检查进行鉴别。血常规检查呈感染血象，血培养有助于明确病原菌，但原发性者常为阴性，血性播散者常为阳性。药敏试验有助选择有效的抗生素。在影像学检查指导下进行穿刺涂片检查、细菌培养 + 药敏试验有助于明确病原菌及选用适当抗生素。应同时进行需氧、厌氧菌培养和药敏试验。

三、治疗

（1）针对原发病进行治疗。
（2）全身应用有效抗生素。
（3）对于化脓性感染，可在影像学指导下进行引流、局部用药。
（4）全身支持治疗。

四、临床路径

（一）询问病史
是否有膈肌周围及全身感染性疾病、创伤、手术史。

（二）体格检查
发热、胸痛、腹痛，尤以呼吸时为著。

(三)实验室及其他辅助检查

血常规检查、血培养+药敏试验。X线、B超等影像学检查,并可在其指导下穿刺进行涂片、培养+药敏试验。

(四)治疗

原发病对于化脓性感染,应在治疗原发病的基础上给予及时引流,也可局部给药。

第二节 膈膨出

膈膨出是由于肌肉纤维不同程度地麻痹、发育不全或膈肌萎缩,造成全膈或部分膈不正常地上升或高位。膈膨出在任何年龄均可发现,常规胸部透视成人发现率约万分之一。因膈下病变或膈上病变以及急性损伤造成的膈肌位置改变,不属于膈膨出的范畴。

一、病因和发病机制

(一)病因

膈膨出有先天性和后天性(麻痹性)两种。

1. 先天性膈膨出

因膈的胚胎发育障碍,膈肌发育不全,随着年龄增大,膈肌逐渐伸长变薄,上升入胸腔内。整个膈或一侧发育不全,造成全膈或单侧或部分性膈膨出。先天性膈膨出常合并其他畸形,例如同侧肺发育不全、胃逆转、肠旋转不良和异位高肾等。

2. 后天性膈膨出

由于损伤膈神经,造成一侧或双侧膈肌萎缩,使膈升高。膈神经受损的原因有:①最常见者为肿瘤侵犯或压迫(肺癌转移至纵隔淋巴结、纵隔肿瘤、心包或心脏恶性肿瘤或胸膜间皮细胞瘤或胸壁纤维细胞瘤);②巨大的主动脉弓部瘤压迫左膈神经;③炎症感染(肺炎、肺脓肿、纵隔炎、膈下感染和纵隔巨大的淋巴结结核均可损伤膈神经);④膈神经周围部分受损伤(肺癌切除、心包切除或胸腺切除术中切断膈神经;心内直视手术时膈神经被心包腔内的冰屑冻伤);⑤因创伤、传染病、肿瘤或脊椎结核在颈椎水平压迫第3~5胸神经;⑥中央神经系统疾病(感染性多发性神经根炎);⑦传染病累及膈神经(脊髓灰质炎、单纯疱疹、带状疱疹、白喉)、乙醇或铅中毒和变态反应(注射抗破伤风血清后)。

(二)病理

膈膨出多见于左侧,双侧罕见,因右侧膈神经分支较多,故部分性膈膨出常见于右侧,男性多于女性。

先天性膈膨出的病例膈神经无异常,只是膈肌纤维变薄。病变严重者,肌纤维缺如,膈薄如一张半透明膜,由胸膜、筋膜和腹膜构成。后天性膈膨出的肌纤维呈退化或萎缩,变薄的部分由弹性纤维组织组成。

(三)病理生理

单侧膈肌丧失功能使肺活量减少33%。膈肌升高和矛盾运动使患者肺脏受压,膨胀不全,换气功能受损。此外,膈肌担负全部通气量的60%。因此,在主要以腹式呼吸的幼婴,限制通气功能的症状尤为严重。

完全性膈膨出改变食管进入胃的角度,引起胃反流。左膈膨出时胃底上升并可能扭转,使食物通过贲门或幽门时受阻。部分膈膨出较少引起呼吸症状,但可使肝或肠襻嵌入。

二、诊断

(一)临床表现

1. 症状

大多数完全性膈膨出和几乎所有部分性膈膨出的病例均无症状,只在X线检查时被发现。膈膨出的主要症状有呼吸道和胃肠道两组,先天性与后天性膈膨出的症状近似,但儿童和成人的临床表现各异。

完全性膈膨出的新生儿和幼婴常有呼吸急促而不规则，啼哭或吸奶时呼吸困难，严重者出现发绀。

在儿童，完全性膈膨出可引起呼吸困难。患儿易患慢性支气管炎、反复肺炎。某些患儿有不明原因的胸痛和非典型的胃肠道症状，如食欲不佳、体重不增或间歇性肠梗阻等症状。活动时有轻度或中度呼吸困难，一般无发绀。

成年人左膈膨出的常见症状为下咽困难、上腹牵拉感或胀痛、胃烧灼感和嗳气。当平卧、头低位或饱食后胃肠道症状常加重，改为侧卧位则缓解。呼吸道症状为活动时呼吸困难、气短，饱食后或平卧时更明显，患者带有咳嗽、喘鸣和患侧反复肺部感染。大多数患者常因呼吸道感染就医时才被发现。

2. 体征

完全性膈膨出的新生儿和幼婴查体可发现患侧胸壁呼吸运动受限，叩诊为浊音，无肺泡呼吸音，但可能听到肠鸣音。气管和心脏向对侧移位、扁腹平，肝脾常不易触及。在吸气时健侧上腹部先鼓起，两侧活动不对称。

在儿童，当膈完全膨出高位时可有深吸气时患侧下胸过度伸展，被称为 Horner 征。患侧下胸叩浊，腹部呈舟状，其他体征与新生儿相同。

成年患者体征与儿童类似，但其体征对诊断帮助不大。

（二）辅助检查

1. X 线表现

膈膨出主要靠 X 线检查做出诊断。胸透可发现患侧横膈高位，可升到第三、四肋间隙高度，膈下紧贴胃，膈肌活动受限或消失，心脏移向健侧，吸气时更明显。后前位胸片显示上升的膈肌厚度明显变薄，像一条光滑完整的曲线。观察全膈时须做斜位或侧位胸片。胸部透视检查可见后天性膈膨出时，上升的膈也有运动，但矛盾运动不很明显。

2. 胃肠道造影或钡灌肠检查

可发现升高的胃或结肠、颠倒的胃或合并扭转，其上有一完整无缺的薄膈。

3. 肝扫描、肺扫描

肝扫描、肺扫描显示高位的膈，磁共振更有助于鉴别诊断。

三、鉴别诊断

（一）膈疝

膈疝为先天性或后天性原因导致腹腔内脏器通过膈肌缺损处进入胸腔形成。胸透时亦可见膈肌局部隆起，但于膈上隆起部分可见胃肠或肠腔的空腔影，在胸透下借助于气腹的技术进行检查，患者直立时气体升入胸腔为膈疝，如存留于膈下则为膈膨出。胃肠道造影或钡灌肠更能看清楚升高的胃或结肠与膈肌的关系。

（二）横膈肿瘤

横膈肿瘤极少见，多无特异症状。X 线检查可见膈肌上面显示边缘光滑的圆形或卵圆形致密阴影，可随膈肌运动而上下移动，其形态和大小不随呼吸而改变，诊断性气腹有助于诊断。

（三）肺底积液

肺底积液患者于 X 线检查时常可见患侧"膈肌抬高"影，一般在改变体位行胸透或 B 超检查后即可区分。

四、治疗

（1）无临床症状的膈膨出不需处理。膈膨出无药物可治，如有症状可对症治疗。因膈神经麻痹造成的后天性膈膨出，有可能逐渐改善，可观察 1 年左右，不急于手术处理。

（2）新生儿和婴儿如因膈膨出合并严重呼吸困难，应急诊手术，否则将导致死亡。由于胃扭转而引起严重的消化症状，手术疗效最佳。

（3）老年患者反复合并严重的呼吸道症状，损害肺功能者应考虑手术。

（4）不能排除膈疝或肿瘤的病例也应手术探查。手术是将薄弱部分重叠缝合。

第三节　膈疝

一、定义

膈疝为腹腔内或腹膜后的内脏器官通过膈肌裂孔或膈肌缺损部位疝入胸腔形成。膈疝可分为先天性、创伤性及食管裂孔疝三种类型。

二、临床表现

（一）先天性膈疝

膈肌由胸骨部、肋骨部和腰部三部分肌肉和筋膜组成，当膈肌在发育过程中发生障碍时，膈肌形成薄弱点或缺损，腹内脏器可以脱位，从膈裂孔或缺损部位疝入胸腔。先天性膈疝中以胸腹膜裂孔疝最为常见，占80%~90%，两侧膈肌均可发生，由于右侧膈下有肝脏保护，故此疝多发生于左侧。多见于婴幼儿，成人罕见，患儿可伴有其他先天畸形，如消化道异常等。临床表现与膈肌裂孔的大小有关，若裂孔小可无症状，往往于X线检查时被发现，但狭小的疝口也可造成疝入的胃肠绞窄和坏死。若缺损大，甚至一叶膈肌缺如时，大量腹腔脏器如胃、肠、大网膜等均可疝入胸腔，致使肺和心脏受压移位或引起肺发育不全。患者有恶心、呕吐、腹痛、胸闷、气短、心动过速、发绀等症状，严重者可发生呼吸循环衰竭。体征为患侧胸廓活动度减弱，患侧下胸部可因疝入胸腔内脏器的不同而出现实音或鼓音（前者为含液体或实质性脏器，后者为含气体的内脏疝入）。呼吸音消失，有时可闻及肠鸣音。X线检查示：一侧膈面轮廓不清，于胸腔内可见肠管充气或胃泡所致的不规则透明区，常伴有液平面，纵隔向健侧移位。应与肺囊肿、气胸、包裹性胸腔积液等相鉴别。通过胃肠钡餐检查或施行人工气腹，不难得出诊断。

胸骨旁膈疝为另一种较为少见的先天性膈疝，此类疝常有腹膜疝囊，一般腹腔的脏器不会大量进入胸腔。在胸骨X线片上可于右前心膈角区见一向上隆起的边缘清楚的致密阴影，其内可含气体，CT扫描可明确诊断。应注意与心包脂肪垫、局部膈肌膨出或局限性胸腔积液等相鉴别。

（二）创伤性膈疝

胸腹部直接的穿通伤或间接的挤压伤、挫伤、跌伤等可引起膈肌破裂，腹腔内的脏器疝入胸腔后形成创伤性膈疝。由于右侧有肝脏的保护，故膈疝多发生在左侧，可伴发脾破裂，产生腹腔内积血。临床上大多数患者常有合并伤引起的全身或局部表现，尤其是胸腹联合伤或盆腔外伤的患者。有的患者外伤后发生膈肌破裂，但内脏未进入胸腔，早期因无明显症状而易漏诊。因此，凡是有下胸部和上腹部损伤，应注意以下几点：①开放性损伤应高度警惕膈肌破裂。②闭合性损伤应动态观察腹部情况，只要情况允许，均应用X线检查并追踪。③手术应常规探查膈肌。膈肌外伤主要症状是呼吸循环障碍，同时伴有消化道症状。病情轻重与疝入胸腔内的脏器多少、有无肠袢扭转及有无合并伤有关，重者可有呼吸困难、发绀、低血压甚至危及生命。查体时可有患侧胸部叩诊浊音或鼓音，呼吸音减弱，有时患侧可闻及肠鸣。

（三）食管裂孔疝

膈疝中以食管裂孔疝最为常见。在先天性食管裂孔增宽或先天性短食管，由于长期腹内压增高，贲门和胃上部可通过扩大的食管裂孔滑脱至纵隔内形成滑动型裂孔疝，常在平卧时发生。若胃的前部疝入食管前或两侧的腹膜形成的盲囊内时，即产生食管旁裂孔疝。临床上滑动型裂孔疝较食管旁裂孔疝为多见，前者约占90%。本症多见于中老年人，常感上腹不适或灼痛，有嗳气、腹胀，食管下段黏膜因胃液反流经常受胃酸刺激，可引起食管炎或溃疡，有嵌顿时可出现呕吐或呕血、便血。

三、诊断

膈疝的诊断除根据症状特征外，主要根据X线表现诊断。

（一）先天性膈疝

X 线检查可见纵隔向健侧移位，患侧胸腔内可见多个气祥影或有一不透明的肿块影。

（二）创伤性膈疝

如 X 线出现以下情况应高度警惕膈肌破裂的可能：一侧膈肌抬高，膈影模糊并中断，患侧胸内边界清晰的不透光区或有液平面纵隔向健侧移位等。可做诊断性人工气腹，若出现气胸则可诊断。

（三）食管裂孔疝

X 线钡餐检查，可见膈下食管段变短、增宽或消失，贲门上移呈幕状向上牵拉胃黏膜，食管、胃狭窄环上移到膈上，并见狭窄处食管黏膜变形，管腔变窄，上段食管扩张。

四、治疗

（一）先天性膈疝的治疗

内科治疗常难以奏效，约 75% 的病婴在 1 个月内死亡，故对病情严重者宜尽早手术治疗，将疝入胸腔内的脏器复位和修补膈肌缺损，对腹腔小的病例，可设法建立一个临时腹腔以容纳复位的内脏，手术疗效和预后决定于患侧肺发育不良的程度，有无胃肠扭转、梗阻或狭窄，以及是否合并其他畸形。手术应选择在出生后第二天以后，以降低手术后的死亡率。对于成人的后外侧膈疝，尤其是肥胖的妇女、妊娠期，因腹内压增高，使狭窄的后外侧裂孔变宽，腹内脏器容易疝入胸腔内，所以有后外侧疝的妇女应在妊娠前择期手术。

（二）创伤性膈疝的治疗

1. 抗休克

立即建立 2 ~ 3 条静脉输液通道，迅速补液，并尽快输血；包扎开放的胸腹部伤口；根据胸腹腔穿刺结果，放置胸腔引流条，以改善肺通气，并增加回心血量。对生命垂危者，一旦初步检查确诊，不做任何辅助检查直接送入手术室。

2. 手术入路

目前经胸入路好还是经腹入路好，国内看法不一致，一般认为对外伤早期的患者最好采用经腹途径，因该切口对腹部伴随损伤可确切治疗，并可行腹腔探查。如果胸部损伤需要手术处理或左侧膈肌破裂则行经胸途径为好。

（三）食管裂孔疝的治疗

大多数食管裂孔疝的患者症状较轻，可以采用内科治疗，降低腹腔内压力和减少胃液反流，常用措施有：调节饮食、减肥，避免穿紧身衣服和使用过紧的宽腰带，避免抬重物或弯腰等挤压腹腔的动作，夜间睡眠时高枕卧位，以防胃液反流，对内科治疗效果不好的患者应考虑手术治疗。

第四节 膈肌麻痹

一、定义

膈肌麻痹是指由于膈神经受损，神经冲动被阻断而产生的一侧或两侧的膈肌上升及运动障碍。膈肌麻痹病因广泛，最常见于肺癌转移至纵隔的淋巴结压迫或侵蚀膈神经引起膈肌麻痹，其他为脊髓前角炎、运动神经单位疾病、带状疱疹、结核、白喉、心包炎、纵隔炎、肺炎、铅中毒、巨大动脉瘤、颈深部手术或外伤、婴儿分娩时过度牵拉颈部等，均可累及膈神经导致膈肌麻痹。其偶尔发生于胸腔手术不慎伤及神经。有人认为病毒感染也可产生膈肌麻痹，部分患者病因未明，或称为特发性膈肌麻痹。长期麻痹可产生膈肌萎缩形成一层薄膜。

二、临床表现

（一）症状

一侧膈肌麻痹肺活量可减少20%～30%，通气量减少20%，因代偿作用患者常无明显症状，但于卧位时可因健膈活动受限而出现气短，左侧膈肌麻痹可因胃底升高而出现嗳气、腹胀、腹痛等消化道症状。如发生双侧膈肌麻痹则可因限制性通气功能障碍而出现发绀、呼吸困难，甚至低氧血症。

（二）体征

膈肌麻痹无特异体征，如膈肌麻痹严重，可有患侧胸壁运动受限，叩诊呈浊音，呼吸音减低或消失。

三、辅助检查

X线表现患侧膈肌升高，活动度减弱或消失，并显示矛盾运动，即吸气时健侧膈肌下降，而患侧膈肌上升，并可见纵隔随呼吸摆动，吸气时纵隔移向健侧，呼气时纵隔移向患侧，以便观察双侧膈肌运动情况。

四、鉴别诊断

本病主要与膈膨出、肺底积液相鉴别。膈膨出时X线检查也出现膈肌矛盾运动，但其波幅较膈肌麻痹小，参考病史多能做出鉴别。肺底积液在X线检查也可见立位时升高的膈肌消失。

五、治疗

膈肌麻痹的治疗主要是针对病因治疗。如果肺癌转移侵犯膈神经，可行局部放疗或手术切除肿大的淋巴结，巨大主动脉瘤手术治疗等。

出现呼吸困难者主要应用无创性机械通气辅助呼吸，不必做气管切开。辅助机械通气方式，包括胸甲式体外负压通气机。

第五节　膈肌肿瘤

膈肌的原发性肿瘤罕见，多是转移癌。

一、病因及发病机制

（一）病因

1. 原发性恶性膈肌肿瘤

大部为纤维组织、肌肉组织、血管组织和神经组织发生的肉瘤，其中以纤维肉瘤最多见，次为神经源性细胞肉瘤。

2. 继发性恶性肿瘤

继发性恶性肿瘤可直接由邻近器官的肿瘤蔓延而来，亦可通过血行或淋巴转移至横膈。多数自肺、食管、胃和肝、胆囊转移，亦可来自后腹膜、肠道、生殖器、甲状腺、肾脏。尽管邻近的器官组织的恶性肿瘤，如胃癌、肝癌、胆囊癌、肺癌、结肠或盆腔和后腹膜的恶性肿瘤，经常直接侵犯或转移累及膈肌，但通常与原发肿瘤相连或者是胸部或全身性转移性肿瘤的一部分。

3. 先天性和后天性囊肿

先天性良性肿瘤有先天性单纯囊肿和内衬纤维组织的先天性囊肿；后天性囊肿可由创伤后血肿或脓肿所遗留形成囊肿，以及棘球蚴病等疾病所引起。

（二）病理

膈肌肿瘤中，良性（包括囊肿）占40%，恶性肿瘤占60%，比例为2∶3。良性肿瘤以脂肪瘤最为常见，其他有纤维瘤、间皮瘤、血管瘤、神经纤维瘤、神经鞘瘤、纤维肌瘤、淋巴管瘤、畸胎瘤、错构瘤、皮样囊肿等。恶性肿瘤以纤维肉瘤最常见,其他文献有报道的恶性肿瘤还有脂肪肉瘤、横纹肌肉瘤、神经源性肉瘤、平滑肌肉瘤等。

二、诊断

(一)临床表现

良性肿瘤和囊肿多无症状,多数在胸部 X 线检查时发现。恶性肿瘤常有胸背痛;侵犯膈神经时可有肩部和上腹部放射性疼痛、呃逆和咳嗽(与膈神经的感觉纤维受刺激有关),严重者可引起膈麻痹;部分患者合并胸腔积液或腹水;巨大肿瘤挤压肺可引起呼吸困难等压迫症状。肿瘤向腹腔生长可产生胃肠道症状和肝区剧痛。有报道膈肌恶性肿瘤可引起杵状(趾)和骨关节肿痛等类似肺性骨关节病的表现,切除肿瘤后症状缓解。膈结核或包虫病还有其特有的症状。通常无特异性体征。

(二)辅助检查

X 线检查是发现和诊断膈肌肿瘤与肿块的主要方法。常规 X 胸片显示膈面上的球形或块状阴影,随膈肌上下活动。良性者多数表面光滑,恶性者多呈分叶状。当恶性肿瘤侵犯膈神经时可引起膈肌麻痹的表现。可伴有胸腔积液或腹水。病灶体层、CT 或 MRI 检查有助于鉴别。必要时可进行人工气胸或气腹、胸腔镜或腹腔镜可同时做活检,有利于证实诊断。

三、鉴别诊断

本病主要与肺底积液、包裹性胸腔积液、膈疝相鉴别。

(一)肺底积液

肺底积液 X 线检查可呈现"膈肌抬高"的征象,但变动体位后往往可使真正的膈肌出现,胸部 B 超检查也可鉴别。

(二)包裹性积液

包裹性积液包裹于膈肌表面者易与膈肌肿瘤相混淆,但后者部分患者可见阴影内有钙化影,胸部 B 超检查可区分液体性包块或实质性包块。

(三)膈疝

膈疝可使膈肌局部向胸腔内隆起,且表面光滑,但于胸腔内常可见腹部空腔脏器如胃和肠疝入胸腔所致的不规则透明区,有时还可见内有液平面。胸部听诊部分患者可闻及肠鸣音。消化道钡餐可供鉴别。

四、治疗

膈肌肿瘤应争取手术治疗,根据良、恶性及病理类型,在术后做放疗或化疗。良性肿瘤预后良好。膈肌的缺损可以直接缝合或用补片修复。

第八章 睡眠呼吸障碍疾病

睡眠呼吸障碍（sleep related breathing disorders，SRBD）是一种发生在睡眠中的呼吸异常性疾病，在国际睡眠疾病分类中被分在第八类睡眠疾病，疾病编号为ICSD2。睡眠呼吸障碍疾病涵盖多种不同的疾病类型，首先是阻塞性睡眠呼吸暂停综合征（obstructive sleep apnea syndromes，OSAS），这部分患者占睡眠呼吸障碍疾病的绝大多数。还有患者表现为与阻塞性睡眠呼吸暂停OSA几乎相同的临床症状，睡眠中有轻度低通气但无明确低氧，睡眠中微觉醒（microarousal）频发。由于这种睡眠呼吸异常的发生主要与睡眠中上气道阻力增高有关，被称为上气道阻力综合征（upper airway resistance syndrome）。其次是中枢性睡眠呼吸暂停（central sleep apnea syndromes），包括陈-施氏呼吸型中枢性睡眠呼吸暂停（central sleep apnea due to Cheyne-Stokes breathing pattern）、高原间歇性呼吸型中枢性睡眠呼吸暂停（central sleep apnea due to high-altitude periodic breathing）、药物或医源性中枢性睡眠呼吸暂停（central sleep apnea due to medical condition or drug）和原发性婴儿呼吸暂停（primary sleep apnea of infancy）。最后一类睡眠呼吸障碍疾病称为睡眠相关低通气或低氧综合征（sleep related hypoventilation/hypoxaemic syndrome），包括特发性肺阻塞性肺泡低通气综合征（idiopathic sleep related alveolar hypoventilation syndrome）、先天性中枢性肺泡低通气综合征（congenital central alveolar hypoventilation syndrome），和因下气道阻塞、神经肌肉和胸壁疾患、肺实质和肺血管病变引发的睡眠低通气-低氧综合征等。在睡眠呼吸障碍疾病中患病率最高的还是睡眠呼吸暂停综合征。因此，在不同场合和不同文献提到睡眠呼吸障碍时多指睡眠呼吸暂停综合征。

第一节 阻塞性睡眠呼吸暂停低通气综合征

睡眠呼吸暂停低通气综合征是一种常见的睡眠呼吸疾病，以睡眠中打鼾或不打鼾，伴有间断的通气量减少和呼吸暂停为特征。临床上多表现为晨起头痛、日间不同程度的嗜睡，常伴发心脑血管并发症和糖与脂类代谢紊乱。临床实践中，中枢型睡眠呼吸暂停的患者比例很小，患者多为阻塞性睡眠呼吸暂停低通气综合征（OSAS）。本章将主要介绍阻塞性睡眠呼吸暂停低通气综合征。

OSAS为上气道阻塞引起睡眠中反复打鼾伴低通气和/或呼吸暂停。患者多在40岁以上，患病率男性高于女性。睡眠低氧血症、高碳酸血症和睡眠结构的破坏是该综合征主要的病理生理学改变。调查显示OSAS的平均患病率为2%~9%。其中患病率最高者为15%，最低者为1.4%，近年报道患病率有增长趋势。

一、病因和发病机制

OSAS患者上气道异常阻塞的发生有三个基本特征是明确的：上气道阻塞通常发生在咽部；OSAS患者通常出现咽部解剖结构的异常；吸气过程中咽腔的大小取决于吸气时咽内产生向内变窄的力与咽腔肌肉产生向外扩张之间力的平衡。OSAS的发病机制，既有局部的异常，又有全身因素的参与，同时也受性别与年龄的影响。

(一)病因学

OSAS 发生的主要原因是上气道狭窄和阻塞,上气道是指由鼻孔至声带段的呼吸通道。上气道任何部位的狭窄或阻塞都可以引起 OSAS,而多数患者阻塞的部位发生在咽部。咽部又分为鼻咽、口咽和喉咽三个不同部位,狭窄和阻塞可发生在其中一个或多个部位,咽腔的塌陷部位会随睡眠分期和体位不同而发生变化。鼻腔的肿物,鼻甲肥大,鼻中隔偏曲,扁桃体肥大,巨舌,软腭松弛、肥厚和下垂及小下颌等颌面结构异常都是发病的直接原因,遗传因素也与发病有关。中老年男性、绝经期后的妇女、肥胖者、甲状腺功能低下和肢端肥大症患者等都是 OSAHS(阻塞性睡眠呼吸暂停低通气综合征)发生的高危人群。

(二)发病机制

上气道是一个缺乏骨和软骨性支持的管腔型器官,其解剖学特点决定了它具有较高的顺应性和易塌陷性,这种情况 40 岁以后随年龄的增长而增加。患者睡眠中会使本来狭窄的上气道顺应性进一步增加,在吸气负压作用下极易闭合并发生呼吸暂停。上气道的机械性狭窄对睡眠中上气道的塌陷和闭合起到重要作用,而上气道解剖结构的狭窄则是发生机械性狭窄的病理学基础。上气道狭窄直接影响是气道内气流的加速和跨腔压增加,构成上气道闭合和塌陷力学基础。

在形成阻塞性睡眠呼吸暂停过程中,上气道扩张肌群维持咽部通畅作用非常重要。上气道的畅通取决于气道塌陷的力,如腔内负压、管外组织压增加和维持气道畅通的咽扩张肌收缩力间的平衡。上气道通畅的决定因素是跨壁压,它代表咽腔内压和周围组织压间的差值。跨壁压对上气道的塌陷作用受到咽腔顺应性的影响。患者清醒状态下上气道具有正常或低于正常水平的顺应性,即使有可以引起气道塌陷的跨管腔压力作用,也不会引起气道的闭合。睡眠状态则使本来狭窄的上气道的顺应性增加和跨管腔压加大,上气道在高的跨管腔压和吸气负压作用下极易闭合和发生呼吸暂停。

保持上气道的开放,有赖于咽腔部位的扩张肌和扩张肌与神经反射功能的正常。上气道扩张肌的活动是受中枢呼吸神经元控制的,扩张肌的活动主要靠胸内负压的刺激启动和维持;患者打鼾的物理性震荡和气道压力异常变化对上气道局部组织的损害,和缺氧对中枢神经系统的损害都可以造成睡眠时上气道扩张肌收缩的神经反射钝化。致使上气道扩张肌收缩力下降,易于发生气道的塌陷。另外,中枢性原因或成分在 OSAS 发病中也起到一定的作用,患者呼吸中枢对体内二氧化碳刺激反应的异常和呼吸调节紊乱 OSAHS 发病的主要中枢机制。近年来,中枢性通气不稳定、唤醒阈值(arousal threshold)和中枢呼吸反馈的环状增益(loop gain)异常等在 OSAS 发病机制中的重要作用越来越被重视。

二、临床表现

OSAS 患者多为 40 岁以上的男性和绝经期后的女性。患者夜间表现为睡眠中打鼾和他人目击反复发生的呼吸暂停、肢体抽动和睡眠的中断。重者可发生睡眠中憋醒、尿床和神志丧失,少数患者会因为致命性低氧血症引发猝死。日间表现为疲乏无力、咽干、头痛和不同程度的日间嗜睡,常因白天嗜睡而发生恶性交通或生产事故。还可以出现智力和记忆力的减退,抑郁、性格改变。性欲减低与胃食管反流亦不少见。患者多同时伴有高血压、冠心病、脑血管和代谢紊乱等多系统的并发症。

体格检查对 OSAS 是必需的,患者多为肥胖,特别是腹型肥胖,颈围增粗 40 cm 以上有诊断意义。常可见鼻腔、咽腔狭窄或阻塞,部分患者可见下颌后缩或小下颌。患者口咽平面的狭窄多见,程度可分为轻、中、重。由甲状腺功能低下和肢体肥大症引发的 OSAS 者,可分别出现非指凹性水肿,舌体、下颌及肢端的肥大。OSAS 引起夜间睡眠中反复发生的低氧和/或高碳酸血症及睡眠结构的紊乱。该综合征的间歇性低氧是呼吸疾病中特有的低氧模式,造成全身性氧化应激反应和炎症反应。这种系统性的病理反应对全身多个系统和器官造成不同程度的损害,出现诸多的并发症,如高血压、心律失常、缺血性脑血管病、肺动脉高压和肺心病、胰岛素抵抗及 2 型糖尿病、胃食管反流病、认知功能损害、性功能障碍、红细胞增多症和肾脏损害等。

三、实验室检查

多导睡眠监测（polysomnography，PSG）报告的呼吸暂停和低通气指数（apnea hypopnea index，AHI）大于或等于5次/小时，或整夜7小时睡眠超过30次即可初步考虑OSAS的诊断。呼吸暂停是指每次呼吸中断的时间大于10秒；低通气指呼吸的气流或胸腹呼吸运动的幅度减少50%以上，时间大于10秒，同时伴有血氧饱和度下降等于或大于4%。整夜PSG的睡眠监测是诊断OSAS的最佳手段，简单的睡眠初筛试验亦可以做出初步诊断。

不具备睡眠实验室的医院可以应用简易的包括血氧饱和度、鼾声等关键指标简易型睡眠呼吸初筛仪器进行诊断。指标多为血氧饱和度下降次数，而不是AHI，一般以每小时10次或以上为OSAS诊断标准。具有监测功能的自动式气道正压通气机（Auto-CPAP）也可以用于患者的初筛诊断。

根据OSAS诊断指南，除了临床症状、查体和AHI符合标准外，还需要评价患者的日间嗜睡状态。国际通用的嗜睡评分为Epworth sleepiness scale（ESS）评分，大于或等于9分者才可以诊断OSAS。OSAS的病情严重程度分级：AHI为5～15，夜间最低血氧饱和度在85%～89%间为轻度；AHI为16～30，夜间最低血氧饱和度在80%～84%间为中度；AHI为30以上，夜间最低血氧饱和度在50%以下为重度。

四、诊断与鉴别诊断

诊断OSAS首先要善于发现该综合征的高发人群，对于肥胖、睡眠打鼾和日间嗜睡者，高血压、冠心病和2型糖尿病患者需要给予重点关注。诊断OSAS要根据病史、体格检查和实验室指标综合分析后做出。需要注意的是患者夜间睡眠的情况需要向患者同屋睡眠者询问。根据打鼾及目击者提供的睡眠中反复发生呼吸暂停的病史，中年以上肥胖、短颈、晨起头痛、日间嗜睡者，及口咽平面狭窄和局部充血水肿，可初步考虑OSAS的存在。需要注意的是部分有临床症状的青少年和颌面畸形者不要轻易排除OSAS的诊断。PSG和睡眠呼吸初筛监测是确立诊断必需和必不可少的，但不能仅依靠实验室指标做诊断。与OSAS有着相近临床表现的疾病都是应该鉴别的。表8-1列出了需要与OSAS鉴别诊断的疾病与诊断要点。

表8-1 需要与OSAS鉴别诊断的疾病与诊断要点

症状	需要鉴别的疾病和诊断要点
睡眠打鼾	单纯鼾症或习惯性打鼾：睡眠中有鼾声、无或很少呼吸暂停、无睡眠血氧饱和度减低或睡眠低氧血症；上气道阻力综合征：睡眠打鼾、日间疲劳或嗜睡，脑电图水平的觉醒次数≥10次/小时，无睡眠血氧饱和度减低
日间嗜睡	发作性睡病：日间不能克制的睡意和发作性睡眠、与情感刺激相关的发作性猝倒，睡眠幻觉和睡眠麻痹。睡眠潜伏期缩短，提前出现的快动眼（REM）睡眠 睡眠不足：睡眠时间不能保证或短于需要的睡眠时间引起的嗜睡 失眠：因为夜间睡眠差和不足，引起日渐疲劳、瞌睡
睡眠低通气与呼吸暂停	中枢型睡眠呼吸暂停低通气综合征：中枢病因引发的睡眠呼吸暂停，无鼾声，呼吸暂停发生时无胸腹呼吸运动，存在间歇性睡眠低氧或高碳酸血症。实验室诊断标准除鼾声外与OSAS诊断标准和病情严重程度判定相同。临床上，除睡眠打鼾外，可以具有OSAS的日间和夜间症状和并发症。相当比例的患者同时伴有充血性心力衰竭 肥胖低通气综合征：有睡眠低通气和/或呼吸暂停，睡眠低氧和高碳酸血症。体块指数（BMI）大于30 kg/m^2，清醒状态PaO$_2$小于70 mmHg，PaCO$_2$大于45 mmHg

五、治疗

对OSAS的治疗首先要明确治疗的目的，即治疗OSAS绝不限于消除打鼾、睡眠低氧血症和日间嗜睡等临床症状。治疗的最终目的是预防和治疗OSAS引起的多系统并发症，从整体上改善患者的生活和生命质量。

1. 非手术治疗

（1）一般治疗：戒烟、减肥、睡前禁饮酒与禁服镇静安眠药、改卧位为侧位睡眠等措施，对OSAS均可收到一定的治疗效果。目前尚无理想的药物治疗。

（2）持续正压气道通气装置（continuous positive airway pressure，CPAP）的治疗：CPAP是一个可以产生压力的小气泵，它与鼻腔相连接，使上气道保持一定的压力（通常为5~18 cmH_2O），可有效地防止睡眠过程中上气道的塌陷，以此来维持上气道的通畅，达到治疗的目的。目前CPAP的设计已从单一的压力型改为双相压力型（BIPAP），即呼气与吸气时相给予不同的压力，使之更符合自然的生理过程，更易于患者的适应和接受。近年临床应用的带有反馈系统的自动CPAP（Auto-CPAP），只在患者发生气道闭合时和需要的时候工作。CPAP是目前治疗OSAS的主要手段和第一选择。

（3）口腔矫治器：是一种防止睡眠中上气道闭合的口腔装置。通过牵拉下颌前伸，使舌根及上气道前壁前移来完成这一功能，对轻中度OSAS患者有较好的疗效。

2. 手术治疗

手术是治疗OSAS的重要手段，但非首选，其中以悬雍垂软腭咽成型术（UPPP）最为普遍。

（1）悬雍垂软腭咽成型术：是OSAS手术治疗最常选的术式，手术需切除扁桃体、部分扁桃体前后弓及部分软腭后缘（包括悬雍垂），使口与鼻咽的入口径线增加，防止睡眠时上气道的阻塞，严格地选择适应证对预后是非常重要的。

（2）气管切开和气管造口术：对严重的OSAS患者，睡眠中氧饱和度低于50%、伴严重的心律失常、肺感染并发心衰，气管切开可谓"救命措施"。部分患者经造口术后，长期保留造口亦取得良好的治疗效果。

（3）下颌骨前移"舌骨悬吊术"适于UPPP手术失败、舌根与后咽壁间气道狭小者。手术的目的是将舌骨悬吊于前上位置，解除舌根对上气道的阻塞。由于手术难度大、适应证严格，目前尚未广泛开展。

（4）激光和射频消融术：已经作为手术治疗的一部分被临床采用，其临床疗效，特别是远期临床疗效仍在观察中。

（5）胃减容手术：对于重度肥胖患者通过手术缩小胃的容积，进而减少患者的进食量来达到减肥的目的。国外最先开展该手术对治疗OSAS取得不错的临床疗效，国内也在尝试中。

第二节　以指南指导睡眠呼吸暂停综合征的临床诊治

我国阻塞性睡眠呼吸暂停综合征诊治工作的开展经历了至少三十个年头，近十年来得到迅速的发展和普及，不完全统计具有OSAS诊治条件的医院约200余家，几十万患者得到及时的诊断和治疗。这是全体致力于OSAS同道们艰苦开拓、执着进取的硕果和阶段性标志。同时，我国还拥有世界上最大的OSAS患者人群，仅就原有相对苛刻的诊断标准推算患者可达3 000万，而实际数字和OSAS高危人群远超过这个数字。如何保证如此庞大的患者人群能得到科学、合理和规范的诊断与治疗，是保证患者免受睡眠OSAS危害及提高患者生活和生命质量的大事情。为此，2002年中华医学会呼吸病学分会睡眠呼吸障碍学组组织制定了国内首个"阻塞性睡眠呼吸暂停综合征诊治指南"，对前一段临床和研究工作起到了很好的指导和规范作用，其在期刊的引用次数达810次，居各呼吸疾病指南引用频次之首，反映了临床和研究工作对指南的需求和同道们良好的遵循指南的意愿。

然而，首个指南发表已经过去了十几年，OSAS的学科领域在发展，更多的循证医学证据得以发表，新的临床问题不断出现，原有指南不适合的地方逐渐显现。为此，睡眠呼吸障碍学组的全体成员认真阅读和复习了国内外相关信息和资料，经过反复的讨论推敲，制定了新的一版"阻塞性睡眠呼吸暂停综合征诊治指南"。与原指南比较新的指南更加贴近和符合OSAS诊断和治疗的临床实际需求，其内容既与国际相关指南接轨，又适合我国的国情。如以往的OSAS诊断过分强调嗜睡的程度，将没有嗜睡或达不到嗜睡标准患者排除在诊断之外。这一点在新的指南中得到恰当的处理。多导睡眠图报告中，关于

OSAS 病情分级的新标准和分别做呼吸暂停低通气次数（AHI）和低氧程度两个诊断的规定，更加符合临床对病情客观的判断。新指南保留了初筛睡眠监测部分内容，充分肯定初筛监测对 OSAS 诊断的应用价值，初筛监测更适合我国的基层和没有睡眠实验室条件的学科开展工作，结合国内外循证医学数据在治疗方面着重强调了无创通气治疗为主和首选，及手术治疗为辅和严格手术适应证的 OSAS 治疗策略，对国内治疗 OSAS 手术过多、过滥的现状是一个有力的纠正。新指南还就 OSAS 多系统、多器官损害的问题，提起呼吸、耳鼻喉之外的学科要认识和重视 OSAS 诊断，避免以呼吸之外并发症就诊患者的误诊和漏诊。

诊断和治疗 OSAS 的两个重要环节是睡眠实验室建设和日常工作的规范管理，与无创通气技术科学合理的应用。由于我国睡眠呼吸疾病领域发展迅速，在实际诊治工作中难免存在不合理和不规范的地方。之前我国没有任何无创通气治疗睡眠呼吸疾病的指导性文件，各医院的无创通气的治疗缺乏统一的标准和必要的管理规定，包括无创通气适应证、不同机型适应证，治疗前压力滴定，使用中存在的问题如何处理和治疗的随访与管理等方面。国内睡眠实验室的建设相对随意，实验室的操作规程差异颇大，PSG 的分析没有严格的要求，单纯靠监测仪器出报告的现象非常普遍，人员资质更是无从谈起。结合国内实际状况和国外现有科学严格规范 OSAS 诊治管理经验和理念。2012 年发表的"阻塞性睡眠呼吸暂停低通气综合征患者持续气道正压通气临床应用专家共识（草案）"和"睡眠呼吸病实验室的建立、管理及人员培训的建议"，就国内现有睡眠实验室工作和无创通气技术的应用提供有章可循的指导意见。期望这些文件的发表能对进一步规范我国 OSAS 诊治工作起到必要和应有的作用，进而推动我国睡眠呼吸暂停综合征疾病临床诊治工作的健康可持续发展，因为它关系到众多 OSAS 患者的健康和生命。

指南的制定和共识的撰写都需要有可靠的循证医学证据为基础，特别是我国自己的指南，更需要我们自己的研究结果和数据。期待着所有关心和从事 OSAS 临床和研究的同道们，不断地积累和丰富我国诊治 OSAS 的经验和设计合理的循证医学证据，为我国科学规范 OSAS 诊治的硕大工程添砖添瓦。我们完全有资格和能力为我国，也为世界的 OSAS 领域的工作多做贡献。

第三节 无创正压通气在阻塞性睡眠呼吸暂停综合征的应用

无创通气技术从开发到应用于阻塞性睡眠呼吸暂停综合征治疗至少经历了三十几年的历史，以治疗 OSAS 为目的的无创通气技术研究开始于 20 世纪 80 年代初。1981 年，澳大利亚悉尼大学的 Sullivan 医生首先应用无创正压通气装置（CPAP）治疗 OSAS。在过去的十数年里，CPAP 装置在 OSAS 治疗领域获得令人信服的成功，成为治疗 OSAS 的最主要的主流产品。在美国 CPAP 的研发和生产获得工业赞助及政府基金管理机构、健康维护组织要求的推动。近 10 年来，CPAP 压力传送装置和面罩设计的技术得到不断改进，使 CPAP 在使用数量和质量上均有大幅度的提高，目前世界范围接受 CPAP 治疗的患者高达几千万。尽管目前 CPAP 是治疗 OSAS 的最佳措施，问题是尚有相当数量患者并不使用或不规律使用 CPAP，治疗的依从性较差。急需规范临床 CPAP 使用，提高患者的依从性，以提高疗效，减少不良反应和并发症。

任何一种临床治疗疗效的评价都需要必要的循证医学证据为依据。国外相关研究已证实以 CPAP 为主的无创通气技术治疗 OSAS 是安全有效的，根据证据的级别不同可将疗效分为以下几方面。A 类证据：降低呼吸紊乱低通气指数（AHI < 10）；改善白天嗜睡（主观、客观嗜睡）。B 类证据：提高患者生活质量；改善夜间睡眠质量（增加 3、4 期睡眠）；提高认知功能；降低昼夜血压；降低肺动脉压；降低心血管事件的发生率；降低交通事故的发生；减少夜尿次数；降低夜间交感神经兴奋性；减少炎性介质的释放；降低复律后房颤的复发率；改善伴有 OSAS 心力衰竭患者的射血分数。以上证据阐明了无创通气技术治疗 OSAS 的安全性和可靠性，因此国内外的指南都强调了无创通气或 CPAP 应该作为 OSAS 治疗的首选。

哪些患者适合，哪些患者不宜应用无创通气治疗问题涉及它的适应证和禁忌证。首先是适应证：①中、重度 OSAHS 患者（AHI ≥ 15）；②轻度 OSAHS（5 ≤ AHI < 15）患者但症状明显（如：白天嗜睡、

认知障碍、抑郁等），合并或并发心脑血管疾病、糖尿病等；③经过其他治疗（如：UPPP手术、口腔矫正器等）后仍存在的OSA；④OSAHS合并COPD者，即"重叠综合征"；⑤OSAHS患者的围术期治疗；需要说明的是无创正压通气治疗的疗效很大程度上取决于患者呼吸状态的稳定性和机器性能（反应的敏感性和反应速度），不同CPAP之间的性能差别很大，其适用范围也有所不同，在临床使用过程中应根据CPAP的适应证及患者的实际情况来选择合适的机型，进而达到良好的治疗效果。

对OSAS无创通气的禁忌证包括：①胸部X线或CT检查发现肺大疱；②气胸或纵隔气肿；③血压明显降低（血压低于90/60 mmHg）或休克时；④急性心肌梗死患者血流动力学指标不稳定者；⑤脑脊液漏、颅脑外伤或颅内积气；⑥急性中耳炎、鼻炎、鼻窦炎感染未控制时；⑦青光眼等。有些属于相对禁忌，要根据患者的具体情况而定，适当的压力调整可能会使一部分必须使用无创通气治疗而又存在相对禁忌的患者从治疗中得到益处，又保证治疗的安全。

OSAS患者接受无创通气治疗必须遵守基本操作原则及程序。强调应由具备睡眠及呼吸医学知识、经过无创呼吸机使用培训的医师或呼吸机治疗师对患者进行CPAP的治疗操作。使用CPAP治疗OSAS过程中需要遵循以下程序：①必须经可靠诊断方法确诊的OSAS患者；②选择良好的环境和监护条件作为CPAP治疗场所；③使用前对患者及家属进行教育，使其理解治疗的目的及注意事项，以便其与操作人员密切配合；④让患者选择舒适体位；⑤选择符合患者面型的鼻罩（或鼻面罩）、头带及合适的连接器（判断是否需要漏气阀等特殊连接器；根据患者面部结构特点、呼吸习惯等选择不同大小和形状的连接设备，并通过试用确定最适合的连接方式）；⑥选择合适类型的呼吸机；⑦将呼吸机与患者连接，摆好体位和调节好头带的松紧度，连接呼吸机管道，指导患者有规律地放松呼吸；⑧采用整夜或分夜的压力滴定来确定合适的治疗压力；开启呼吸机，根据压力滴定设置呼吸机初始化参数，之后逐渐增加辅助通气的压力，使患者逐步适应CPAP的治疗；⑨CPAP使用过程中必须有监测手段疗效，一般是通过多导睡眠呼吸监测仪来判断CPAP治疗是否有效；⑩CPAP开始治疗的前几周需要随访确定患者是否能正确使用呼吸机、所设定的压力是否合适、呼吸机的模式是否正确；⑪CPAP治疗后需要长期随访，每年定期检查面罩、加热湿化器、呼吸机的功能以及使用过程中的其他问题；⑫定期对使用CPAP治疗的OSAS患者进行疗效评价，观察其白天嗜睡是否改善、夜间有无打鼾等，并根据病情合理调节呼吸机的压力；⑬注意观察治疗并发症和不良反应。

关于CPAP压力滴定，选择合适的治疗压力是长期有效CPAP治疗的基础。治疗压力过低会影响疗效；治疗压力过高可增加患者的不适感及影响睡眠，并可能导致患者放弃治疗。所以，在接受长期CPAP治疗前需要确定最适合的压力，即在多导睡眠生理记录仪监测下找出能够消除所有睡眠分期及不同睡姿下发生的阻塞事件、鼾声以及恢复正常睡眠结构等的最低治疗压力，这一过程被称为"压力滴定"。理想的压力滴定标准是满足下列条件的最低有效压：①消除睡眠期和各种体位时呼吸暂停及低通气事件，达到每小时呼吸暂停及低通气事件发生次数（AHI）小于5次/小时；②消除鼾声、气流受限；③消除微觉醒，恢复正常睡眠结构；④消除心律失常事件；⑤消除低血氧事件，维持夜间$SaO_2 > 90\%$。

压力滴定一般在紧接前一天的PSG诊断后进行；传统的CPAP滴定通过人工增减气流压力，通过反复调压以准确获取最低的有效治疗压力，此方法虽可靠但烦琐。Auto-CPAP进行压力滴定，自动压力滴定当晚对患者进行治疗相关知识教育并选择合适的鼻面罩连接Auto-CPAP后让患者入睡，第二天根据自动报告确定治疗压力。虽然此方法简单方便，但如果鼻罩或连接管漏气则会显著干扰压力调定结果，因此其结果需有经验的医师判读，以识别可能存在的漏气。

CPAP治疗的问题、副作用及对策：CPAP治疗可能的副作用，如不及时处理会影响患者对CPAP治疗的依从性，影响疗效，因此早发现、早处理非常重要，是决定CPAP治疗成功与否的关键。由面罩引起结膜炎和皮肤压痕、压伤，可选择合适的面罩及固定方式；避免头带过紧，或更换为其他类型的面罩。鼻塞、充血等鼻部症状，可给予吸入糖皮质激素、抗组胺药物，夜间使用局部缩血管剂，鼻吸入异丙托溴铵，鼻腔内滴入盐水或加用加温湿化等。压力不能耐受或胃胀气，更改机型，重新设置压力上升梯度、降低治疗压力，或改变治疗方式（减肥、侧卧、抬高床头）。使用BiPAP、PR-PAP型呼吸机，或降低治疗压力。

无创通气治疗失败原因分析及对策。在70%的睡眠时间里患者每夜使用CPAP少于4小时被定义为治疗失败。首先要询问和分析失败原因，协助患者克服心理障碍和焦躁情绪、提高耐受性，尽可能地协助患者解除使用机器的不适感和CPAP引起的副作用。必要时对患者进行使用CPAP技术训练。对于面罩不合适或鼻腔过敏问题应及时调换合适的面罩，有针对性地治疗鼻腔充血和过敏性鼻炎。确定CPAP治疗失败后首先考虑不给予任何治疗患者危险性有多大，尤其是那些严重日间嗜睡和有严重多系统并发症伴日间低氧血症者。对仍不能接受CPAP治疗的轻、中度患者可以考虑口腔矫治器或颌面及咽部手术，重度患者必要时做气管造口术。夜间氧疗有一定的辅助治疗作用，但不能替代CPAP。

提高OSAS患者无创通气治疗的依从性。无创通气的治疗依从性一直是影响治疗效果的重要因素，患者对治疗的依从是疗效的保证。依从性良好的标准：治疗期间患者有≥70%的夜晚接受≥4小时/晚的CPAP治疗。研究显示患者坚持长期（≥6个月）使用CPAP仅为25.7%~29%。如何提高依从性，应从下列几个方面入手：①与患者进行良好的沟通，加强患者对OSAHS的临床预后及治疗意义的认识，在心理上充分做好接受长期治疗的准备。②正确评估CPAP治疗过程中可能存在的其他因素，如鼻腔阻力过高等，必要时协同耳鼻喉科医生共同解决。③正确的操作程序可使患者逐渐适应CPAP治疗，选择合适的机型、工作模式及鼻面罩是获得良好依从性的关键性因素。新型的鼻面罩如防侧漏的动态鼻罩、鼻枕等更强调舒适性、轻便性及开放性等，患者更易于接受。④理想的压力滴定，CPAP参数的合理设置，个体化解决方案是最终获得良好依从性的根本所在。⑤定期随访，尤其在CPAP治疗的第一周及第一个月内可以及时发现问题，寻找引起患者不适和不能耐受的原因，及时处理可明显提高依从性。⑥健康教育，社会及家庭的支持和鼓励可帮助OSAHS患者树立良好的心态，增加治疗的信心，从而提高CPAP治疗的长期依从性。

CPAP治疗成功的关键在于患者接受治疗的依从性、医师的经验和技术人员的熟练程度，以及深入的健康教育和有效的随访工作。通常情况下，CPAP治疗的第一周、第一个月内要进行严密的随访工作，了解患者在佩戴过程中有何不适，疗效、依从性及耐受性如何，是否需给予必要的处理，并将随访的情况记录在病案中。在CPAP治疗的第六个月和一年后应建议患者进行PSG监测，了解CPAP参数设定是否需要调节。

第四节　阻塞性睡眠呼吸暂停综合征的系统性损害

阻塞性睡眠呼吸暂停综合征是一个极为常见的睡眠呼吸疾病，人类对这个疾病认识的历史很短，因为它发生在人们很难感知的睡眠过程中，不易被发现，特别是不易为患者本人发现。很多人还误把睡眠中响亮鼾声视作睡眠质量好的标志，以至于患病很久也不去就医，甚至发生了睡眠猝死还不知道真正的死因是OSAS。同时OSAS还是一个极易发生并发症，对身体多个系统都会造成损害的疾病，是一个名副其实的全身性疾病。

OSAS对人类的危害始于生命的孕育阶段，妊娠女性发生OSAS的概率增加，尤其在妊娠的后期，妊娠会使孕前已经存在的OSAS病情加重。OSAS对母体和胎儿造成诸多的损害，使孕妇发生妊娠高血压与先兆子痫的概率增加。研究显示OSAS孕妇血压均明显高于非OSAS者，夜间血压增高更为突出。妊娠合并OSAS者发生妊娠高血压的概率是非OSAS者7.5倍。先兆子痫孕妇中鼾症和OSAS患病率高达85%。OSAS直接影响和恶化胎儿生长发育的环境，影响胎儿生长发育和出生后的健康，严重者会发生死胎。数据显示OSAS者胎儿生长发育受影响率为7.1%，非OSAS者为2.6%。OSAS者新生儿生理评分低于7者的比例明显高于非OSAS者。国内研究证实，OSAS孕妇早产率和剖宫产、产后出血比率均显著增高，还会发生肺动脉高压、妊娠糖尿病及巨大胎儿、胎儿畸形等。

OSAS对心血管系统的损害涉及高血压、肺动脉高压、冠心病、心律失常和心衰等多个方面。有文章称OSAS是一种新的心血管疾病。为此2008年美国7个心血管疾病相关学术组织联合发表了"睡眠呼吸暂停与心血管疾病"的专家共识，以大量循证医学证据全面地分析了两者间的关系，并提出相应的诊断和治疗策略及措施，对指导我国睡眠呼吸暂停与心血管疾病患者的防治起到了很好的作用。国内

20家医院的数据证实，我国OSAS高血压患病率为49.3%，OSAS患者中24小时非杓形、反杓形血压改变及夜间高血压的现象非常普遍。有研究证实顽固性高血压患者中OSAS患者高达83%，这部分患者治疗OSA对血压的下降有肯定的疗效。大量研究结果反复证实OSAS对肺动脉高压、冠心病、心律失常和心功能衰竭的影响和成因是确定的，治疗OSA对预防和治疗心血管损害的作用是可靠的。

脑卒中是一个致死致残率很高的疾病，OSAS显著增加卒中的发生率。大规模流行病学研究显示睡眠呼吸暂停次数与缺血性卒中的发病密切相关，OSAS人群发生卒中的概率是对照组的4.33倍，死亡率是对照组的1.98倍，而患者发生卒中后OSAS的发生率亦显著提高，且增加已有OSAS的严重程度。另一项荟萃分析显示卒中患者呼吸暂停低通气指数（AHI）大于5的比例达72%，20以上达38%，且反复发生卒中患者伴OSAS的比例为74%。研究还证实合并冠心病的OSAS患者一旦发生脑卒中，死亡率大大提升，是对照组的5倍。因此，合并冠心病的患者治疗OSAS不但有预防卒中的作用，还是保护生命的重要措施。

OSAS与慢性阻塞性肺疾病（COPD）均为常见的呼吸疾病，二者并存率很高，被称为"重叠综合征"。OSAS患者中22%伴有COPD，COPD患者中20%~40%患OSAS。"重叠综合征"与任何单一疾病比较，其夜间低氧和日间低氧与高碳酸血症更严重，更易发生肺动脉高压并导致死亡率增加。日间高碳酸血症发生率，单纯COPD为8%，单纯睡眠呼吸暂停为11%，重叠综合征为27%，而夜间低氧血症近50%。单纯呼吸暂停患者肺动脉高压率为12%~20%，而重叠综合征发生率为75%。重叠综合征会加重机体的系统性炎症，进而加重冠状动脉硬化，导致心血管并发症与死亡率的增加。

OSAS与哮喘相互影响，研究证实OSAS患者哮喘患病率为35.1%。哮喘患者37%伴习惯性打鼾，40%具有高度OSAS可能，这种OSAS发生率与哮喘的严重程度有关。慢性咳嗽调查发现，患者中44%患有呼吸暂停，93%患者治疗呼吸暂停同时咳嗽严重程度减轻。由于OSAS会导致机体的凝血机制紊乱和血管内皮损伤，因此患者肺栓塞发生的可能性会增加，目前该方面的研究还很少，已经引起了临床的关注。

OSAS对消化系统的损害以胃食管反流最为突出，调查证实OSAS人群的胃食管反流症状发生率在50%~76%，24小时食管pH监测显示53.4%的反流事件与睡眠呼吸暂停和低氧相关。CPAP治疗OSAS后反流事件明显减少，药物治疗胃食管反流呼吸暂停事件明确减少，睡眠结构紊乱好转。OSAS还可以引发低氧性肝损害，研究发现OSAS人群肝脏转氨酶水平升高，病理学检查发现肝脏组织存在炎症反应和炎性因子和脂类过氧化物水平提高。一项163例确诊OSAS患者的研究发现20%肝脏酶升高。Sing等发现在190位转氨酶增高患者中，影像学与病理诊断为非乙醇性肝损害患者中87人，占46%有OSAS的临床症状。肝脏活检证实病情严重者伴有OSAS症状的比率高达63%。

OSAS对代谢的影响集中表现为胰岛素抵抗、糖尿病和血脂代谢紊乱，流行病学调查显示OSAS与糖代谢紊乱及糖尿病密切相关，两者有很高共患率，特别在肥胖人群。OSAS患者中糖尿病患病率>40%，而糖尿病患者中OSAS患病率可达23%以上。对OSAS人群的研究证实患者空腹血糖增高、胰岛素抵抗和糖尿病发生率远高于健康人群。睡眠呼吸次数和睡眠最低血氧饱和度与胰岛素抵抗独立相关。重要的是呼吸暂停和胰岛素抵抗的关联也存在于非肥胖患者，说明OSAS对糖代谢的影响是独立于肥胖的。研究发现睡眠血氧饱和度下降与空腹和口服葡萄糖耐量试验（OGIT）2小时血糖浓度显著相关，OSAS严重程度与胰岛素抵抗程度相关。3个月的CPAP治疗可提高胰岛素敏感性，非肥胖OSAS患者疗效优于肥胖者。治疗不但可改善胰岛素敏感性，还有助于控制血糖和降低糖化血红蛋白，这些都可以反证OSAS对糖代谢影响的存在。

血脂异常在OSAS人群普遍存在，研究证实OSAS患者的高血脂与AHI、呼吸暂停持续时间、夜间SaO_2降低程度和持续时间有关，且随OSAS程度的加重而改变。总胆固醇（TC）、低密度脂蛋白（LDL）和载脂蛋白-B与体重指数（BMI）、AHI呈正相关，载脂蛋白-A与BMI、AHI呈负相关，高密度脂蛋白（HDL）与BMI呈负相关，说明OSAS与肥胖共同影响了血脂代谢。与对照组比较，OSAS患者存在高密度脂蛋白和氧化低密度脂蛋白功能异常，AHI可以解释30%的高密度脂蛋白功能异常。研究还发现OSAS患者高密度脂蛋白保护低密度脂蛋白不被氧化的能力减低，这种减低与OSAS和氧化应激的严重程度相关。OSAS 还在调整和修饰体内低密度脂蛋白和胆固醇为过氧化形式，成为动脉粥样硬化的重要成分。

实际上，OSAS 对身体的损害远不止这些，患者的日间嗜睡会导致严重的生产和交通事故，因此每年被夺取的生命成千上万。日间症状和患者健康状态不同程度影响生活和工作质量。除此之外，OSAS 还造成对泌尿生殖、内分泌、神经、血液等系统多方面的影响。由于患者红细胞增多和血小板功能改变，发生凝血机制异常，在动脉粥样硬化和栓塞性疾病中起重要作用。OSAS 对患者性与生殖功能的损害，影响正常的生活质量甚至人类的繁衍。最近还发现部分患者发生青光眼、视神经病变和视野缺失等眼部疾患。随着研究的深入和认识的提高，相信一些不被认识的损害还会不断地被揭示和认识。然而，OSA 作为一个系统性损害疾病的概念是不会改变的，需要患者、医生和社会给予这个疾病更多的重视和及时采取有效的诊治措施。

第五节　睡眠呼吸暂停综合征研究热点

阻塞性睡眠呼吸暂停综合征的并发症之多，对健康和生命危害之大，在呼吸乃至其他系统疾病中均为少见。究其原因主要与 OSAS 特定的病理损伤因素和异样的病理生理学机制有关。其中近年来关注较多的研究热点是睡眠呼吸暂停模式的间歇低氧的损害及其机制。仅从国家自然科学基金资助项目分析，从 2007 年以来的 6 年中，与间歇低氧相关的课题被资助高达 20 余项，近 2013 年就有 5 项。检索 PuMed，与间歇低氧相关的文章近 10 年来呈快速增长，特别是最近 5 年。所以睡眠呼吸暂停相关性间歇低氧的研究成为睡眠呼吸疾病领域，乃至呼吸、心脑血管和代谢疾病的热点。

研究反复证实 OSAS 核心的病理损伤因素是体内长期存在的间歇低氧环境，尽管同时存在睡眠质量低劣、胸腔压力异常和可能伴随的间歇高碳酸血症等。近年有关 OSAS 的基础研究多是围绕间歇低氧进行的，在去除其他影响因素后，单纯的试验性间歇低氧条件近乎完全地显现了 OSAS 患者体内的主要病理生理学过程和结果。OSAS 造成的间歇低氧被称为睡眠呼吸暂停模式间歇低氧，具有正常氧和低氧交替出现、发生频率高、低氧程度严重、血氧变化幅度大等特点，因此机体难以适应且损伤程度严重。需要强调的是，此种间歇低氧存在再氧合或复氧时相，再氧合过程中产生大量的自由氧簇，引发氧化应激反应和一系列过氧化损伤。这种低氧/再氧合损伤机制与心脑血管疾病的缺血/再灌注非常类似，只是缺血再灌注损伤影响是局部，而间歇低氧的损伤影响的是全身。与持续低氧不同，间歇低氧不但可以使交感神经兴奋性持续增强，还启动和促进了全身的氧化应激和炎性反应。临床表现为多器官的功能障碍，病理生理学基础是一系列细胞和基因水平的损伤和改变。

从整体水平讲间歇低氧引发机体的异常反应主要表现为交感神经兴奋性持续增强，研究分别报告了 OSAS 患者血中去甲肾上腺素和尿中儿茶酚胺水平增高，11 年后研究证实了 OSAS 患者肌肉交感神经周期性兴奋增强。研究还证实长期间歇低氧会引发中枢及外周交感神经系统的长期易化（long term facilitation, LTF），即随着化学感受器的敏感性增加，交感神经对低氧刺激的反应性和兴奋性持续增强，同时这种长期易化现象还表现在呼吸系统。这些反应是间歇低氧独有的特点，而非持续性低氧所具备。颈动脉体作为低氧感受器在间歇低氧而非高碳酸血症引发的交感神经兴奋性增强过程中起到重要作用，间歇低氧选择性引起颈动脉体功能和结构的异常改变，在交感神经兴奋增强的同时还伴随肾素－血管紧张素－醛固酮系统活性增强，其结果致使心率增快、呼吸增强、代谢增强和紊乱、全身耗氧量增加、血小板积聚力增强、血管内皮功能损伤和血管扩张能力减低等异常病理改变，进而发生高血压、心脑血管疾病和代谢综合征等与交感神经过度兴奋相关的临床表现或疾病。

近年来，多个临床和实验性研究证明间歇低氧的细胞损伤主要与氧化应激和炎症机制有关。研究证实间歇低氧会导致机体多个器官细胞的氧化应激和炎性生物标志物增高，包括循环血、血管内皮细胞、心肌细胞、中枢和外周神经细胞、肝细胞、胰岛细胞、肌细胞等，且其增高程度与细胞功能改变和损伤的程度有关。2003 年，David 结合多项研究结果首先提出 OSAS 是一种氧化应激性疾病的概念，后继的研究不断地证实和充实了这一概念。氧化应激的发生主要与间歇低氧的周期性再氧合时相的存在有关，再氧合时相细胞线粒体中不稳定的氧分子急剧增加，产生大量的活性氧基团（ROS）。ROS是高度活性的化学分子，可造成细胞的损伤和凋亡，通过脂质、蛋白质、糖和核酸等大分子的过氧化，改变细胞的生理过程，包括膜的功能改变、蛋白激酶的生成与激活、离子通道平衡的失调及对一些基因转录的启动和调整。因此，未加控制的ROS是引发多种疾病的根源，特别是心脑血管和代谢性疾病。实际上，氧化应激损伤是机体氧化和抗氧化系统的平衡失调的表现，研究证明间歇低氧在激发过氧化反应的同时还造成机体抗氧化系统活性减低。

早在1997年有研究报告OSAS患者血清中细胞因子IL-6和α-TNF升高。之后的研究不断发现OSAHS患者血清或间歇低氧动物实验受损伤组织细胞中具有增高的肿瘤坏死因子α（TNF-α）、白介素6（IL-6）、白介素8（IL-8）、C反应蛋白（CRP）、内皮素1（ET-1）、基质金属蛋白酶9（MMP-9）、黏附分子等介导OSAS系统性损害。因此，全身性炎症反应并不是单纯的临床现象，已经成为OSAS重要的病理生理学特点和发病机制。研究特别注意到间歇低氧引发的炎性反应与血管内皮功能障碍和动脉粥样硬化有一定的因果关系，这一动向受到国内外的普遍关注。

而氧化应激与炎症反应之间又是一种什么关系？目前研究结果倾向前者引发后者，且炎症与氧化应激反应相互作用，互相加重。实验证实炎症反应是ROS及相应产物作用的结果，氧化应激反应和产物诱导炎症相关易感基因表达与炎症蛋白等生物活性物质的合成，引发炎症反应，引起细胞的生理和病理学改变。ROS及其产物激活敏感性信号通路和转录因子如核因子-κB（NF-κB）和激活蛋白-1（AP-1），进而上调相关炎症因子基因的表达，大量细胞因子和黏附分子的产生和释放形成炎症瀑布效应，导致系统性炎症反应和细胞、组织的损伤。氧化应激产物既是氧化应激的结果，又是氧化应激的介质，它将导致炎症反应的永恒化和持续的氧化损伤。

自2002年以来，间歇低氧系统性损伤机制的研究受到普遍关注和重视，国内相关研究论文发表于2003年。在睡眠呼吸病学组的倡导下，研究工作正在不断地深入，水平在不断提高，结果是可信的和有说服力的。在了解了发病机制后，我们可以想象从机制上阻断间歇低氧的系统性损伤，很可能成为防治OSAS系统性损伤的新策略。有临床观察发现应用β受体阻滞剂对睡眠呼吸暂停相关的高血压有肯定的治疗作用，如何降低过度增强的交感神经兴奋性有望成为一个新的治疗切入点。针对炎症反应治疗的研究通过抑制核因子-KB活性和控制炎性因子转录达到了抗感染治疗的效果，目前还停留在试验阶段。因为OSAS被定位为氧化应激性疾病，近年临床和基础研究更多注重于开拓抗氧化治疗，研究发现不同靶点抗氧化治疗不仅减低了氧化应激标志物水平、缓解过氧化损伤，还兼有缓解炎症反应和降低交感神经兴奋性的作用，有可能起到防治间歇低氧系统性损伤的疗效，可见抗氧化治疗策略不但可行，而且有很好的应用前景。

为此我们可以预见，随着临床实践和研究的深入，以发病机制为基础的新的OSAS治疗策略和方法创立和应用于临床的日子不会很久了。它将对单纯的针对呼吸暂停的OSAS治疗是一种无可替代的补充和完善，必将造福于OSAS患者和人类的健康。

第九章

职业性肺病

第一节 尘肺病

一、总论

(一)概述

尘肺病(pneumoconiosis)是由于在职业活动中长期吸入生产性粉尘而引起的以肺组织弥漫性纤维化为主的全身性疾病。

我国的尘肺病病例数约占所有职业病总数的75%~80%,根据各地上报资料统计,到2009年底,累计发生的尘肺病例已超过60万例,累计死亡14万多例,病死率超过20%;新发尘肺病病人数平均每年以1万例左右的速度增长,估计每年由于尘肺病造成的经济损失约达300亿~400亿元人民币;从粉尘作业的人数、尘肺病的累计发生人数、死亡人数及新发病人数来看,均居世界首位。由于目前尘肺病的检查率还不到实际接尘人数的30%,因此,所报告病例数恐远低于实际发病情况。专家预测,即使从现在起采取有效的防控措施,但鉴于尘肺病的迟发特点,今后若干年内,我国仍面临十分严峻的尘肺病防治形势。

(二)病因

引起尘肺的主要病因是直径<10μm(特别是<2μm)、可以抵达呼吸道深部的所谓"可吸入性"粉尘。以前曾认为只有二氧化硅(SiO_2)形成的矽尘才能引起肺纤维化,其发生及病变程度与肺内矽尘蓄积量密切相关,矽尘浓度越高,分散度越大,接尘工龄越长,防护措施越差,使吸入并蓄积在肺内的矽尘量越大,也就越易发生矽肺,病情也越严重。

但大量的临床病例证实,虽然矽尘是致肺纤维化能力最强的物质,但其他粉尘如煤尘(主要由碳、氢、氧、氮组成的有机矿物)、石棉尘(主要是镁和硅构成的硅酸盐)、滑石尘(主要为含镁的硅酸盐和碳酸盐)、炭黑尘(主要是碳氢化合物)等,也可引起尘肺,只是其致纤维化能力较弱,引起尘肺的潜伏期较长而已。

(三)接触机会

由于很多工业生产过程可以产生粉尘,尤其是下列这些生产岗位,如防护措施不良,最有可能引起尘肺病:

(1)矿山开采:各种金属和非金属矿山(如石棉矿)、煤矿等开采、凿岩、爆破、运输、加工等过程。

(2)机械制造业中的铸造、造型、清砂、电焊等工种。

(3)石料生产中的开采、破碎、筛选;耐火材料、水泥等建筑材料的生产、运输等。

(4)公路、铁路、水利、水电建设中的开凿隧道、工程爆破等。

(5)其他:陶瓷、玉器、建材等加工、生产等。

(四)分类

尘肺病按病因大致可分为五大类。

（1）吸入游离二氧化硅粉尘所致的矽肺。

（2）吸入硅酸盐粉尘所致的硅酸盐肺，如石棉肺、滑石肺、云母尘肺、陶工尘肺、水泥尘肺等。

（3）吸入含炭粉尘所致的碳素尘肺，如煤肺、石墨尘肺、炭黑尘肺等。

（4）吸入某种金属粉尘所致的金属尘肺，如铝尘肺等。

（5）吸入两种或多种粉尘所致的混合性尘肺，如电焊工尘肺、煤矽肺等。

我国2009年颁布的尘肺病名单中，已将矽肺、煤工尘肺、石墨尘肺、炭黑尘肺、石棉肺、滑石尘肺、水泥尘肺、云母尘肺、陶工尘肺、铝尘肺、电焊工尘肺、铸工尘肺等12种尘肺病规定为我国的法定职业病；另外还规定，根据《尘肺病诊断标准》和《尘肺病理诊断标准》可以诊断的其他尘肺也可按职业性尘肺处理。

(五)发病机制

尘肺病的发病机制较为复杂，一般认为肺泡巨噬细胞（pulmonary alveolar macrophage，PAM）在尘肺（尤其是矽肺）的发病机制中发挥了关键作用，即当粉尘进入并滞留在深部肺内时，会刺激多形核细胞、巨噬细胞向该部趋化，它们所产生的炎性渗出物，又进一步吸引大量巨噬细胞在该处聚集、激活，并吞噬尘粒；激活的巨噬细胞除释放各种生物活性因子外，还产生大量活性氧（ROS），直接损伤肺泡上皮细胞及毛细血管；巨噬细胞吞噬矽尘颗粒后，可发生坏死崩解，引起巨噬细胞性肺泡炎，逸出的矽尘又可被其他的巨噬细胞吞噬，这种反复发生的细胞毒性作用和细胞死亡过程不断重复，使炎症在肺组织深部如呼吸性细小支气管、肺泡、小叶间隔、血管及支气管周围，以及胸膜下、淋巴组织内持续下去，逐渐形成粉尘灶（尘斑或尘结节），最终发展为尘细胞肉芽肿。当这些破坏不能完全修复时，则被胶原纤维所取代，导致肺组织纤维化。因此，尘肺病的基本病程为：巨噬细胞性肺泡炎（macrophage alveolitis）、尘细胞肉芽肿（dust cell granuloma）和尘性纤维化（fibrosis by dust）。

目前的研究更为深入，有的已深入至分子水平，主要进展如下。

1. 尘肺发生与细胞因子和氧化应激有关

矽尘被肺泡巨噬细胞吞噬后，可活化巨噬细胞，使之释放炎症因子如TNF-α、IL-1、IGF-1、TGF-β等，使炎症细胞聚集到矽尘所在的局部肺泡壁，引起肺泡炎，直接或协同参与成纤维细胞增殖和胶原合成过程，最终导致肺纤维化。矽尘颗粒作用于单核-巨噬细胞系统，除引起细胞凋亡外，还使其产生大量O^-、H_2O_2和NO，这些活性氧（ROS）和活性氮（RNS）自由基能直接引起细胞和DNA损伤，导致细胞结构形态异常。

2. 尘粒的理化性质影响其致病性

研究表明，新鲜的矽尘对于巨噬细胞的毒性作用比陈旧的矽尘大，这是因为新研磨粉碎的矽尘表面的电荷增加，与碳、氢、氧或氮的反应性增强；粉碎后的矽尘表面还能产生Si^-和SiO^-离子，可与水反应产生有害的氢氧离子自由基（-OH）等，增强其损伤作用。

粉尘颗粒粗细也影响其致病性。任何物体表面都能吸附所在介质中的分子和颗粒，表面积越大，吸附力也越大；较细的粉尘颗粒有较大的表面积，可以吸附更多地在肺内产生的氧自由基（如硅氧自由基、硅过氧基、超氧阴离子、羟自由基等），使肺组织发生更严重的脂质过氧化损伤，加速肺内成纤维细胞增生及纤维化；临床亦见直径小于5μm的尘粒，致纤维化作用均较大颗粒粉尘明显增加。

3. 尘粒的机械刺激也具致尘肺作用

新鲜粉尘颗粒的表面具有较强的生物活性和致纤维化能力，因此，粉尘表面越粗糙，产生炎症刺激和纤维化的能力越强。石棉肺的研究也发现，胸膜内的石棉纤维绝大多数为细而短的温石棉，因易刺入胸膜而损伤性更强；此种纤维颗粒较大，因而也更不易经淋巴系统清除；闪石石棉纤维直而硬，故接触闪石石棉者肺间皮细胞瘤的发病率也最高。Setanton据此还提出"纤维外观（长/径）比值"（aspect ratio）的石棉肺发病理论，已广为大家接受。

4. 免疫反应介入尘肺的发病机制

从尘肺病的病理形态看，初期的矽肺结节含有较多细胞成分；随着病变进展，出现大量纤维组织增生，矽结节逐步转化为无细胞成分的玻璃样变组织。研究表明，在这个过程中，有抗原-抗体反应参与，尘结节的形成不仅有巨噬细胞和中性粒细胞参与，肥大细胞和 B 淋巴细胞也被活化，并参与诱发纤维化过程；尘肺病灶区的巨噬细胞表达的主要组织相容性复合物（MHC）具有抗原呈递功能，能使共同培养的 T 淋巴细胞活化；用荧光免疫组织化学方法观察矽结节，发现在胶原纤维及其间隙中有大量 γ 球蛋白沉积，主要是 IgG 和 IgM，其周围区域分泌免疫球蛋白的细胞也见增多；将尸检取得的矽结节组织制成匀浆，给家兔注射后，能产生抗人 γ-球蛋白抗体。对矽肺患者作体液免疫测定也发现，血清中免疫球蛋白如 IgG 和 IgM 增高，抗肺自身抗体、抗核抗体和类风湿因子检出率也较高。但关于引起矽肺的抗原物质目前还未提取出来，多认为有三种可能性：①矽尘作为半抗原与机体的蛋白质结合构成复合抗原；②矽尘表面吸附的 γ-球蛋白转化为自身抗原；③矽尘导致巨噬细胞死亡崩解后释放出自身抗原，现已有很多证据表明，后者的可能性最大。

英国人 Caplan 在 1953 年发现，尘肺煤矿工人合并有类风湿关节炎者肺内可出现特殊肺阴影，后人将该病称为"卡普兰综合征"（Caplan syndrome）；以后又发现吸入游离硅酸、硅酸盐、铁、铝等其他无机粉尘也可产生该综合征。目前已证实该病的发生与机体免疫功能异常有密切关系，粉尘对形成类风湿关节炎的肺结节也有某种促进作用，提示机体的免疫功能异常，在尘肺的发生机制中可能占有一定地位。

这些研究资料充分提示，尘肺病发生发展过程中有免疫因素介入，但其发病机制极为复杂，可能还涉及多种因素，它们互相影响、互为因果，共同促进矽肺的发生和发展。

5. 个体的遗传特性参与发病机制

临床观察和流行病学调查资料均表明，在相同的粉尘暴露量情况下，有些人发病，有些人不发病，即使同为尘肺病患者也会存在严重程度的差异，提示个体遗传特性在尘肺的发生、发展中可能具有重要影响，其中有关基因多态性的研究尤其成为近年人们关注的热点。目前已证明，肿瘤坏死因子（TNF）、转化生长因子（TCF）、白细胞介素（IL）、人类组织相容性抗原复合物（MHC）、谷胱甘肽 S 转移酶（GSTs）、血管紧张素转换酶（ACE）、基质金属蛋白酶（MMP-9）、热休克蛋白（HSP70）、纤维粘连蛋白等物质的基因多态性，都可能参与了尘肺病的发生和发展过程。

上述各种机制在尘肺的发病过程中，各具不同作用，均不容忽视，尤其是机体的免疫和遗传特性，可能对各种尘肺的发生、发展具有关键性影响。此外，对于不同的粉尘病因，不同机制在发病作用中的分量也可能有所不同，如在石棉肺的发病过程中，粉尘颗粒的机械刺激作用可能占据较关键的地位，但各种机制的协同、制约、作用交互点及调控细节仍有待进一步澄清。

尘肺的发病过程还受各种其他因素的影响，在处理实际问题时需要予以考虑。如：①病因粉尘不同，引起的尘肺发病快慢也不相同：矽尘引起尘肺的潜伏期相对较短，一般情况下为 5～10 年，高浓度游离二氧化硅吸入甚至可引起"快型矽肺"；其次为石棉和滑石，而煤工尘肺、水泥尘肺的发病潜伏期则可长达 20～30 年。因此，空气中游离二氧化硅含量越大，尘肺病的发病率越高，发病时间也越短。②尘肺的量效关系十分明显，故接触粉尘的时间越长，尘肺病的发病率也越高；而有防尘措施良好者，可不发生尘肺，即使发生，其发病率也明显降低，发病时间明显延长。③有慢性呼吸道及肺部疾病者，呼吸系统防御功能下降，更易受粉尘侵袭。

（六）病理改变

1. 尘肺病肺脏的大体改变

肺部的大体病理改变可分为三个类型：结节型（nodular type）、弥漫性纤维化型（diffuse fibrosis type）和尘斑型（dust macule type）。

（1）结节型：最多见，主要发生在接触矽尘或以矽尘为主的混合尘的工种，尘肺病变以尘性胶原纤维结节为主，肺内结节性病变可以融合，形成大块纤维化。肉眼下，尘肺结节呈类圆形、境界清楚、色灰黑，触摸有坚实感；光学显微镜下，其或为以胶原纤维为核心的矽结节，或为胶原纤维与粉尘相间杂的混合性尘结节（但胶原纤维成分占 50% 以上），或为矽结核结节，即矽结节或混合尘结节与结核病灶混合形成的结节。

（2）弥漫性纤维化型：主要发生在石棉肺和其他硅酸盐肺。其主要表现为广泛的纤维化，弥散分布于全肺，在呼吸细支气管、肺泡、小叶间隔、小支气管和小血管周围、胸膜下区均可见因粉尘沉积所引起的弥漫性胶原纤维增生，分布十分广泛，但很少形成病灶。

（3）尘斑型：以接触煤尘和炭系粉尘以及金属粉尘的工种多见，也见于铸工和电焊工；肺脏外观呈灰黑色，病变以粉尘纤维灶（尘斑）及灶周肺气肿改变为特点。病灶呈暗黑色、质软、境界不清，灶周常伴有气腔（灶周肺气肿），病灶与纤维化肺间质相连呈星芒状；镜检显示病灶中网织纤维、胶原纤维与粉尘相间杂，胶原纤维成分不足 50%。此外，尚伴有明显的肺小叶间隔及胸膜下纤维化，偶见结节形成；脏层胸膜表面尘斑可聚合成大小不等的黑色斑片。

2. 尘肺病的肺脏病理学特点

尘肺病的基本病变是相似的，显微镜下主要表现为巨噬细胞性肺泡炎、肺淋巴结粉尘沉积、尘细胞肉芽肿和尘性纤维化，统称为"肺的粉尘性反应"。

（1）巨噬细胞性肺泡炎：粉尘进入肺泡内，起始阶段肺泡内有大量多形核白细胞浸润；而后可见肺泡内巨噬细胞增多，并逐步取代多形核白细胞。

（2）肺淋巴结粉尘沉积：主要见于肺、胸膜、肺引流区等部位淋巴结，粉尘可在这些部位逐渐形成沉积成灶，最终可导致肺内淋巴引流障碍，淋巴液淤积。

（3）尘细胞性肉芽肿：粉尘和含尘的巨噬细胞（尘细胞）在呼吸性细支气管、肺泡内、小叶间隔、血管及支气管周围聚集形成粉尘灶，此即为"尘斑"或"尘细胞肉芽肿"。

（4）尘性纤维化：尘肺进展至后期，肺泡结构严重破坏，多被胶原纤维取代，形成以结节为主的肺纤维化或弥漫性肺纤维化改变，也可两者兼有。

（七）临床表现

尘肺病无特殊的临床特点，与一般性肺疾患十分相似，主要表现有：

1. 咳嗽

尘肺早期，咳嗽多不明显；随着病程的进展，由于肺内广泛纤维化的影响，胸廓变形，排痰多不畅，患者常易合并慢性支气管炎或其他肺内感染，均可使咳嗽加重，并与季节、气候等密切相关。

2. 咳痰

咳痰主要因呼吸道对粉尘的生理性反应——排异清除所引起，早期一般咳痰量不多，多为灰色稀薄痰，但如合并肺内感染或有慢性支气管炎，痰量则明显增多，痰色亦转黄，较黏稠，或呈块状，常不易咳出。

3. 胸痛

尘肺患者常常感觉胸痛，多因胸膜受肺内纤维化组织牵扯所致，一般与尘肺严重程度无明显相关；其部位不一，多为局限性，性质多为隐痛，也可为胀痛、针刺样痛等。

4. 呼吸困难

此多见于尘肺后期肺内纤维化较为广泛的病例，因随肺组织纤维化程度加重，常使有效呼吸面积减少、通气/血流比例明显失调，导致呼吸困难逐渐加重；并发症也可明显加重呼吸困难的程度和进展。

5. 咯血

咯血较为少见，主要因呼吸道长期慢性炎症引起黏膜血管损伤所致，多为痰中带血丝；大块纤维化病灶溶解破裂损及血管，或合并肺内活动性结核，也可出现大咯血。

6. 其他

由于肺内长期存在的慢性炎症或合并感染，也可出现不同程度的全身症状，如抵抗力减低、消化功能不良、右心功能不全，甚至引起肺性脑病等。

上述临床表现的严重程度与 X 线表现常不一致，但与肺功能状况大致平行，后者除与病变范围有关外，还取决于有无并发症；尘肺病的种类也影响临床症状的严重度，如石棉肺、矽肺、煤矽肺的呼吸系统症状发生率及严重程度均高于其他种类的尘肺。

尘肺病常见的并发症有：

（1）呼吸系统感染：主要是肺内感染，这是尘肺病最常见的并发症。

（2）自发性气胸：主要为肺组织和脏层胸膜破裂，空气进入胸膜形成气胸，可为闭合性气胸、张力性气胸或交通性气胸，但较少见。

（3）肺结核：较为常见，粉尘作业工人，尤其是矽尘作业工人，常较一般人群易患肺结核。

（4）肺癌及胸膜间皮瘤：主要见于石棉作业工人及石棉肺患者。

（5）慢性肺源性心脏病：主要见于晚期患者，多因慢性支气管炎引起气道狭窄、通气阻力增加、阻塞性肺气肿，最终导致肺动脉压升高而致。

（6）呼吸衰竭：尘肺患者的上呼吸道及肺部感染、气胸等并发症是导致发生呼吸衰竭的主要原因；滥用镇静及安眠类药物也是导致尘肺患者呼吸衰竭的原因之一。

（八）X线表现

尽管目前临床上已经较普遍采用数字X线摄影（CR/DR），使图像的分辨率、锐利度及细节显示均明显提高，且放射剂量小，曝光宽容度较大，此外，它还可根据临床需要进行各种图像后处理，有助于实现放射科无胶片化及科室之间、医院之间网络化，便于教学与会诊。

根据高千伏摄影胸片所见，尘肺病X线的肺部主要表现为结节阴影（直径一般在1~3 mm）、网状阴影和大片融合阴影；其次为肺纹理改变、肺门改变和胸膜改变。接触矽尘含量高和浓度大的矽肺患者，常以圆形或类圆形阴影为主，早期多出现于两中下肺的内中带，以右侧为多，随后逐渐向上扩展，但有的也可先出现在两上肺叶；含矽尘量低或为混合性粉尘，则多以类圆形或不规则阴影为主。大阴影一般多见于两肺上叶中外带，常呈对称性、跨叶的八字形，其外缘肺野透亮度增高；由于大块肺纤维化收缩使肺门上移，故可使增粗的肺纹呈垂柳状，并出现气管纵隔移位。肺门改变主要为阴影密度增加，有时可见"蛋壳样钙化"淋巴结。胸膜改变主要为增厚、粘连或钙化。

我国的尘肺诊断标准将上述肺部X线表现规范为如下两类。

1. 小阴影

小阴影指肺野中直径不超过10 mm的阴影，根据形态的不同，其又可分为圆形（round）和不规则形（irregular）两种；圆形小阴影按直径大小又分成p（<1.5 mm）、q（1.5~3 mm）、r（>3 mm）三种，不规则小阴影按直径大小分成s（<1.5 mm）、t（1.5~3 mm）、u（>3 mm）三种。为规范描述阅片结果，该标准将左、右肺各分为3个"肺区"，又规定以"小阴影密集度"来判断胸片上各肺区范围内小阴影的数量（其分布至少需占该肺区面积三分之二），并将其划分为四级，即：0级，为无小阴影或阴影甚少，不足1级的下限；1级，为少量小阴影；2级，为多量小阴影；3级，为有很多小阴影。判定各肺区的小阴影密集度后，再确定"小阴影密集度分布范围"及"全肺总体密集度"；小阴影分布范围是指出现有1级密集度（含1级）以上小阴影的肺区数，总体密集度是指全肺6个肺区（左肺和右肺各划分为3个肺区）中，密集度最高肺区的密集度。

2. 大阴影

大阴影指直径和宽度大于10 mm以上的阴影。

（九）诊断

尘肺病的诊断必须具备详细可靠的职业史、质量合格的高千伏X线技术拍摄的后前位胸片、各种临床检查资料；患者所在单位的尘肺病流行病学情况有助于鉴别诊断，也应尽可能提供，以使诊断更加全面、合理和可靠。根据2009年卫健委颁布的尘肺病诊断标准，尘肺的具体诊断分级如下：

1. 观察对象

粉尘作业人员的X线胸片有不确定的尘肺样影像学改变，其性质和程度需要在一定期限内进行动态观察者，但我国尚未将本期病情纳入法定职业病范畴。

2. 一期尘肺

有总体密集度达1级的小阴影，分布范围至少达到两个肺区。

3. 二期尘肺

有总体密集度 2 级的小阴影，分布范围超过 4 个肺区；或有总体密集度 3 级的小阴影，分布范围达到 4 个肺区。

4. 三期尘肺

有以下三种表现之一者：有大阴影出现，其长径不小于 20 mm，宽径不小于 10 mm；有总体密集度 3 级的小阴影，分布范围超过 4 个肺区并有小阴影聚集或有大阴影。

胸部 CT 摄影目前尚未成为尘肺的常规诊断的方法，但在疑难病例的辅助诊断和鉴别诊断中常有重要价值。

值得思考的是，目前尘肺的病情分级主要依据 X 线胸片检查结果，实际上，此种影像学改变与临床严重度并不完全平行，不少三期尘肺的患者生活质量、平均寿命未见明显降低，而相当数量的二期甚至一期尘肺患者，由于呼吸功能低下，常年缺氧、发绀，生活难以自理。因此，未来的临床分级必须综合考虑心、肺功能状况（包括血气分析结果），才能更为科学、准确。

尘肺需注意与下列疾病相鉴别：

1. 血行播散型肺结核（hematogenous pulmonary tuberculosis）

该病在肺内也出现弥漫性点状阴影，需注意与一、二期矽肺相鉴别，要点在于前者在急性期常有高热及明显的呼吸困难；亚急性及慢性结核病患者，临床上虽无高热、呼吸困难等表现，但可有血沉增快，皮肤结核菌素试验常呈强阳性。其在胸片上的点状阴影，密度和大小通常均不等，状似花瓣，一般无"肺泡性肺气肿"表现；经抗结核药物治疗后，肺部结核性阴影可逐渐缩小变浅。

2. 肺癌（lung cancer）

肺癌主要是周围型肺癌与三期矽肺大阴影的鉴别。肺泡癌在 X 线胸片上可呈弥漫性点状阴影，病灶大小不一，多分布于肺下野，肿块影多为单侧，在 CT 及体层片上病变阴影常呈分叶、毛刺或脐样切迹等征象；病程进展较快，临床症状多，痰中可找到癌细胞，血清癌胚抗原（serum carcino embryonic antigen，SCEA）常为阳性。

3. 特发性肺纤维化（idiopathic pulmonary fibrosis）

该病病因尚不清，但病变进展甚快，可有明显的呼吸困难、咳嗽、泡沫痰、杵状指和发绀；肺内阴影形状可为网状、结节网状、蜂窝状等；肺功能检查以限制性通气功能障碍为主；支气管镜肺活检或胸腔镜肺活检显示，组织病理学特征早期为非特异性肺泡炎，晚期为广泛纤维化，无矽结节形成；合并结核者少见。

4. 结节病（sarcoidosis）

结节病属病因不明的多系统非干酪样肉芽肿性疾病，常侵犯肺门、纵隔淋巴结和肺组织；胸片可见团块状阴影或弥漫性肺纤维化，部分患者可出现周围淋巴结肿大、肝脾肿大；结节病抗原皮内试验（Kveim test）阳性；血清血管紧张素转化酶活性增高；支气管黏膜或体表淋巴结活检可以确诊。

5. 肺含铁血黄素沉着症（pulmonary hemosiderosis）

肺含铁血黄素沉着症多见于成年风湿性心脏病二尖瓣狭窄、反复出现心力衰竭的患者，因肺毛细血管反复扩张、破裂出血，使含铁血黄素沉着于肺组织中；胸部 X 线表现为典型的二尖瓣型心，肺野有对称性分布的弥漫性结节样病灶，近肺门处较密集。

6. 肺泡微石症（pulmonary microlithiasis）

肺泡微石症属常染色体遗传性疾病，常有家族史；肺内有弥漫性分布的细小砂粒状阴影，密度高，边缘锐利；病程发展缓慢；晚期胸膜多钙化；支气管肺泡灌洗液在高倍镜下发现大量磷酸钙盐结晶为确诊的有力佐证。

（十）治疗

尘肺病确诊后，应按国家规定尽快调离粉尘作业，并根据健康状况，安排适当的工作或进行疗养。

尘肺迄今尚无特效的药物或疗法，目前应用较多的药物主要有克矽平、磷酸哌喹或羟基磷酸哌喹、粉防己碱、柠檬酸铝、矽肺宁等，可以单独或联合应用。

1. 克矽平（聚 2-L 烯吡啶氮氧化合物，简称 PVNO，P_2O_4）

该药是一种高分子氮氧化合物，其机制是能在矽尘破坏巨噬细胞过程中起到保护作用，具有阻止和延缓矽肺进展的作用，可用于尘肺的治疗和预防。用法：每周 30 mg/kg 肌注，或用 4% 克矽平水溶液 8～10 mL 雾化吸入，1 次/日，3 个月为一疗程，间隔 1～2 个月后，复治 2～4 疗程，以后每年复治两个疗程。本品雾化吸入副作用甚少，仅少数患者可有一过性转氨酶升高。

2. 哌喹类

如磷酸哌喹（piperaquine phosphate，抗矽-14）、羟基磷酸哌喹（hydroxypip-eraquine phosphate，抗矽 1 号）等，以往主要用于防治疟疾，对辐射损伤小鼠血液系统也有保护作用；20 世纪 70 年代发现该类药物对肺巨噬细胞有保护作用，并可抑制胶原蛋白合成，已试用于尘肺临床治疗。如磷酸哌喹，口服吸收良好，具有长效作用，半衰期约 10 天，口服每周一次，每次 0.5 g，连续用药 4～8 个疗程，可改善部分患者的临床症状。少数患者服药后出现一过性口周发麻、嗜睡、心率减慢及血清转氨酶增高；有的患者用药期间出现原有结核病变恶化，故矽肺并发结核患者应慎用。

羟基磷酸哌喹与之相仿，优点是体内不易蓄积，较易排出，体内半衰期仅 3.5 天；每周用药 1～2 次，每次 0.25 g，6～9 个月为一疗程，间隔 1～2 个月后继续下一疗程，可连续用药 2～4 个疗程。本药毒副作用较磷酸哌喹小，部分患者用药后有延缓矽肺病变进展作用，但停药后病变进展似又可加快。

3. 粉防己碱（tetrandrine，汉防己甲素）

粉防己碱是中药汉防己科中提取的双苄基异喹啉生物碱，动物实验证实有稳定细胞膜、保护溶酶体膜的作用，另外尚有促进肾上腺糖皮质激素分泌作用。用药方法为口服，每日 200～300 mg，3～6 个月为一个疗程，间隔 1～2 个月继续下一疗程。用药 3 个月后即有部分患者肺内阴影变小、变淡，尤以大阴影为著，但停药后可反跳。根据临床观察，剂量 300 mg/d，疗程 3 个月，总剂量 9～10 g 者疗效比小剂量时明显，但毒副作用也较明显。毒副作用包括胃肠道反应、恶心、食欲缺乏，少数有肝功能异常，四肢、胸背部皮肤色素沉着，停药后可逐渐消退。

4. 柠檬酸铝

铝化合物可在二氧化矽尘粒表面形成难溶性硅酸铝，从而可降低其毒性；动物实验还发现柠檬酸铝有明显降低红细胞溶血的作用。临床长期应用达 5 年以上的患者，部分患者症状及肺功能有所改善，但胸部 X 线改变则不明显。用药方法为柠檬酸铝 40 mg 肌内注射，每周 2 次，3～6 个月为一疗程，间隔 1～2 个月后开始下一疗程，可连续用药 4～8 个疗程。本药无明显毒副作用，但由于需要长期肌内注射，患者往往不能坚持而中断治疗。

但以上各类药物均未获得我国国家食品和药品监督管理局（SFDA）认可，故已不能在临床应用。目前获得 SFDA 认可，批准在临床应用的尘肺治疗药物仅有"矽肺宁片"，其为中成药，主要成分为连钱草、虎杖、岩白菜等，具有清热化痰、止咳平喘之功。实验研究表明，该药还具有抗感染、保护红细胞膜、促进肺巨噬细胞存活、提高细胞内 ATP 含量及改善小气道通气换气功能，有助于延缓矽肺病变发展，故除用于治疗急、慢性支气管炎，慢性支气管炎急性发作等痰热咳嗽外，对于矽肺、煤矽肺等引起的咳嗽、胸闷、短气、乏力等症也有治疗作用；一般口服一次 4 片，一日 3 次，饭后服用，一年为一个疗程。

值得一提的是，抗氧化药物对肺纤维化也有抑制作用。因为越来越多的证据表明，氧化应激参与了肺纤维化的整个进程，如肺泡上皮细胞的凋亡、肺成纤维细胞的过度增殖、胞外基质的沉积等，因此，抗氧化治疗已逐渐成为防治肺纤维化的重要途径。利用药物来防止自由基从活化的白细胞中大量释放，或使用药物增强肺的抗氧化能力，或中和这些氧化剂（如通过增强抗氧化基因的表达，或提高抗氧化酶如过氧化氢酶、超氧化物歧化酶的活性等途径），或阻抑炎性细胞向肺内集聚或激活，来防治肺纤维化，可能是今后尘肺治疗新的重要探索领域。有研究表明，N-乙酰半胱氨酸（NAC）可以减轻肺上皮细胞的损伤，减少成纤维细胞增生和细胞外基质沉积，改善特发性肺纤维化患者的肺活量，减慢特发性肺纤维化患者肺活量及肺一氧化碳弥散量的下降速度。还有研究显示，吡非尼酮（pirfenidone）也具有抗氧化作用，它可通过抑制促炎因子、促纤维因子释放来抑制炎症细胞和成纤维细胞的激活，从而减缓肺纤维化进程。α生育酚是维生素 E 的主要成分，通过提供氢分子与脂类过氧化基结合，可以阻断氧自由基的连锁反应；动物实验也已证实维生素 E 能减轻小鼠肺纤维化程度。甲基莲心碱和番茄红素也被证明具有防治肺纤维化的作用，能清除氧自由基，减轻气道的高反应性，并能刺激肺泡表面活性物质生成，还能通过抑制细胞因子产生及花生四烯酸代谢而起到抗炎作用。我国传统的中药在抗肺纤维化中更具有巨大潜力，值得深入开发。上述研究能否有效地应用于尘肺治疗，仍有待实验室及临床进一步证实，目前常见的抗氧化剂有维生素 E、维生素 C、辅酶 Q、超氧化物歧化酶（superoxide dismutase，SOD）、氯丙嗪、异丙嗪、谷胱甘肽（glutathione）、硒类等，此类药物已在临床应用多年，安全可靠，作为尘肺的辅助治疗药物，当有利无弊，值得一试。

目前还出现了大容量全肺灌洗（whole-lung lavage，WLL）疗法，能清除肺泡内的粉尘、巨噬细胞、致炎症因子、致纤维化因子等，还可改善症状，改善肺功能。有报告称，大容量肺灌洗一侧肺可清除粉尘 3 000～5 000 mg，其中游离二氧化硅达到 70～200 mg；灌洗后患者胸闷、胸痛、气短好转或消失，体力明显增加，感冒、上呼吸道感染次数减少，肺功能如小气道阻力、弥散功能等均有明显改善；7～8 年随访表明，肺灌洗组 X 线胸片进展明显减缓，提示该疗法在当前缺乏有效药物的尘肺治疗中，不失为一有效的辅助治疗手段。但其究竟有无从根本上抑制尘肺发展的作用，仍有待进一步研究证实。

此外，合理的生活制度、适当的营养和适度的体育活动，以及积极的对症治疗，均有助于提高机体抵抗力，对改善肺功能、预防感染和并发症有一定帮助。

以上综合措施对延缓尘肺的发展、延长患者的寿命有望起到重要作用。

（十一）预防

尘肺病虽不易治愈，但却可以预防，只要做好"三级预防"，就能逐步减少和杜绝尘肺的发生。

为了消除粉尘危害，保护粉尘作业职工的健康，新中国成立以来国家有关部门已陆续颁布了一系列尘肺病防治的政策、法规和办法，特别是 1987 年 12 月国务院发布的《中华人民共和国尘肺病防治条例》和 2001 年全国人大通过的《中华人民共和国职业病防治法》，对防尘及职工健康管理等都做了明确细致的规定，具体如下。

1. 加强控制，防尘降尘

我国各地厂矿在防尘方面总结出综合防尘八字方针——"宣、革、水、密、风、护、管、查"，即必要的安全卫生知识宣教，积极改革工艺过程和革新生产设备，采用湿式作业、禁止干式作业，采取密闭、通风等防尘技术，加强个人防护措施，对防尘设施进行维护管理和定期监督检查。实践证明，这些都是一级预防的重要措施，对减少尘肺病的发生具有重要意义。

2. 医疗保健措施

做好健康监护和医学筛查是二级预防的重要措施。我国法律规定，凡从事粉尘作业的职工，必须进行就业前健康检查；对在职和离职的从事粉尘作业的职工，必须根据接触不同粉尘种类和粉尘浓度的高低每隔 1～3 年进行一次定期健康检查。确诊的尘肺病患者，原则上应调离粉尘作业，妥善安置。粉尘作业的职业禁忌证主要有：①活动性肺结核；②慢性肺部疾病、严重的慢性上呼吸道或支气管疾病；③严重影响肺功能的胸膜、胸廓疾病；④严重的心血管系统疾病。

3. 延长患者寿命，提高生活质量

对于已经患有尘肺病的患者，应积极开展三级预防，即努力防止并发症的发生，教育患者保持良好的生活习惯，不吸烟，坚持适当的体育活动，以增强肺部抵抗力；综合治疗则是我国目前预防和治疗并发症的主要方法。

二、矽肺

（一）概述

矽肺（silicosis）是由于长期吸入游离二氧化硅（silicon dioxide）粉尘（矽尘）引起的肺部弥漫性纤维化病变为主的一种全身性疾病，其发生、发展主要与生产环境中粉尘浓度高低、该种粉尘中游离二氧化硅含量多少、劳动者暴露时间和防护情况有关。根据我国 2002 年尘肺病流行病学调查资料，在 12

种尘肺中，以矽肺的发病最多，约占总发病数的43%。

矽肺的病因为二氧化硅，也称硅石，化学式 SiO_2，分子量60.08；它是一种坚硬难溶的固体，常以石英、鳞石英、方石英三种变体出现，地表16 km内，约65%为硅石成分。天然的二氧化硅分为晶态和无定形两大类，晶态二氧化硅主要存在于石英矿中，纯石英为无色透明的棱柱状结晶，称为水晶，含有微量杂质的水晶则带不同颜色，如紫水晶、茶晶、墨晶等；细小的石英晶体为砂石，如黄砂（较多的铁杂质）、白砂（杂质少、较纯净）等；二氧化硅凝固的含水胶体为蛋白石，脱水后为玛瑙；其小于几微米的晶粒即成为玉髓、燧石、次生石英岩的主要成分。

二氧化硅晶体中，硅原子的4个价电子与4个氧原子形成4个共价键，硅原子位于正四面体的中心，4个氧原子位于正四面体的4个顶角上，构成原子晶体的四面体结构；整个晶体是一个巨型分子，SiO_2是其组成的最简式，仅表示二氧化硅晶体中硅和氧的原子数之比，并不表示单个二氧化硅分子。二氧化硅为酸性氧化物，化学性质十分稳定，不溶于水，也不与水反应，除氟、氟化氢、氢氟酸外，与其他卤素、卤化氢及各种酸类均不起作用；但可与强碱溶液或熔化的碱反应生成硅酸盐和水，与多种金属氧化物在高温下反应生成硅酸盐。

（二）接触机会

二氧化硅是地壳的主要成分之一，各种岩石和矿石中均含有一定量的游离二氧化硅，如石英含99%、砂岩含80%、花岗岩含65%以上等。在工业生产中，二氧化硅是制造玻璃、陶瓷、耐火材料、瓷器胚料和釉料，各种硅砖以及碳化硅、硅金属、水玻璃、铸造砂型、研磨材料、光导纤维的重要原料，还用来检测混凝土、胶凝材料、筑路材料、人造大理石、水泥等建筑材料的物理性能等，故职业性接触游离二氧化硅粉尘的机会很多，最常见于矿山开采、隧道开凿、开山筑路、建筑工程、石英或宝石研磨筛选、建筑石材制作、铸件清砂、喷砂、石刻等作业。

（三）发病机制

矽肺的发病机制总论中已有详细叙述，肺泡巨噬细胞（pulmonary alveolar macrophage，PAM）是矽尘的主要靶细胞；PAM释放多种炎性因子和致纤维化因子是形成矽肺的必要条件和关键因素；二氧化硅颗粒还可刺激PAM，引起细胞凋亡，并产生大量活性氧（ROS）、活性氮（RNS），诱发肺内炎症和纤维化。

除此之外，游离二氧化硅已被国际癌症研究中心（IARC）从动物致癌物升级为肯定的人类致癌物（Ⅰ类），值得进一步关注。

（四）病理改变

矽肺的大体病理标本显示：肺体积增大，表面呈灰黑色，质坚韧，胸膜增厚粘连，肺组织内可见广泛矽结节和弥漫性间质纤维化；其肺面可见单个、境界清楚、硬度较高、直径0.5～2.5 mm的结节，多位于支气管和血管周围，为灰白色（如接触的矽尘是比较纯的二氧化硅，结节也可呈蓝色或绿色；煤矿工人的矽结节呈黑色，接触赭石矿则为红色），结节周围肺组织常见有肺气肿。显微镜下，早期的结节主要由吞噬矽尘的巨噬细胞聚积而成，围绕胶原中心呈星状聚集，细胞间有网状纤维增生；而后，结节逐渐演变，主要由成纤维细胞、纤维细胞和胶原纤维构成，中心的胶原呈明显漩涡状，周围的炎症细胞减少；最后，胶原纤维发生玻璃样变，多从中央区开始，逐渐向周围发展，呈同心圆状或漩涡状排列，在玻璃样变的结节周围也可有新的纤维组织包绕，结节中央往往可见内膜增厚的血管；用偏光显微镜观察，可以发现沉积在矽结节和肺组织内呈双屈光性的矽尘微粒。小结节也可发生融合，并随着病变发展，形成大块纤维化或结节空洞。

肺实质（包括细支气管和血管）有广泛破坏，代之以广泛的胶原纤维增生，造成不同程度弥漫性间质纤维化，范围可达全肺2/3以上；胸膜血可因纤维组织弥漫增生而广泛增厚，甚至在胸壁上形成胸膜胼胝，有的可厚达1～2 mm。

肺门淋巴结是出现矽反应最早的部位，在X线胸片未发现矽结节前，大体标本已可见到肺门淋巴结肿大、粘连；其组织学表现与肺部相似，如在淋巴结内可见散在非坏死性肉芽肿及类似纤维化的改变，在肺内出现典型的矽结节和严重的间质纤维化时，淋巴结也出现类似病变，且常重于肺组织改变，如矽结节形成、纤维化及钙化，淋巴结因而肿大、变硬。此外，矽尘还可随血液转运，在肝、脾、骨髓等处形成矽结节。

另有一种类型称"急性矽肺"（acute silicosis），但较少见，其病情进展很快，起因于高浓度游离二氧化硅暴露，且粉尘颗粒极小（直径通常仅 1~2 μm），多见于喷砂作业。肉眼下，肺内矽结节并不多，肺外表呈灰色实变，提示肺脏出现明显弥漫性间质纤维化；显微镜下，肺泡中充满泡沫状渗出物，其间含有多量巨噬细胞，肺组织呈现广泛的间质纤维化及Ⅱ型肺泡上皮细胞增殖，此种组织学特征颇似"肺泡蛋白沉积症"或"脱屑性间质性肺炎"。

（五）临床表现

游离二氧化硅致病性最强，通常将接触含 10% 以上游离二氧化硅的粉尘作业称为矽尘作业；生产环境中的粉尘最高允许浓度（MAC）也常以游离二氧化硅含量为划分基础，如空气中游离二氧化硅在 10% 以下时 MAC 规定为 $2 mg/m^3$，在 80% 以上时则规定为 $1 mg/m^3$，超过以上标准即容易发病。

空气中游离二氧化硅的含量越高，颗粒越小（1~3 μm），接触时间越长，越易发病，病情进展越快，病变也越典型。临床观察表明，粉尘中游离二氧化硅含量低于 30% 时，发病工龄多在 20 年以上；如粉尘中游离二氧化硅含量较高（40%~80%）时，接触 5 年以上即可发病。石英喷砂工和石英粉碎工，因接触较高浓度的矽尘，病变进展多较快，胸片上纤维化结节通常较大，肺功能损害也较严重；急性矽肺尤其多发于接触高浓度、高二氧化硅含量的粉尘作业工人中，接尘 1~4 年即可发病，并可迅速进展为呼吸衰竭导致死亡。

1. 矽肺的主要症状

矽肺早期，症状常轻微，仅有乏力、食欲缺乏、头晕、头痛、失眠、心悸等表现；随病情进展，呼吸系统症状逐渐明显，主要有：

（1）胸闷气短：这是呼吸困难的一种主诉，出现最早，呈进行性加重；最初常发生在体力劳动或剧烈运动后，以后在轻体力劳动甚或安静时也可出现。

（2）胸痛：多为阵发性，为性质、部位均不固定的刺痛或胀痛，发生原因可能与肺纤维化累及胸膜有关。如胸痛突然加重并伴有气急，应考虑自发性气胸的可能。

（3）咳嗽、咳痰：多因并发支气管、肺部感染所致，吸烟可使加重，随咳嗽加剧，亦出现多量黏液脓性痰；少数患者可咳少量血痰，大量咯血则罕见。

2. 矽肺的主要体征

矽肺早期多无特殊体征，随病期进展及并发症发生，可出现各种相应的体征。如继发肺气肿时可出现桶状胸、叩诊过清音、杵状指；并发胸膜炎时，可闻及胸膜摩擦音；并发支气管炎、支气管扩张时，可有两肺干、湿性啰音；晚期并发肺源性心脏病时，可产生右心衰竭体征，如发绀、颈静脉怒张、肝大、下肢可凹性水肿等。

3. 主要并发症

（1）支气管及肺部感染：矽肺患者由于肺部广泛纤维化、气道痉挛狭窄、引流不畅及全身和局部抵抗力降低，很易发生呼吸道感染，导致支气管炎、肺炎、支气管扩张等，一般好发于冬春季节，可有发热、咳嗽、咳痰、呼吸困难加重等表现。病原微生物多为革兰阴性杆菌，晚期患者尤易合并真菌感染，造成临床治疗困难。

（2）自发性气胸：矽肺由于肺部广泛纤维化、肺气肿、肺大疱形成，很易发生肺泡和脏层胸膜破裂，导致气胸。矽肺并发气胸的特点是复发率高，常为包裹性气胸，肺复张能力差；并发气胸后常可能导致结核及感染的播散，以及心肺功能衰竭。

（3）肺源性心脏病：由于矽肺广泛的肺间质纤维化，常引起肺循环阻力增高、肺动脉高压，最终发展为肺心病；其失代偿期主要表现为发绀、颈静脉怒张、肝大、少尿、下肢水肿等。

（4）呼吸衰竭：矽肺晚期由于肺组织广泛纤维化，有效通气面积减少，一旦并发上呼吸道或肺部感染、气胸等，常可导致失代偿性呼吸衰竭，临床出现以缺氧和二氧化碳潴留为主的表现。

（5）肺结核：矽肺患者多伴随免疫功能减退，并发肺结核的危险性常较高，且随矽肺期别升高而增高。矽肺并发结核后会使诊断复杂化,并加速病情进展,患者易发生咯血、气胸、呼吸衰竭等严重并发症,抗结核治疗效果较差,容易复发,因而是威胁矽肺患者生命的主要原因之一。

(六)实验室检查

1. X 线检查

在高千伏 X 线胸片上,常可见肺野内出现圆形小阴影,一般以 p 型小阴影为主,最初见于两肺中下区,较淡、较少;随着病变的进展,小阴影逐渐致密、增多,可遍及全肺,并出现 q 影和 r 影。小阴影也可聚集融合成块状大阴影,多见于两上肺野外带,开始时轮廓不清,而后逐渐发展成为致密而轮廓清楚的团块,形态可多种多样,可位于一侧,也可与肋骨垂直呈"八字形"对称分布于两上肺,周围多包绕有气肿带。

胸膜常有肥厚,肺门阴影增大、浓密,有时尚可见肺门淋巴结出现蛋壳样钙化。

2. 肺功能检查

矽肺患者的 VC(肺活量)、FVC(用力肺活量)、FEV_1(1秒用力呼气量)、FEV_1/FVC 等肺通气功能指标常低于矽尘接触工人,残气量也略有增高,且随病情呈进行性加重。

通气功能损害以混合型较多见。由于肺泡及间质的广泛纤维化、毛细血管闭塞,使弥散面积、通气/血流比例逐渐缩小,因而 DLco(肺一氧化碳弥散量)也可降低;小气道功能也可发生广泛损害。

3. 血气分析

动脉血气分析显示,早期、无并发症的矽肺患者仅少数出现轻度低氧血症;随病情进展,PaO_2 和 SaO_2 均会逐步下降,部分患者尚可伴有高碳酸血症,提示出现 II 型呼吸衰竭。

4. 其他辅助检查

肺 CT 检查对矽肺小阴影的检出率与高千伏 X 线胸片差别不明显,但在观察大阴影和胸膜病变方面则明显优于后者;对于肺癌、肺结核的鉴别诊断也有重要价值。

经皮胸腔穿刺肺活检或经胸腔镜肺活检,有助于矽肺的鉴别诊断。生化指标的检测,如血清铜蓝蛋白、血清纤维粘连蛋白、血清免疫球蛋白(IgG、IgA、IgM)等虽可以间接反映纤维化程度,但缺乏特异性,在临床上对于矽肺诊断和鉴别诊断的帮助并不大。

(七)诊断与鉴别诊断

1. 诊断

矽肺的诊断原则与其他尘肺病相同,即必须具有可靠的二氧化硅(石英)粉尘接触史,结合 X 线胸片表现特点,并排除其他原因引起的类似疾病,综合分析后,才可做出诊断。我国新颁布的《尘肺病诊断标准》(GBZ 70-2009),可作为矽肺诊断与分期的主要依据。

在诊断过程中,除了要保证所摄胸片的技术质量外,还应坚持集体诊断,并对照标准片进行最终判断;对疑难病例,除了结合临床资料做好鉴别诊断外,还应参考有关的职业流行病学资料,进行综合分析。

2. 鉴别诊断

矽肺除应根据职业接触史与其他尘肺进行鉴别外,还需注意与以下几种常见的肺部疾病相鉴别,如肺结核、肺癌、特发性肺纤维化、结节病、肺含铁血黄素沉着症等,具体内容可参考本节尘肺病总论部分相关内容。

(八)治疗

矽肺是可以预防但较难治愈、由环境因素引起的肺部疾病,目前尚无特效治疗药物,主要是采取综合措施延缓病变的进展,减少并发症,以延长患者寿命。具体原则如下。

1. 去除病因

矽肺病诊断一经确定,不论其期别高低,均应尽快调离矽尘作业,使肺脏不再继续接触二氧化硅粉尘,这是延缓矽肺病变发展的一项重要措施。

2. 抑制和减弱肺纤维化的发生发展

实验证明具有抑制肺纤维化作用的药物有克矽平(polyvinylpyridine,P_2O_4)、磷酸哌喹(piperaquine phosphate)、磷酸羟基喹哌(hydroxypip eraquine phosphate)、粉防己碱(tetrandrine)、柠檬酸铝(aluminum itrate）等，但前一二十年的临床应用并未见显示其在改善疾病症状或延缓病情等方面有何明显作用，且未获得国家食品和药品监督管理局批准，故近十余年来，对于矽肺基本上已无特效药物可资使用。

3. 支气管肺泡灌洗术

支气管肺泡灌洗术包括全肺双侧大容量灌洗和小容量肺段灌洗两种方法。大容量灌洗主要目的在于去除肺泡腔内的粉尘、尘细胞、细胞碎片、分泌物，以及缓解症状和改善呼吸功能；小容量灌洗则可在灌洗基础上灌入增强免疫、抗感染及抗纤维化等作用的药物，目的在于增强体质，改善症状。但这种治疗方法能否延缓矽肺病变的进展，还需要继续进行观察研究。

4. 肺移植

肺移植是治疗晚期矽肺最有希望的方法，尤其对于年轻的患者更有意义，但由于肺移植技术目前仍不成熟，且器官来源有限，目前临床上尚无法广泛采用。

5. 综合治疗

早期矽肺患者肺功能代偿良好者，可从事轻工作，并加强健康教育，认真戒烟，适当参加体育锻炼和增加营养，以提高机体抵抗力；此外，还应及时给予抗氧化剂及止咳、祛痰、解痉、消炎等对症治疗药物，以阻遏肺纤维化进程，改善呼吸功能；还应定期复查随访，以及时处理病情变化。

矽肺并发的呼吸道感染以革兰阴性杆菌较多见，宜选用对革兰阴性杆菌敏感的广谱抗生素或联合用药，晚期矽肺患者应注意真菌的二重感染。

矽肺并发肺结核时，初治病例可根据病情轻重同时使用2～4种药物，如异烟肼、利福平、链霉素、对氨基水杨酸、乙胺丁醇等，常需强化治疗3～6个月，再减量或改为两种药物维持治疗半年至1年；对于复治病例，由于结核菌已对一种或多种抗结核药物耐药，多需使用二线抗结核药物，如吡嗪酰胺、卡那霉素、卷曲霉素、喹诺酮类抗生素等，且需要三种以上抗结核药物同时应用，抗结核治疗的时间也要适当延长。

并发肺心病时应卧床休息，并给予利尿、抗感染药物，强心药物宜小量使用，并及时处理其他并发症，如自发性气胸、支气管扩张、呼吸衰竭等。

丧失劳动力和生活自理能力的患者，可按国家有关规定，安排疗养或治疗。

三、煤工尘肺

煤工尘肺（coal workers' pneumoconiosis，CWP）是指煤矿各工种工人长期吸入生产环境中的粉尘所引起尘肺病的总称，又称采煤工人肺尘病、黑肺病或炭末沉着症。以前认为，所谓煤工尘肺，实际上不过是一种"煤矽肺"（anthraco-silicosis），但目前公认，长期吸入煤尘也可以引起肺组织纤维化，导致"煤肺"（coal pneumoconiosis），且存在剂量-反应关系，发病工龄多在20～30年以上，病情进展缓慢，危害较轻；煤工尘肺还包括矽肺（silicosis）。煤工尘肺中，以煤矽肺最多，约占煤工尘肺病例数80%以上，单纯煤肺或矽肺各仅占10%左右。

（一）接触机会

煤是由沼泽地中腐烂植物沉积而成，地理条件使植物受到高压高温后形成泥煤，约经2.5亿年以上化学变化，泥煤逐渐变成褐煤，再转变为烟煤，最后形成无烟煤。煤本身所含游离二氧化硅通常很低，但与其沉积岩层成分（如砂岩、泥岩、页岩、淤泥、耐火石、石灰石等）密切相关，不同岩石层使不同煤矿或同一煤矿不同煤层的粉尘成分各不相同。因此，在煤矿生产过程中，既有煤尘又有矽尘同时存在。

矽肺主要见于煤矿从事岩石巷道开凿的掘进工；煤肺主要见于从事采煤、运煤、地面煤装卸等工作的采煤工、运煤工及装卸工；但煤矿的井下工种并不固定，大多数工人既从事岩石掘进接触矽尘，又从事采煤接触煤尘，在病理上往往兼有矽肺及煤肺的特征，故将此类尘肺称为"煤矽肺"，它是我国煤工尘肺最常见的类型，约占煤工尘肺的80%以上。根据国家公布的资料，2003年全国新发尘肺病人数8 364例，其中煤工尘肺（4 255例）病人占总发病人数的50.89%；截至2005年底，全国尘肺累积病例607 570例，其中当年新发病例9 173例，矽肺和煤工尘肺分别为4 358例和3 967例，两者共占尘肺病例总数的90.8%，表明煤工尘肺仍是当前发病人数最多的尘肺病种之一。

(二) 发病机制

煤工尘肺的发病机制仍不完全清楚，多认为煤肺的致病原因与煤尘含有少量的游离二氧化硅有关，煤矿粉尘长期作用于肺泡巨噬细胞诱发活性氧产生，可导致细胞损伤。近年来，又开始关注遗传机制在尘肺发病中的地位，研究认为尘肺是遗传因素与环境因素相互作用的结果，涉及缺氧、活性氧自由基、热应激等多种环境因素；已有研究发现，HSP70-1 + 190（G/C）位点多态性可能与煤肺有关，携带 CC 基因型煤尘接触工人较携带 GG 基因型的更易发生肺部病变；还有研究发现 HSP70-hom2437 基因多态性可能与煤工尘肺易感性及严重程度有关。

煤尘进入肺组织后主要沉着在终末细支气管及肺泡内，被巨噬细胞吞噬后即可穿过肺泡壁进入肺间质，沿淋巴液移行，在呼吸性细支气管处淋巴组织集合，对粉尘具滤过作用。煤尘和吞噬了煤尘的巨噬细胞（煤尘细胞）聚集在肺泡腔、肺泡壁、呼吸性细支气管和血管周围组织，形成煤尘灶和煤尘细胞灶，在煤尘和少量矽尘的作用下，灶内网状纤维增生；如吞入巨噬细胞内的粉尘尚含有矽尘颗粒，则可使巨噬细胞崩解并释放酶及生物活性物质，刺激成纤维细胞产生大量胶原，进而形成煤尘纤维灶。煤尘灶可压迫和破坏呼吸性细支气管管壁，导致管壁增厚、弹力纤维破坏，平滑肌结构受损；随着呼吸时肺内压力的变化，呼吸性细支气管及肺泡管可逐渐发生膨胀，形成灶周肺气肿或小叶中心性肺气肿，其中"灶周肺气肿"是煤工尘肺主要病理特征之一。广泛的肺气肿可明显损害患者的呼吸功能，是造成肺功能减退的主要原因。

煤矽肺则是在上述基础上出现煤矽结节，即在网状纤维和胶原纤维交织的结节中，出现煤尘、煤尘细胞和石英颗粒。

进行性大块纤维化（progressive massive fibrosis，PMF）是煤工尘肺晚期的病变表现，在矽肺及煤矽肺病例较常见，煤肺发生 PMF 病变者极少。沈国安等曾对四川省南桐等 7 个煤矿 22 266 名接尘工龄在 3 年以上的矿工进行横断面调查，结果显示煤工尘肺 PMF 的患病率约为 0.77%。PMF 的形成机制尚不清楚，可能与吸入粉尘中的游离二氧化硅含量及累计接尘量有关；结核感染亦是促进 PMF 形成和发展的重要因素。对肺组织的生化成分分析显示，PMF 与肺内沉积的二氧化硅量及肺内脂类、胶原蛋白含量相关；有些患者血清中可检出非特异性抗体及抗核抗体，类风湿因子阳性率也高于单纯尘肺及正常人，提示也有免疫因素参与。

(三) 病理改变

煤肺的典型的病理改变为弥漫的煤尘灶、灶周肺气肿及肺间质纤维化。煤肺外观呈黑色，较软，切面可见大量的黑色斑点状的"煤斑"（coal macules）即煤尘灶，煤斑直径为 1～4 mm，由粉尘及尘细胞淤积在一级和二级呼吸性细支气管周围的淋巴管内形成，呼吸性细支气管位于次级肺小叶的中心部位，所以在一个肺小叶中可以看到 5～6 个煤斑。镜下，煤斑呈星芒状，紧伴扩大的呼吸支气管腔，由大量噬煤尘细胞和交织的网状纤维组成，后期可夹杂少量胶原纤维；呼吸性细支气管平滑肌因受压而萎缩，管腔扩张，这是形成灶周肺气肿或小叶中心性肺气肿的病理基础；煤尘和尘细胞还可沉积于肺泡腔、胸膜下和肺小叶间隔等处，并引流至肺门淋巴结，使之肿大。

煤矽肺的病理改变与一般矽肺相同，除有典型的矽结节外，还有煤尘沉着，以煤矽结节和大块纤维化为特征。煤矽结节系在煤肺背景上形成，形态类似于矽结节，以紧密排列的胶原纤维为核心，外周为一厚层煤尘细胞和纤维组织，纤维伸向邻近的肺泡间隔和小叶间隔，形成放射状圆结节；另一种形态是形成混合尘结节，多为圆形或椭圆形，直径为 1～5 mm 或更大，组织学特点是胶原纤维与煤尘颗粒、尘细胞交织存在，无明显胶原核心。

PMF 多见于煤矽肺晚期，病理学上常根据是否伴有 PMF 而将煤工尘肺分为单纯煤工尘肺和复杂煤工尘肺。PMF 多位于两肺的上叶或中叶，为灰黑色或黑色、质地坚韧的纤维化团块，内部较为均匀一致。镜下见由粗大的胶原纤维束，堆积于纤维束间的尘细胞、淋巴细胞以及埋于其间的小支气管和小血管残迹、增生的肺间质组织交织融合而成；团块可因缺血、液化坏死而出现厚壁空洞，内存黑色稀薄液体，空洞较结核空洞小，有时不易鉴别；还有一种 PMF 是由很多煤矽结节融合而成的结节融合块。随着大块纤维化肺组织的收缩、上移，团块周边可形成气肿带或肺大疱，肺基底部也常出现肺气肿。

（四）临床表现

据 2003 年对 4 255 例煤工尘肺的调查报告，其平均发病工龄为 21.27 年，平均晋级年限为 12.7 年；与 1986 年全国尘肺病流行病学调查结果比较，发病年龄、发病工龄均有不同程度的缩短。

单纯煤工尘肺早期可无阳性临床症状和体征，或仅在劳累时稍有胸闷、气短；随着患者年龄增长和尘肺病变的进展，上述症状逐渐加重，并出现咳嗽、咳痰等。晚期重症患者可出现端坐呼吸、不能平卧；检查可见口唇、甲床发绀，桶状胸，呼吸音减低或粗糙；合并感染时可闻干性、湿性啰音，哮鸣音等。临床上煤工尘肺 PMF 患者症状往往较进展与同期的矽肺为重。

常见并发症有：

1. 肺部感染

煤工尘肺患者局部和全身的免疫防疫机制均降低，易引发肺部感染，此时，患者常出现呼吸困难症状短期内加重、咳嗽咳痰增多、痰液性质改变、两下肺部闻及湿啰音或较平时增多、肺心病和呼吸衰竭患者在常规治疗情况下心肺功能恶化等表现。由于尘肺患者存在肺血液循环和淋巴循环障碍，感染常迁延不愈，反复发作，并可能导致真菌二重感染。肺部感染反复发作会促使肺纤维化加重，进一步损害心肺功能，是尘肺患者病情恶化和死亡的重要原因。

2. 肺结核

据 2003 年全国尘肺病报告发病情况分析，尘肺病合并肺 TB 的合并率也呈下降趋势，与 1986 年尘肺病流行病学调查结果的 15.82% 相比，下降了 6.12%，其中煤工尘肺（5 353 例）总的肺结核合并率为 9.92%，一期、二期及三期肺结核的合并率分别为 8.02%、15.1% 及 31.25%，分别高于同期二期、三期矽肺的结核病合并率（分别为 12.06% 及 10.91%），提示煤工尘肺更易合并结核。

3. 肺源性心脏病

患者出现反复咳嗽、咳痰、胸闷等，经抗感染治疗效果差，呼吸困难无明显改善，且出现嗜睡者，应考虑合并肺源性心脏病可能。患者多有明显肺气肿，并可有球结膜水肿、颈静脉充盈或怒张、肺动脉第二心音亢进、双下肢水肿等。因煤工尘肺比矽肺有较高的慢性支气管炎和肺气肿并发率，故继发肺源性心脏病者也较多，对 105 例煤工尘肺并发肺心病患者进行的调查表明，煤工尘肺并发肺心病死亡占煤工尘肺死亡数的 32.47%，居煤工尘肺所有并发症之首，是煤工尘肺的主要死亡原因之一。

4. 类风湿关节炎

国内报道 3.76% 煤工尘肺患者合并类风湿关节炎。煤工尘肺患者合并类风湿关节炎，常称为"类风湿尘肺"，也称 Caplan 综合征；辅助检查见类风湿因子、自身免疫抗体多为阳性，血清免疫球蛋白异常。典型的 X 线胸片表现为肺内出现直径为 0.5～1.0 cm 的类圆形结节，有的可达 5 cm，一般多发，外带和下肺野居多；其影像学特点为边缘清楚，密度较低，多在关节炎发作前后出现，在出现关节炎后病情常迅速进展。类风湿尘肺也可融合形成大块，伴发空洞或钙化，易误诊为 PMF，但 PMF 多为煤工尘肺晚期表现，多见于矽肺和煤矽肺病例，而 Caplan 结节则经常发生在煤肺病情相对较轻的病例。病理学上，Caplan 结节中心常为坏死组织及数量不等的胶原和粉尘，坏死区外层有浸润的淋巴细胞和浆细胞形成的细胞带，还可有多形核白细胞和少量巨噬细胞组成的活动性炎症外围带，附近的动脉可见闭塞性动脉内膜炎；不典型结节可为大小不等的圆形和不规则小阴影，诊断则较为困难。

（五）实验室检查

1. X 线检查

（1）煤肺：煤肺的 X 线表现以细网状不规则阴影为主，其间可夹杂星芒状的圆形小阴影，形态不规则，边界较模糊，密度较低，可见到"白圈黑点"征象；晚期并发肺气肿时，双下肺透明度增高，膈肌低平。单纯煤肺时大阴影罕见，肺门和胸膜的改变亦较少。

（2）煤矽肺：煤矽肺早期以 p 型小阴影为主，也可以 p、q 型小阴影为主，或同时伴有少量 s、t 型小阴影；随尘肺病变加重，q、r 型小阴影增多。小阴影的分布以两中肺区多见，其次是两下肺区。

三期煤矽肺的大阴影多见于两中上肺区，是多个小圆形阴影增大、密集及融合形成，早期可不对称，边界多模糊；少数病例在没有明确小阴影或小阴影很稀疏的背景上也可出现大阴影，已形成的大阴影较致密，边界清楚，呈圆形、椭圆形或长条形，有的似腊肠状，与脊柱呈平行，上下延伸；大阴影周边可见密度减低的气肿带，也可见肺大疱。较严重的煤矽肺病例尚可在肺尖部、肺基底部出现密度减低区或肺气肿。

煤矽肺时肺门阴影增大较常见，有时还可见到肺门淋巴结蛋壳样环形钙化阴影，但较矽肺少见。

煤矽肺合并结核时圆形小阴影可较快地增大，边缘变得模糊，不对称；邻近胸膜明显增厚，有肺门引流带，团块不与后肋垂直；出现空洞时，洞壁多较厚，内壁凹凸不平，甚不整齐。

2. 肺功能测定

煤工尘肺因大量的煤尘和煤尘细胞滞留于呼吸性支气管和肺泡，有煤斑、灶周肺气肿形成，以及大块纤维化及肺间质纤维化，呼吸性气道、肺组织弹性纤维破坏，故使肺通气功能及换气功能明显受损。损害类型既往报道以阻塞型多见，其次为混合型，限制型则较少见。有医院分析了301例矽肺、煤工尘肺及陶工尘肺的肺功能，均以限制型通气功能障碍为主，与近年一些报道结果相同；同时还见矽肺和煤工尘肺随期别升高，肺功能障碍逐渐转为以混合型为主。上述这种肺功能损害类型的差别可能与判别标准不同有关，2002年中华呼吸学会修订的慢性阻塞型肺病诊治指南接受了全球倡议的诊断分级标准，即以 $FEV_1/FVC < 70\%$ 作为诊断阻塞型肺病的早期灵敏指标；以往则主要依据 FEV_1 下降判断为阻塞型，FVC、FEV_1 两指标均下降判断为混合型，即明显不足。

另有对60例矽肺患者肺功能10年的跟踪研究报告，认为通气功能障碍类型由阻塞型逐渐向限制型与混合性通气功能障碍转变，但原因有待分析。

肺功能测定是评价尘肺患者劳动能力和代偿功能的重要手段，也是较X线影像学改变更为敏感的检测手段，但在某种程度上受被测试者的主观因素影响，故应注意检测时的质量控制。

（六）诊断及鉴别诊断

煤工尘肺的诊断与分期可根据我国2009年发布的《尘肺病诊断标准》（GBZ 70-2009）进行；确诊仍有赖于可靠的职业接触史及质量良好的X线胸片。

诊断时需注意与肺及支气管慢性感染鉴别，此时X线胸片可出现较多网状和点状阴影，但此类阴影密度多较低，常与肺纹理相连接，抗生素治疗后阴影可少或消失，有助于鉴别。

此外，还需注意与特发性弥漫性肺间质纤维化、肺含铁血黄素沉着症等鉴别；出现团块状影时需注意与肺结核和支气管肺癌相鉴别。

（七）治疗

（1）诊断一经确立后，应立即调离粉尘作业，注意身心健康、合理营养，进行适度的运动，以增强机体抵抗力和改善肺功能。

（2）特效药物，可选用抑制肺纤维化的药物。

（3）大容量肺灌洗术是近年正在探索的尘肺治疗新技术，拟通过灌洗排出一定数量沉积于呼吸道和肺泡中的粉尘及由粉尘刺激产生的与纤维化有关的细胞因子，达到阻止肺纤维化进展的目的；治疗后患者自觉临床症状有改善，但其远期效果尚需进一步观察和总结。

（4）对症治疗，可服用止咳、平喘、祛痰、消炎药物。

（5）积极防治并发症，特别是呼吸道感染和结核。

四、石棉肺

（一）概述

石棉肺（asbestosis）是长期吸入石棉粉尘引起的以肺部弥漫性纤维化为特征的一种全身性疾病。

石棉是一种具有很高抗张强度、耐化学、耐火、耐蚀、绝缘、绝热性质，纤维性结晶状结构的硅酸盐类矿物质，主要是由镁和硅构成，还含有不等量的氧化钙和氧化铝等，矿石纤维长度一般为2~3cm，也有长达100cm以上者。

石棉分为两大类：①蛇纹石石棉（serpentine asbestos），主要品种为温石棉（chrysotile），它具有较好的可纺性能，主要成分有二氧化硅、氧化镁和结晶水，呈白色或灰色，半透明，无磁性，不导电，耐火、耐碱，纤维坚韧柔软，具有丝的光泽和好的可纺性。目前世界所产石棉主要是此类石棉，约占世界石棉产量的95%。②角闪石棉（amphiboles），主要品种有青石棉（crocidolite）、铁石棉（amosite）、直闪石棉（anthophyllite）、透闪石石棉（tremolite）和阳起石（actinolite）等，根据所含钠、钙、镁和铁等成分的数量不同而相区分；其纤维坚硬，呈直杆状结构。上述两类石棉矿物本身可有纤维结构或非纤维结构两种，只有呈纤维结构的蛇纹石和角闪石才称为石棉。世界石棉已探明的储量约2亿吨，主要分布在俄罗斯、中国、加拿大、哈萨克斯坦、巴西、南非和津巴布韦，尤其是俄罗斯的乌拉尔地区和加拿大的魁北克地区，两者合计约占世界总储量的50%。

（二）接触机会

石棉（asbestos）来源于希腊语，它良好的抗拉性，隔热、保温、耐酸碱腐蚀、绝缘性能等特点，决定了它在工业生产和日常生活中应用的广泛性。如石棉纤维可以织成纱、线、绳、布等，作为传动、保温、隔热、绝缘等部件材料或衬料，也可用来制成石棉板、防火石棉纸，保温管、窑垫以及保温、防热、绝缘、隔音等材料。此外，石棉纤维可与水泥混合制成石棉水泥瓦、板及屋顶板、石棉管等石棉水泥制品；石棉和沥青掺和可以制成石棉沥青制品（如石棉沥青板、石棉毡、石棉砖以及石棉漆、嵌填油灰等），用作高级建筑物的防水、保温、绝缘、耐酸碱材料和交通工程的材料。石棉与酚醛、聚丙烯等塑料黏合，可以制成火箭抗烧蚀材料，飞机机翼、油箱、火箭尾部喷嘴管以及鱼雷高速发射器，船舶、汽车以及飞机、坦克、船舶中的隔音、隔热材料；石棉与各种橡胶混合压模后，还可做成液体火箭发动机连接件的密封材料；与酚醛树脂层压板，可传导弹头部的防热材料。蓝石棉还可作防化学、防原子辐射的衬板、隔板或者过滤器及耐酸盘根、橡胶板等。

在石棉开采、选矿、运输、轧棉、梳棉、纺线、加工等过程，以及废石棉再生利用作业时，均有机会接触大量石棉纤维和粉尘；拆除废旧房屋、锅炉等含有大量石棉材料的设施时，除可接触大量石棉纤维外，还可能对大气、水源等周围环境造成污染。

（三）发病机制

石棉引起肺纤维化的机制与其他尘肺大致相同，其中石棉纤维的机械刺激作用尤其不容忽视，研究表明，石棉对巨噬细胞和成纤维细胞的毒性远比二氧化硅小，而其致肺纤维化和致肿瘤活性比二氧化硅强，尤其是长纤维石棉，提示其直接的机械刺激在致纤维化作用中可能具有重要地位。

一般而论，直径小于 3 μm 的石棉纤维吸入后大多沉积于呼吸性细支气管，其可通过机械性刺激和化学作用，引起细支气管–肺泡炎；部分到达肺泡的石棉纤维被巨噬细胞吞噬后，可引起细胞坏死崩解，导致巨噬细胞性肺泡炎；逸出的矽尘又可被其他的巨噬细胞吞噬，这种过程不断反复，使炎症反应在肺组织不断持续，逐渐形成尘结节，并进展为尘细胞肉芽肿。有研究表明，活性氧（ROS）和活性氮（RNS）是介导石棉毒性的重要的第二信使，石棉引起 ROS 和 RNS 大量生成可导致肺上皮细胞 DNA 损伤及凋亡，而肺泡上皮细胞凋亡正是肺纤维化的早期表现。

温石棉纤维可以从肺泡迁移到肺间质、胸膜腔和局部淋巴结，肺部淋巴系统可能在石棉纤维在脏层和壁层胸膜的播散种植过程中起主要作用，毛细血管输送在这个过程中所起的作用则可能很小。研究发现，石棉纤维由呼吸道吸入后很容易聚集于肺的外周，并是胸膜斑的主要组成成分。斑最初位于胸壁的后面和侧面，平行于肋间，没有胸膜粘连，不累及肺尖和肋膈角；有人发现，石棉肺工人的胸腔积液中可见有石棉纤维，故推测石棉纤维进入胸膜腔后，可能通过连接胸膜腔和壁层胸膜的淋巴管开口进入壁层胸膜。此外，由于石棉纤维可被肺实质局部淋巴丛清除，并在纵隔淋巴结聚集，故也可能从纵隔淋巴结逆行至胸骨后和肋间淋巴结，最后到达壁层胸膜。

石棉也是一种致癌物，可引起肺癌和胸膜间皮瘤，它在恶性细胞形成的每个阶段都起着重要作用，这些作用并不依赖于肺纤维化的进程。近年的流行病学调查资料表明，石棉肺患者还易并发肺癌、恶性胸膜和腹膜间皮瘤、食管癌、胃癌、结肠癌、喉癌等恶性肿瘤。据统计，石棉肺合并肺癌者可高达 12%~17%，吸烟的石棉工人患肺癌的危险性比不吸烟人群高 53~92 倍；石棉肺合并恶性胸膜间皮瘤者更为多见，有报告称，52 例间皮瘤患者中约 80% 有石棉粉尘的职业接触史。我国对石棉肺患者全死因分析表明，死于肺癌者约为 25%，死于胸式腹膜间皮瘤约为 7%~10%，死于消化道癌为 8%~9%。

(四) 病理

石棉肺的病理学特点是弥漫性肺间质纤维化、石棉小体形成、脏层胸膜肥厚及壁层胸膜形成胸膜斑，个别患者尚可出现胸膜间皮瘤；病变以双肺下叶为著。

1. 弥漫性肺纤维化（diffuse pulmonary fibrosis）

石棉肺早期可见细支气管脱屑性和闭塞性肺泡炎改变，伴石棉纤维沉积，巨噬细胞也大量增加，包裹和吞噬石棉纤维，并引起网状纤维和胶原纤维增生，造成肺泡闭塞；随病情进展，纤维化可遍及各肺小叶，形成粗细不一的纤维索条，以双肺下叶最为明显，有时尚可见 0.5 ~ 2 mm 外形不规则的小结节，在偏光镜下，其双折射针状石棉纤维清晰可见；淋巴结的改变多较轻微。

晚期的石棉肺可形成大块纤维化，几乎全部由弥漫性纤维组织、残存的肺泡小岛及粗大的血管、支气管所构成，呈蜂窝状；胸膜下纤维化可与肺实质深部的纤维索条紧密连接甚至融合，多见于两肺基底部；肺体积明显缩小、质地变硬。

2. 石棉小体（asbestos body）

石棉接触者可在肺内、痰中检出石棉小体，有时在胸膜斑和肺泡灌洗液中也可找到石棉小体。其外观呈金黄色或黄褐色，长 20 ~ 200 μm，粗 1 ~ 5 μm，末端膨大呈哑铃状或火柴样，普鲁蓝染色时小体常呈阳性铁反应，一般认为系石棉引起红细胞破裂，以黏多糖为基质的铁蛋白质吸附到石棉纤维所形成，它是机体对异物的反应，在石棉小体旁常可见异物巨细胞。在弥漫性纤维化的肺组织中查见石棉小体是病理诊断石棉沉着症的重要依据，痰中查见石棉小体亦提示有肯定的石棉接触史，但肺内石棉小体的多寡与肺纤维化程度无明显相关，仅反映石棉纤维的沉积量。

3. 胸膜增厚（pleural thicking）和胸膜斑（pleural plaque）

石棉多伴有弥漫性胸膜纤维化，潜伏期较长，常与过去胸腔积液有关，一般最先累及脏层胸膜，使之明显增厚，常蔓延到肋膈角，多是单侧的；此外，还易造成脏层和壁层胸膜粘连融合，这两种类型的胸膜增厚可以共存。

约半数以上患者胸膜有局限性胸膜斑块，其特点是仅附着于壁层胸膜，是一种不连续的纤维组织，发展缓慢，潜伏多在 15 年以上；病变常双侧对称，多发生于第 5 ~ 8 肋间的侧后胸壁，很少累及肺尖及肋膈角。斑块与脏层胸膜无粘连，边界清楚，略凸出于胸膜，表面光滑，有光泽，灰白色，半透明，质地坚硬，类似软骨，可部分或大部分钙化。镜下可见主要由胸膜弹力层重叠交错、玻璃样变的胶原纤维构成，斑块中可有钙质沉着，但无石棉纤维。

4. 胸膜间皮瘤（pleural mesothelioma）

胸膜间皮瘤是原发于胸膜间皮组织或胸膜下间质组织的一种少见肿瘤，可有多种组织形态，一类以纤维细胞为主（纤维型），另一类以上皮细胞为主（上皮型）；根据肿瘤生长方式又可分为：①局限型间皮瘤，多数为良性，也可以是低度恶性；②弥漫型胸膜间皮瘤，几乎均为恶性，吸入石棉纤维引起胸膜间皮瘤多为弥漫型。

肉眼观察，胸膜间皮瘤多呈白色或黄白色，为覆盖于肺表面的局部肿块，或包裹整个肺叶或全肺，可累及纵隔和心包，亦可沿叶间隔蔓延，侵入肺内，早期需注意与胸膜斑区别。

(五) 临床表现

石棉纤维可以通过皮肤接触、食物摄入或呼吸道吸入进入人体，但石棉肺则主要因长期吸入石棉纤维引起，其潜伏期比矽肺要长，有的甚至达 40 年以上，我国石棉肺的发病工龄多在 15 ~ 20 年，主要与生产环境中石棉粉尘浓度高低有关。

石棉不仅具有致纤维化作用，还有致癌作用（尤其是青石棉），流行病学调查结果表明，石棉作业工人和石棉肺患者肺癌和胸膜间皮瘤的发生率明显高于不接触石棉的一般居民，尤其是间皮瘤，其主要发生在胸膜，劳动条件恶劣的石棉作业工人因吞入大量石棉纤维，甚至还可引起腹膜间皮瘤。在石棉高暴露量人群，间皮瘤的年发生率是 366/10 万，而在轻到中度暴露的人群，间皮瘤的年发生率为 67/10 万，多见于接触青石棉者。其潜伏期多较长，一般在接触石棉尘 35 ~ 40 年后才发病，以青石棉和铁石棉引起间皮瘤较多，可能与其较坚硬挺直，易穿透肺组织到达肺深部有关。

石棉肺患者的临床症状与一般尘肺相似,主要是活动后胸闷、气短,有时有阵发性干咳,合并呼吸道感染时可咯大量黏痰;还可有乏力、食欲减退、消瘦等全身症状;常有胸痛,大多局限,且不固定,如出现持续剧烈胸痛,应警惕出现胸膜间皮瘤的可能。

石棉肺早期多无阳性体征,合并感染时肺部可闻及湿性或干性啰音,有时在肺部下方或腋下可听到捻发音;晚期多合并肺气肿,可见桶状胸,叩诊呈过清音;长期缺氧可见发绀及杵状指。石棉肺易并发呼吸道感染、自发性气胸、肺源性心脏病等,但合并肺结核的发病率仅10%左右,远低于矽肺,而且多数病情较轻,进展缓慢。

接触石棉还可引起皮肤疣状赘生物——石棉疣(asbestos wart),常发生于手指屈面、手掌、前臂和足底,是石棉纤维进入皮肤引起的局部慢性增生性改变;疣状物自针头至绿豆大,表面粗糙,有轻度压痛,病程缓慢,可经久不愈。

(六)实验室检查

1. X线检查

石棉肺的X线表现主要包括肺实质、胸膜和心包膜的改变。

(1)肺部改变:主要为网状的不规则小阴影,网状阴影可由小到大、由疏到密,逐渐发展,早期多见于中下肺野,以后可扩展到上肺野;小阴影增多,则使肺野透明度减低,呈毛玻璃样;随病情进展,上述不规则阴影密度逐渐增高,且结构紊乱,状如绒毛或蜂窝,有时在网状阴影间尚夹杂有少量密度不高的细小圆形和类圆形阴影;双上肺透光度常增高;肺门淋巴结一般不增大。

(2)胸膜改变:石棉肺有几种良性的胸膜改变,即:胸膜斑、弥漫性胸膜纤维化和圆形肺不张。

①胸膜斑:其为石棉肺的特征性改变,是石棉纤维刺激壁层胸膜导致局部胸膜增厚,X线下多为双侧胸壁中、下部位对称性阴影,密度不均,多呈三角形,内缘清晰,偶见单侧形态不规则者,部分胸膜斑可有钙化则更易辨认。由于结核、心衰、外伤等因素亦会引起肺尖和肋膈角处的局限性胸膜增厚,所以尘肺病诊断标准专门指出,"与石棉接触有关的胸膜斑是指除肺尖和肋膈角区以外的厚度大于5 mm的局限性胸膜增厚,或局限性钙化胸膜斑块",以便于鉴别。胸膜斑多为双侧性,病变形态常不对称,多发于侧胸壁(第5~8肋间水平)和侧后胸壁,也见于膈肌的腱膜部,偶见于心包和叶间胸膜;正位平片有时较难发现侧后胸膜的胸膜斑,但45°斜位片和CT片则可以清楚地显示。

②弥漫性胸膜纤维化:石棉肺患者可出现单侧或双侧胸腔积液,石棉引起的胸腔积液能缓慢地自发消退,但与是否会出现胸膜斑或间皮瘤无明显关联;对于接触石棉的胸腔积液患者,需除外结核性胸腔积液和早期间皮瘤。弥漫性胸膜纤维化增厚、粘连,主要累及脏层胸膜和肋膈角,X线下可见双侧胸壁广泛的不规则阴影。纵隔胸膜增厚并与心包膜粘连时,可形成一侧或双侧心缘模糊;肺门或肺内纤维化阴影重叠,常使心脏轮廓不清,若心包膜与壁层胸膜粘连可形成所谓"蓬发状心影"(shaggy heart),这是晚期石棉肺重要的X线征象之一。

③圆形肺不张:石棉肺有一种特殊类型的胸膜增厚——"圆形肺不张",亦称"折叠肺"或"Blesovsky综合征",其X线胸片特点是彗星尾征,即在胸膜的一个或几个部位出现具有特征性的圆形、不透明的曲线结构,尾部朝向肺门(彗星尾),但需与周围型肺癌进行区别。圆形肺不张的形成机制尚不清楚,可能为壁层胸膜纤维化伴有胸腔积液或感染时,部分肺组织粘连,引起支气管扭曲和阻塞,造成远端肺不张所致。大部分圆形肺不张的患者没有症状,但肺不张的体积增大或肺功能受损时则可出现症状。

CT检查对肺实质纤维化和胸膜异常的发现较常规X线胸片检查有更高的敏感性,尤其有助于发现后下方胸膜、纵隔胸膜或横膈面的增厚、粘连,以及脊柱旁的胸膜斑或钙化等,是为石棉肺的诊断及鉴别诊断的重要参考依据。此外,CT检查还可早期发现胸膜壁不规则的块状病变,为间皮瘤的辨认提供重要信息。

2. 肺功能测定

石棉肺典型的肺功能改变是限制性通气功能障碍,在弥漫性胸膜增厚者更加明显,这种通气功能降低常发生于胸部X线异常之前,甚或早于临床症状。还有报道指出,接触石棉5年以上的工人,DL_{CO}已有降低,而此时VC、FVC、FEV_1尚无明显改变,胸部X线也未出现异常。此外,石棉肺的小气道也有广泛的损伤，V_{50} 及 V_{25} 的异常率常高达 70% 以上。

晚期石棉肺患者，特别是有广泛的胸膜改变者，肺顺应性多显著减低，表现为 VC、FVC、TLC（肺总量）均呈进行性急剧降低，RV（残气量）及 RV/TLC 增高。

（七）诊断与鉴别诊断

1. 诊断

可依据《尘肺病诊断标准》（GBZ 70-2009）进行诊断，诊断原则是：

（1）具有确切的石棉尘职业接触史。

（2）现场劳动卫生学调查资料提示患者有大量接触石棉粉尘的可能。

（3）临床表现和技术质量合格的后前位 X 线胸片表现符合石棉肺特点。

（4）可排除其他肺部类似疾病，而后即可对照尘肺病诊断标准片做出石棉肺的 X 线分期。

根据诊断标准，石棉肺的 X 线分级如下：

①肺野出现总体密集度 1 级的小阴影，但分布范围未超过 4 个肺区，如出现胸膜斑，可诊断为石棉肺一期。

②胸片表现有总体密集度 1 级的小阴影，分布范围超过 4 个肺区，或总体密集度 2 级，分布范围达到 4 个肺区者，如胸膜斑已累及部分心缘或膈面，可诊断石棉肺二期。

③胸片表现有总体密集度 3 级的小阴影，分布范围超过 4 个肺区，如单侧或两侧多个胸膜斑长度之和超过单侧胸壁长度的 1/2，或累及心缘使其显示部分蓬乱者，即可诊断为石棉肺三期。

对于个别不易辨认及疑难的病例，可行 CT 扫描协助诊断和鉴别诊断。

2. 鉴别诊断

石棉肺需与以下疾病进行鉴别诊断。

（1）其他原因所致肺间质纤维化：主要有外源性过敏性肺泡炎、硬皮病、类风湿病、结节病、红斑狼疮、特发性肺间质纤维化、药物及癌症放射治疗引起的肺间质纤维化等。

根据含大量真菌、细菌有机粉尘吸入史可与外源性过敏性肺泡炎进行鉴别；特发性肺间质纤维化与石棉肺的体征、X 线改变及通气功能障碍等表现十分相似，但该类患者无石棉纤维职业接触史，且病情进展较快，无石棉肺的胸膜改变等情况，可以进行鉴别；结缔组织病则主要依据职业接触史、胶原病特殊的临床表现及实验室检查进行鉴别。

（2）胸膜改变：主要注意与结核性胸膜肥厚或钙化鉴别，该病有结核病史，病变多为一侧性，且多累及肋膈角，无石棉肺的肺部表现。发生在侧胸壁的胸膜斑还需注意与肥胖者的胸膜下脂肪鉴别，后者多位于侧胸壁第 6～8 肋处，两侧对称，很少累及肋膈角。

（八）治疗

目前尚无有效的药物可以控制石棉肺的发展，仍主要采用一般支持及对症治疗，积极防治并发症，其中尤以控制呼吸道感染最为重要。

五、其他法定职业性尘肺

除了矽肺、煤工尘肺和石棉肺外，我国规定属于法定职业病的尘肺还有：铸工尘肺、电焊工尘肺、水泥尘肺、滑石尘肺、陶工尘肺、炭黑尘肺、石墨尘肺、云母尘肺和铝尘肺等。这些尘肺既具有共同点，又具有各自的特点，现分别介绍如下。

（一）铸工尘肺

铸造生产是机械制造工业的第一道工序，包括型砂配制、砂型制造、浇铸、打箱和清砂等过程，生产的铸件主要为钢铸件、铁铸件和有色合金铸件，主要生产原料为砂石，其次是黏土，砂中游离二氧化硅量多在 70% 以上。由于不同铸造对型砂耐火性的要求不同，需用型砂也不同，如铸钢型砂中常加入石英砂（含游离二氧化硅 90% 以上），铸铁和铸有色金属则选用天然砂（含游离二氧化硅 70% 以上）；造砂型时，还需用涂料，铸钢常用的涂料为石英粉，铸铁和铸有色合金时则常用石墨粉和滑石粉。

由于需要较高浇铸温度的铸钢件的型砂多使用石英砂，此工种所产生的尘肺多为矽肺。一般铸件则多使用黏土（主要成分是硅酸铝）、天然砂以及石墨、煤粉、石灰石和滑石粉等材料，含游离二氧化硅量相应较低，尘肺主要由混合粉尘引起，被专称为"铸工尘肺"，所接触的粉尘以碳素类和硅酸盐类为主，故发病相对缓慢，发病工龄多为20～30年。

临床症状与一般尘肺相似，发病初期多无自觉症状，随病变进展，可出现胸闷、咳嗽、咳痰、气短等症状。胸部X线表现主要是在两肺中、下区出现不规则小阴影，多形成粗网状或蜂窝状，在上述不规则形小阴影的背景上可出现圆形小阴影，多为"p型"影。

（二）电焊工尘肺

电焊工尘肺是长期接触高浓度电焊烟尘起的尘肺。电焊时，电焊条的药皮、焊芯和金属器材在电弧高温下（3 000～6 000℃）会产生大量的金属氧化物及其他烟尘，并以气溶胶状态散发到空气中，经过迅速冷凝而形成，被称为"电焊烟尘"或称"焊烟"。焊烟的尘粒很小，多为0.4～0.5μm，烟尘中带有不同极性电荷的尘粒，可相互吸引，会形成较大粒径的粉尘。其化学组成则取决于焊条种类和所焊接的金属，其中大部分是氧化铁，其次为氧化锰、无定形二氧化硅和Al及Mg、Cu、Zn、Cr、Ni等微量金属，故电焊工尘肺实质上属混合性金属尘肺的一种；它还含有氮氧化物、臭氧、一氧化碳等有害气体，碱性焊条尚含有可溶性氟化物。电焊工尘肺的发病也较缓慢，发病工龄至少在10年以上，但在高浓度烟尘环境中，3～5年也可发病。

主要职业接触机会为焊接作业，在建筑、矿山、机械、造船、化工、铁路及国防工业等被广泛应用，其种类较多，有自动埋弧焊、气体保护焊、等离子焊和手工电弧焊（手把焊）等，以手把焊应用较为普遍，焊工尘肺病例绝大多数发生在手把焊工中。

其早期无或仅有轻微症状，如咽干、鼻干、轻度干咳、少量痰、胸闷、胸痛等，有并发症时，症状可加重，体征相应增多，肺功能亦逐渐降低；部分患者血清铁、血清铜蓝蛋白、血清丙种球蛋白的比例可增高。其早期肺部的X线表现以"s型"不规则小阴影为主，多分布于两肺中、下区，同时可见肺纹理增多、增粗，扭曲变形，出现网状阴影；圆形或类圆形小阴影出现较晚，以"p型"小阴影为主；出现大阴影的病例极少。电焊工尘肺可并发肺气肿，但多较轻；肺门极少改变；并发肺结核也较少。

（三）水泥尘肺

水泥为人工合成的硅酸盐粉状建筑材料，其熟料所含总硅量约20%～24%，大部分为硅酸盐，游离二氧化硅一般在1%～9%；水泥成品主要为无定形硅酸盐，游离二氧化硅仅为2%左右，此外，尚含有少量钙、铅、铁、镁等化合物及铬、钴、镍等微量元素。水泥尘肺是长期吸入高浓度水泥粉尘而引起肺部弥漫性纤维化的病变，故属于硅酸盐尘肺；水泥则为石灰石、黏土、页岩、三氧化二铝、二氧化硅及滑石粉等混合而成，因此，接触生料水泥粉尘引起的尘肺，属于混合性尘肺。

水泥尘肺的发病工龄也较长，一般至少在20年以上，病情进展缓慢，如没有并发症，预后多较好。临床主要表现为气短，劳动或登高时加重；其次为干咳；肺功能初为小气道功能降低，后进展为阻塞性通气功能障碍，晚期则为混合性通气功能障碍。

胸部X线表现是由粗细、长短、形态不一，且致密交叉的不规则"s型"小阴影，在其背景上可见密度较低、形态不整的类圆形小阴影，大小多在1.5～3 mm之间；随病情进展，病变可蔓延到两上肺野，可见"q型"阴影或长条形与肋骨走行相垂直"八字型"的大阴影，周边有气肿带；此外，肺门也可见增大，结构紊乱。

（四）滑石尘肺

滑石属一种次生矿物，由含镁的硅酸盐和碳酸盐矿石蚀变而成，滑石尘肺是由于长期吸入滑石粉尘而引起的肺部弥漫性纤维化的一种属于硅酸盐类的尘肺。在矿石的开采、选矿、粉碎、加工、运输等过程都会接触到滑石粉尘；造纸、皮毛、橡胶、陶瓷、电工、建筑、医药、纺织、机器制造、化妆品、糖果等工业中常使用滑石作填料或防粘剂，在操作及使用过程中也可接触滑石粉尘。

滑石尘肺发病工龄多在20～30年，病变进展缓慢，临床症状远较矽肺和石棉肺为轻，但合并肺结核的病例较多。其胸部X线表现多以混合型小阴影为主，即在不规则小阴影的基础上有散在的圆形小阴影，晚期方出现大阴影。

(五) 陶工尘肺

陶工尘肺包括瓷土采矿工人和陶瓷制造工人所患的尘肺，不同工种所接触的粉尘性质不同，所含游离 SiO_2 的量也不相同。陶瓷的主要原料是瓷土，是含水的硅酸盐 (silicate)，主要品种为高岭土 (kaolin)，其所含游离 SiO_2 不多，故瓷土采矿工人主要发生硅酸盐肺 (silicatosis)；但陶瓷的制坯原料和瓷釉中则含有较高浓度的游离 SiO_2（23%～58%），可引起矽肺。由于此类工人的岗位调动频繁，可接触各种粉尘，故将此行业的尘肺统称为"陶工尘肺"。

陶工尘肺临床症状与一般尘肺症状相似，但较轻，进展较慢，早期仅有轻度咳嗽，或劳累后气短；晚期由于肺组织广泛纤维化，患者可有肺气肿、肺源性心脏病的表现。X射线胸片表现以不规则形小阴影为主，随着病变进展，不规则小阴影逐渐增粗、致密、交织成网状，两肺中下区还常可见到圆形"p型"影或"q型"影，甚至可见到大阴影，其边界清晰，周边常见到气肿带；肺门阴影增大较常见，肺门淋巴结可见蛋壳样钙化；胸膜肥厚以肺尖部明显，两下胸膜和叶间胸膜也可累及。其主要并发症是肺结核。

(六) 炭黑尘肺

炭黑是碳氢化合物（石油、天然气、松脂、焦炭等）受热分解形成的极细小的无定形碳粒，为疏松、质轻而极细的黑色粉末，大小一般在0.04～1.0μm，所含二氧化硅极少（<1.5%），生产和使用炭黑的工人长期吸入炭黑粉尘可引起"炭黑尘肺"，属于碳素尘肺的一种。

炭黑尘肺发病工龄较长，至少为15年，多数在30年以上。其病理类型为尘斑型尘肺，病变以尘斑伴灶周肺气肿为主，可有轻度弥漫性肺纤维化。临床症状多不明显，预后较好。X线改变主要为进展缓慢、弥散分布的细小不规则"s型"阴影和圆形"p型"阴影；偶见肺气肿及轻度胸膜肥厚。

(七) 石墨尘肺

天然石墨是一种银灰色有金属光泽的碳排列为4层六角形的层状晶体结构，比重2.1～2.3，广泛分布于火成岩、沉积岩及变质岩如片麻岩、石英岩及大理岩中，各矿石的石墨含量差异很大，一般为4%～20%，常混有一定量的游离二氧化硅和其他矿物质，游离二氧化硅含量在5%～49%。因此，采矿工人接触上述岩石粉尘后，可能患石墨矽肺（游离 SiO_2 >5%），甚至可能患矽肺。

合成石墨则是用无烟煤或石油焦炭，在电炉中经2 000～3 000℃的高温处理制得，石墨含量在90%左右，而游离 SiO_2 含量多在0.1%以下。

石墨尘肺是指长期吸入石墨粉尘所引起的一种尘肺，多发生于石墨工厂的工人，发病工龄多在20年以上。其临床症状多较轻微，进展缓慢，早期仅有咽干、咳嗽、咳痰，痰呈黑色，有并发症时可出现相应症状和体征。肺功能检查可有以阻塞性为主的通气功能障碍和肺气肿表现。胸部X线检查可见中、下肺区出现"s型"不规则小阴影和"p型"类圆形小阴影，密度较低；纹理常增多，肺门阴影密度可增高，但明显增大者少见；少数病例可出现肺气肿和灶周气肿。

(八) 云母尘肺

云母是钾、镁、锂、铝等的铝硅酸盐，属层状晶体结构矿物，在自然界分布甚广，易剥离成薄片，柔软透明。云母尘肺是云母开采或云母加工过程中长期吸入云母粉尘所引起的一种尘肺，由于接触的粉尘中游离 SiO_2 含量较低，故发病工龄较长，病情进展缓慢，症状亦较少。但云母采矿工尘肺，由于接触的粉尘中游离 SiO_2 含量较高，发病工龄则较短，病变进展亦较快，患者自觉症状较多，合并肺结核也较多。

(九) 铝尘肺

铝制品具有质轻、耐久、不燃、不腐、不霉、不受虫蛀等特点，是优良的保温、隔热、吸声材料。长期吸入高浓度的铝尘（金属铝粉或铝的氧化物）所引起的一种尘肺。常温下，铝粉可呈现片状（$\gamma-Al_2O_3$ 晶体）、颗粒状（$\alpha-Al_2O_3 \cdot H_2O$ 晶体）和粉状（氧化铝）三种形态。铝粉尘粒极小（小于5μm占63%，小于10μm占83%），且荷正电，互相排斥，可长期悬浮于空气中。在生产过程中接触金属铝粉或氧化铝粉尘的工作人员，均有吸入其粉尘发生铝尘肺的危险。

其发病一般较慢，发病工龄均在10年以上。铝尘在肺内的分布以肺门部最多，肺尖部较少，肺底部最少。实验性铝尘肺的主要病理改变为细胞增生为主的肉芽肿性小结节形成，晚期可伴有一定程度的纤维化，多位于终末细支气管和呼吸性细支气管旁和肺泡隔内。临床症状轻而不典型，患者仅有咳嗽、胸痛、气短等症状；胸部 X 线表现为在肺纹理增强的基础上可见到 2～3 mm 的类圆形小阴影及少量不规则小阴影。

以上这几种尘肺发病率均较低，具有尘肺临床和 X 线表现的共同点，但也有各自的特点，因此，诊断要结合职业接触史和工作现场监测资料，并要求拍摄质量合格的 X 线胸片，参考尘肺病诊断标准片进行。

六、新近报道的几种尘肺

我国的职业病目录中，法定职业性尘肺共列举了 12 种，此外，还设立了一个开放性条款（第 13 项），即根据《尘肺病诊断标准》和《尘肺病理诊断标准》可以诊断的其他尘肺也可诊断为职业性尘肺。改革开放以来，随着新材料、新产品、新工艺的开发引进，一些新尘肺也相继出现，应结合临床所见，积极开展现场劳动卫生和流行病调查，以及时做出诊断处理，不致延误病情；此外，也进一步积累了资料，丰富了尘肺病的内涵。近年报道较多的有蔺草尘肺、磁材粉尘尘肺、硅藻土助滤剂尘肺、矿（岩）棉尘肺、宝石及玉石加工工人尘肺等，现简介如下。

（一）与职业有关的尘肺

1. 蔺草尘肺

蔺草也称莛芏、席草、大甲蔺、苑里蔺、三角蔺草、石草、咸草、江蓠子、蓝草、七岛蔺、灯芯草、三角葱，草茎圆滑细长，粗细均匀，壁薄芯疏，软硬适度，纤维长，富有弹性，抗拉性好，色泽鲜艳，清香浓郁，是极佳的天然绿色植物纤维之一。过去日本、中国台湾等生长较多，后来被引进种植于大陆福建一带，现主要集中于苏州、宁波、安徽等地。使用蔺草编织的各类产品具有通气、吸湿、清凉的作用，蔺草茎尤其具有调节干湿的功能，夏季能保持适度的干燥，使人的皮肤感触异常舒适，冬季保温性能良好，日本人最喜用蔺草编织品制作室内装饰和睡席。

日本已曾报道过蔺草引起尘肺的报道，随蔺草加工工艺系由日本引进，2002 年我国首次对从事蔺草染土作业工人的蔺草尘肺进行了报道，国兵等对 2001—2004 年间 359 家从事蔺草加工企业共计 17 574 人进行了体检，共检出 212 例尘肺，实际接尘工龄最短的为 1 年，最长 18.33 年，平均发病工龄（6.1±3.0）年，患者具有发病年龄轻、工龄短的特点。

其病理学特点为肺内出现含有大量尘细胞的结节性纤维化，在尘细胞沉积处可见长度为 1～20 μm 的针状颗粒，有双折光性，但无矽结节形成，被认为是不同于矽肺的一种新型尘肺。X 线胸片表现为类圆形小阴影，阴影密度较浅淡，早期以上肺野尤其是右侧多见，而后逐渐扩散至全肺野，并可形成大阴影，其形态多呈圆形或带状，边缘多清楚，邻近常有胸膜粘连；肺门、纵隔淋巴结肿大及钙化少见。

蔺草尘肺主要来自蔺草的加工过程，为了增加强度保持蔺草的色泽，须将蔺草在矿物粉尘浆池中进行浸染处理，此过程称为"染土"，从而给其后的各个工序中带来大量粉尘。染土使用的尘浆是以多种矿物为原料，经破碎、研磨、筛分加工而成的混合矿粉，经 X 线衍射和 X 线荧光分析测定，染土成分以高岭土、石英、叶蜡石、绿泥石、明矾石、云母为主，分散度 7 μm 以下占 27.5%，其游离 SiO_2 含量为 25.6%。近年通过综合防治，作业场所粉尘浓度已有所降低，尘肺检出率也见下降。

2. 磁材粉尘尘肺

浙江省乡镇企业 20 世纪 80 年代初开始生产磁性材料，目前在国内市场占有率达 95% 以上，但也出现新的职业危害——"磁材粉尘"，2006 年国内金志朝等对 89 名接尘工人职业健康检查，发现 10 名工人患有尘肺病，首先报道了由混合性磁材粉尘引起的尘肺，至 2010 年已报道了 15 例。

此种合性磁材主要产品系永磁铁氧体一次性预烧锶料，其主要原料为铁鳞渣（Fe_2O_3）85.2%、碳酸锶粉（$SrCO_3$）14%、高岭土粉（$Al_2O_3·H_2O$）0.4%、碳酸钙粉（$CaCO_3$）0.4%、粉尘中游离 SiO_2 含量 2.74%～3.22%。二氧化硅含量虽低，但其分散度高（≤5 μm 的占 64.4%～79.6%），极易随呼吸进入肺内。调查表明，发病车间内扬尘点多，通风设备差，粉尘检测点最高超标 9 倍。

有人认为铁鳞渣内的无机碳酸盐可能具有矽酸盐类的特征，也可引起肺组织纤维化；此外，磁性材料产生的静电是否可使粉尘悬浮时间更长、更易于吸入肺内,均待进一步研究。

此类尘肺患者的接尘工龄为 4.5~10.5 年,主要为一期和二期患者。临床上均见有不同程度的咳嗽、咳痰、胸闷、胸痛等症状,X 线胸片可见密集度不等的圆形小阴影及弥漫的肺间质纤维化,肺功能呈混合型通气功能障碍。

3. 硅藻土助滤剂尘肺

硅藻土是一种生物成因的硅质沉积岩,由古代硅藻的遗骸组成,其化学成分主要为 $Si(OH)_4$,此外还有少量 Al_2O_3、CaO、MgO 等,主要用作吸附剂、助滤剂和脱色剂。其主要分布在中国、美国、丹麦、法国、罗马尼亚等国;我国的硅藻土储量约 3.2 亿吨,远景储量达 20 多亿吨,主要集中在华东及东北地区,但优质土仅集中于吉林长白地区,其他矿床杂质含量较高,不能直接加工利用。硅藻土具有细腻、松散、质轻、多孔、吸水等特点,制造出的硅藻土助滤剂被广泛用于油类、脂肪及蜡制品、涂料颜料、糖及糖浆、酒和酿造制品、药品、化学品制造以及水处理等工业生产中。

1961 年,美国学者 Rubin 首次报告了一例硅藻土尘肺尸检结果,使硅藻土粉尘致尘肺作用逐渐引起重视。其主要病理学特点是大量的纤维组织堆积在血管周围,形成弥漫性的细小结节,双肺有广泛的胶原纤维组织增生;吞噬大量粉尘的尘细胞分布在肺泡腔内及纤维组织间,伴有广泛的间质性肺泡炎。

近年国内报道硅藻土经过煅烧后的产品——助滤剂也可引起尘肺,主要见于硅藻土加工制作助滤剂的过程,使用者很少发病。研究表明,硅藻土原矿主要成分 $Si(OH)_4$。经加热煅烧生成 $SiO_2 + 2H_2O$,使游离的 SiO_2 含量由原来的 4.03% 猛增至 52.7%,加之成品硅藻土粉尘直径大多 ≤ 75 mm,可直接通过肺泡孔进入肺泡,成为高致病性粉尘;电镜下可见其形状多为有锐利棱角的多型小体。用熟硅藻土染尘大鼠能引起尘肺病,而且发展快,病情重,预后差。有建议认为,应在我国职业病尘肺名单中列入硅藻土尘肺。

4. 矿(岩)棉尘肺

近年国内有接触(岩)棉纤维粉尘导致尘肺的报道,接尘工龄为 9~17 年。临床主要为间断性胸闷、咳嗽、咳痰症状;X 线胸片显示弥漫分布的圆形和不规则小阴影,CT 可见散在的粟粒结节影。

这是一类由硅酸盐熔融物制得的蓬松状短细纤维,按所用原料可分为岩棉(rock wool)和矿渣棉(mineral wool)两大类,前者以火成岩、变质岩与沉积岩等天然岩石为主要原料,常用玄武岩、石灰石、辉绿岩、角闪岩、泥灰岩、长石、黏土等;后者以某些冶金矿渣为主要原料,如铁、磷、镍、铬、铅、铜、锰、钛、锌等矿渣,其制品具有质轻、耐久、不燃、不腐、不霉、不受虫蛀等特点,是优良的保温隔热、吸声材料。以往尚无人造矿物纤维引起尘肺的报道,但动物实验提示矿岩纤维粉尘具有潜在的致纤维化能力,值得进一步研究探讨。

5. 其他粉尘

近些年,纳米材料对人体健康的影响也备受关注,尽管目前尚未证实纳米粉尘可致肺纤维化,但无疑是粉尘对人体危害的新课题。国际放射线防护委员会(ICRP)1994 年的研究指出,纳米颗粒可以在人类呼吸道及肺泡中沉积,在呼吸道内的沉积部位与粒径有关,粒径为 20 nm 的颗粒,有 50% 左右沉积在肺泡内;动物试验表明,纳米粉尘可使肺巨噬细胞的清除能力显著下降,并导致肺部炎症反应,肺部炎症和损伤的表现与纳米材料的小粒径和很大表面积有关,同时也与纳米颗粒刺激机体产生自由基继而引发氧化损伤有关。2009 年 3 月初,日本环境厅召开研究讨论会指出鉴于纳米材料在广泛领域期待有效利用,而纳米粉尘又具有与石棉加工相似的性质,故担心其可能危害人体健康并对生态环境造成恶劣影响,要求出台预防纳米材料加工对人体健康影响细则,这些动态均值得今后进一步关注。

玉石和宝石加工、打磨近年也成为尘肺发生的一个新的行业,据调查,这些物质中二氧化硅的含量多在 10%~90%,如果防护不当,仍可引起矽肺,值得进一步关注。

(二)非职业性尘肺

Policard 等(1952)曾报道在非洲撒哈拉沙漠地区发现有非职业性尘肺患者,Mathur 等(1997)曾报道在印度西北部塔尔沙漠农村地区的农民中也出现"沙漠肺综合征"患者,患病率为 0.41%。近年我国发现,西北风沙地区 70 岁以上农民的 X 线胸片矽肺检出率为 10.34%;病理检查显示,双肺可见矽结节及弥漫性肺间质纤维化改变；肺组织 X 线衍射及电子探针检测发现有大量石英存在。孟紫强等对我国三面被沙漠包围、沙尘天气多发的甘肃省民勤县居民进行了流行病学调查，发现非职业性尘肺患病率高达 5.33%，表明长期暴露于沙尘天气可引发非职业性尘肺，应引起高度重视，加强环境治理，但应注意与结核病等进行鉴别，避免误诊。由于这种尘肺主要发生在沙尘天气频发区，且往往是沙漠地区或邻近沙漠的地区，所以有人建议将这种尘肺定名为"沙漠尘肺"（简称"沙漠肺"）。同样，推测居住在煤仓或运煤通道附近，在大量扬尘等环境因素影响下，也可引起非职业性尘肺，均需进一步观察。

第二节　金属粉末沉着症

在金属矿的开采、冶炼、加工和使用等过程中可产生各种金属粉尘，由于其化学性质及溶解度的差异，吸入人体后可产生不同的生物效应，如引起中毒（铅、锰、镉等）、尘肺（铝尘肺等）。

一些难溶的稀有金属如钨，与碳生成碳化钨后再以钴、镍、铬、钽、钼等为黏结剂，在真空炉或氢气还原炉中可烧结成"硬质合金"，其粉尘吸入肺部可导致"硬金属病"，主要临床表现为支气管哮喘及弥漫性肺间质纤维化。硬合金粉尘中的钴被认为是支气管哮喘的致病因子，弥漫性肺间质纤维化则是由于病情早期出现的过敏性肺泡炎经反复接触后，病变不断累加而致。

长期吸入稀土金属（主要包括镧系元素如镧、铈、镨、钕、钐、钇等以及性质与镧系元素相近的钪与钇，共17种元素）及其化合物粉尘，可引起弥漫性肺部肉芽肿及肺间质纤维化改变，被称为"稀土肺"，但病例很少，我国尚未见报道。

还有些金属粉尘吸入后可长期沉积于肺内，但致纤维化能力不强，仅在肺组织中沉着引起异物反应或轻微纤维化反应，被称为"惰性粉尘"，其引起的肺脏病变被称为"金属粉末沉着症"（metal dust thesaurosis）。其临床特点是停止粉尘作业后，X 线胸片上的点状阴影不再进展，或可逐渐消退，症状不明显，也不影响肺功能，所以又被称为"良性尘肺"。但也有些学者提出，无论何种粉尘，吸入一定量后均会引起不同程度的纤维化，并导致呼吸功能改变，所谓良性尘肺主要是相对于致纤维化作用强的粉尘而言，长期吸入较高浓度此类"惰性粉尘"也会对人体呼吸系统造成一定损害，仍应注意加强防护。下面拟重点简介几种金属粉末沉着症。

一、肺锡末沉着症或称锡肺

锡是一种银白色略带蓝色的金属，主要用于制造黄铜、青铜、含锡特种金属等；人长期吸入锡的粉尘和烟雾时可引起肺部的"锡末沉着症"或称"锡肺"，发病工龄最短 6 年，多则十余年。

病理检查，在肺切面可见较大量 1~3 mm 大小的灰黑色圆形病灶，分布于全肺，肺门淋巴结变黑，但不硬；镜下可见含锡粉尘在肺泡壁、肺间质、胸膜下及淋巴管、血管、小支气管周围堆积沉着，仅有轻微的细胞反应，未见明显的纤维组织增生，因此，被认为是一种良性尘肺。

锡尘肺临床症状较少，仅有咳嗽、咳痰、胸痛等，但多轻微，无明显体征。胸部 X 线检查见两侧肺野出现密度较高、边缘锐利的类圆形小阴影，有些小阴影由多个细小斑点集合而成，形似花瓣状，但不融合，不规则阴影较少；肺纹理和胸膜无明显改变；肺门一般不大，但密度较高，有时可见点状或条状金属样块影。肺功能多无改变。

锡尘肺进展缓慢，脱离接触后病情不再进展，随着时间的延长，类圆形小阴影可减少或消失，但肺门形成的金属样块状阴影变化不明显。钟金球等对 1970 年以前诊断的 28 例肺锡末沉着症患者按每 5 年一个观察间隔进行了 25 年的随访，结果发现近半数有"自净"现象：自 5~10 年起，部分胸片开始变化——阴影的密集度降低、数量减少，或阴影逐渐变小、模糊甚至消失，肺野逐渐变得清晰。其"自净"机制，推测一种可能是通过肺泡清除，即吞噬的锡尘沿肺泡表面的液流进入呼吸性支气管，最后由痰排出；也可能通过肺间质淋巴网将锡尘引流到肺门淋巴结，致使肺门阴影逐渐增高，形成肺门金属样块状阴影。

二、肺钡末沉着症或称钡肺

钡是一种银白色的碱土金属，在地壳的含量约为 0.05%，主要存在于重晶石和毒重石，多以化合物形式存在，如硫酸钡、氧化钡等。钡的用途广泛，如金属钡可用作消气剂（除去真空管和显像管中的痕量气体，也是精制炼铜时的优良去氧剂）、球墨铸铁的球化剂，还是轴承合金的组分；锌钡白用作白漆颜料；碳酸钡用作陶器釉料；硝酸钡用于制造焰火和信号弹；重晶石用于石油钻井；钛酸钡用于制造电容器等。长期吸入多量的钡或不溶性钡盐（如硫酸钡、氧化钡等）粉尘，可引起"肺钡末沉着症"或"钡肺"，主要见于重晶石矿开采、加工，硫酸钡或锌钡白的研磨、包装等作业。本症 1926 年由意大利学者 Fiori 首先报道，国内自 1965 年后也陆续有一些报道。

钡粉尘吸入肺泡后，部分被吞噬细胞吞噬，沿淋巴系统运至肺门淋巴结；部分则沉积在肺泡和肺间质中，形成粉尘小灶，其周围一般不引起纤维组织增生，或仅有轻微的纤维化改变；钡尘可以随肺泡、支气管分泌物排出体外。病理检查可见肺表面有多量孤立和细小的灰白色结节，无融合和纤维化，肺门淋巴结不大；镜下可见肺内有较活跃的含钡尘的巨噬细胞反应，在肺间质和小支气管和血管周围可见多量钡尘沉着。

钡肺临床常无明显症状和体征，肺功能检查也多无明显异常。X 线胸片检查可见两肺有均匀而较密集分布的结节，直径 1~3 mm，边缘清晰锐利，不融合，主要由肺内集聚的钡尘吸收 X 线所形成；肺门淋巴结增密，但不增大；肺纹理和胸膜正常。

张忠群等对 9 例钡尘肺病人进行了 12 年的 X 线动态观察，在未给予排尘治疗情况下，脱离粉尘作业 3~10 年后，有 6 例 X 线胸片全部恢复正常，其余也均显示不同程度消退好转，提示钡尘肺为良性尘肺；但若同时接触二氧化硅粉尘，如重晶石矿工，则有伴发矽肺可能。

三、肺锑末沉着症或称锑肺

锑在地壳中的含量为 0.000 1%，主要以单质或辉锑矿、方锑矿、锑华和锑赭石的形式存在，目前已知的含锑矿物多达 120 种。锑为银白色金属，富有延展性，常温下不易被氧化，用途十分广泛，如制造各种合金（可增加其硬度和强度）、蓄电池极板、焊料、电缆包皮、枪弹，用作化工催化剂、缩聚催化剂；高纯锑是半导体硅和锗的掺杂元素；锑白（三氧化二锑）是搪瓷、油漆的白色颜料和阻燃剂的重要原料；硫化锑（五硫化二锑）是橡胶的红色颜料；生锑（三硫化二锑）可用于生产火柴和烟剂，被广泛用于阻燃剂、搪瓷、玻璃、橡胶、涂料、颜料、陶瓷、塑料、半导体元件、烟花、医药及化工等生产。

锑矿开采，特别在锑的冶炼、精炼及合金生产过程中可产生大量锑烟尘，在颜料等锑化合物的生产及包装等生产过程则主要产生锑粉尘。

锑尘是一种致病力较弱的粉尘，能否引起锑尘肺目前意见尚不一致。1953 年，Renes 等报道了炼锑工人可出现广泛间质性肺炎；1957 年 Karagoric 首次报道塞尔维亚炼锑工人出现锑尘肺。Cooper（1968）以大鼠进行实验，见吸入锑尘后早期为急性局灶性化学性肺炎，两个月后吞噬锑尘的巨噬细胞可积聚形成细胞性结节，但以后肺内积聚的锑尘可逐渐廓清，未见明显纤维化和胶原性结节形成；湖南省劳卫所（1980）采用三氧化锑粉尘进行动物实验也支持上述结论。湖南有色冶金劳动保护研究所曾对 4 例工龄长达 10 年以上的炼锑工人进行尸解，见其病理改变主要为慢性支气管炎、轻度支气管扩张、大疱性肺气肿，小支气管周围及肺泡间隔有纤维增生，肺组织及肺门淋巴结内有锑尘沉积等改变。辛业志等（1982）通过支气管注入途径给实验动物多次染尘，显示三氧化二锑尘具有一定致纤维化作用。李小萍等报道 39 例单纯接触三氧化二锑粉尘的包装工，作业工龄为 4~6 年，其中 3 例确诊 I 期锑尘肺，4 例可疑；肺活体组织病理检查结果显示，肺组织弥漫性炎性病变和少量胶原纤维形成，提示有轻度肺间质纤维化改变；脱离粉尘接触 4 年后动态观察，症状较前有所改善，X 线胸片见肺门密度增高影较前增加，但肺野中弥漫性分布的圆形或不规则形影与 4 年前比较无明显改变，表明三氧化二锑尘有一定的致肺纤维化作用，但程度较轻。

该病的患病工龄多在 10 年以上，临床症状轻微，仅有气促、咳痰、胸痛等，肺功能无明显改变。

胸部 X 线检查可见大量致密结节状阴影，肺部不规则阴影增多；肺门阴影增密，无融合现象；胸膜一般无改变，肺气肿少见；肺部阴影进展缓慢，很少合并结核；停止接触后，X 线改变无明显消退。

四、铁末沉着症亦称铁尘肺

磁铁矿、赤铁矿的开采与破碎，天然矿物颜料（赭石）的采掘、破碎和混合，铸铁、铸钢行业生产，钢铁制品的切削凿磨、压模制造，研磨钢、铁材料，对钢、铁材料进行电焊和氧焊，采用氧化铁粉尘进行抛光加工，以及加工氧化铁颜料等过程，均有机会接触铁及氧化铁粉尘。

吸入金属铁或氧化铁粉尘可引起"铁末沉着症"，发病工龄一般为 10～20 年或更长。氧化铁主要沉着在胸膜淋巴管，使肺表面呈铁锈褐色或深砖红色，肺切面可见灰色或铁锈褐色尘斑；镜下可见大量铁尘颗粒和含尘巨噬细胞沉积在血管和支气管周围、肺泡腔与肺泡壁内，肺间质有轻度网状纤维增生，无胶原纤维化。X 线胸片可见双肺肺野出现 0.5～2 mm 点状致密影，无融合；肺门阴影增浓但不大。患者多无临床症状，肺功能改变不明显；脱离接触后，胸部 X 线阴影可变淡甚至消失。

单纯的肺部铁末沉着症十分少见，因在某些含铁粉尘作业环境中可同时存在一定量的二氧化矽，工人吸入后可发生"铁尘肺"，如赤铁矿工肺等；电焊作业中电焊烟尘除主要成分氧化铁外，还有锰、硅、硅酸盐等，长期吸入这种混合性粉尘可引起电焊工尘肺。

单纯吸入氧化铁粉尘是否导致尘肺，看法不同，国内学者认为肺内铁尘长期沉积可引起尘肺样改变，动物实验见吸入氧化铁粉尘后肺体积显著增大，肺气肿明显；镜下可见肺泡腔、气管及血管旁有大量棕色噬尘细胞集聚，其间见有纤维细胞及纤细的胶原纤维，并有明显灶周肺气肿；肺门淋巴结可见噬尘细胞团、纤维细胞及胶原纤维。在游离二氧化硅含量极低的氧化铁车间工人、单纯接触氧化铁颜料的工人中也有发生铁尘肺的报告。仝秀琴等对 11 例从事废铁切割的氧化铁尘肺的尸体解剖中发现，尘斑灶内有与粉尘相间的网织纤维、胶原纤维；工人的平均接尘工龄为 28.2 年。对铁矿采矿工的一些研究发现，即使停止采矿作业多年，矿工的排痰性咳嗽及慢性支气管炎的发病率仍明显高于无刺激性物质及粉尘接触者，肺癌的发病率也高于一般人群。

临床上，铁末沉着症患者可有咳嗽、咳痰、胸闷等症状，无阳性体征。肺活检标本镜下观察，可见肺泡壁和肺泡腔中出现大量巨噬细胞，其胞质中含有大量致密颗粒，肺泡壁有轻到中等的间质纤维化；电镜 X 线元素分析显示，致密颗粒具有明显铁峰。X 线胸片可见双肺弥漫性小圆形阴影，但无明显聚合趋势；肺门影略增大；肺纹理未见明显增粗紊乱，未见明显胸膜增厚。综上可见，铁尘肺虽有一定量胶原纤维形成，但与矽结节型迥然不同。

五、肺钛白粉末沉着症

钛白粉学名为二氧化钛，分子式为 TiO_2，相对分子质量 79.90，也称钛白，其化学性质十分稳定，是一种惰性颜料，被认为是目前世界上性能最好的白色颜料。它有金红石型和锐钛型两种结构，其中金红石晶体结构致密，稳定性好，光学活性小，耐候性好，有较高的遮盖力和消色力，而且无毒，故被广泛用于橡胶、轮胎、运动器材、胶鞋、化妆品、瓷器、食品、医药等生产，还用作各类表面涂料、纸张涂层及填料、塑料及弹性体成分。

有报告指出，长期吸入钛白粉尘，可以引起"肺钛白粉末沉着症"，但发病缓慢，发病工龄多在 10 年以上。临床症状多较轻微，仅有咳嗽、咳痰，偶有劳累后胸闷、气短等症状，体征不明显，肺功能无改变。胸部 X 线检查可见双肺有散在小圆形阴影，多为 p 型，无聚合趋势，伴肺纹理增重，肺门无增大。停止接触后 2～3 年，肺内阴影即开始消散，提示为一良性疾病过程，预后较好。

金属粉末沉着症无特殊治疗方法，主要是对症治疗。使用金属络合剂虽然有助于体内某些金属排出（如锑、铁），但是能否改善肺内沉着症病情尚不确定。鉴于任何粉尘的长期高浓度吸入都会对人体呼吸系统造成一定损害，因此应着重预防，切实改进生产工艺和改善劳动条件，加强通风降尘，降低环境空气中金属粉尘的浓度，工作时应佩戴防尘口罩做好个人防护，此外，还应做好就业前和定期健康检查，有慢性呼吸系统疾病者不宜从事接触金属粉尘的作业；一旦确诊，应尽快调离粉尘作业，以保障工人健康。

第三节 铍病

接触铍或其化合物可引起以呼吸系统损害为主的全身性疾病,以往被称为"铍中毒",但由于其发病多与变态反应有关,并非真正中毒,故目前多称为"铍病"(beryllium disease,BD 或 berylliosis)。短期内吸入高浓度可溶性铍化合物的烟尘、蒸气,可引起的急性化学性支气管炎和肺炎,称为"急性铍病";多次吸入甚或破损皮肤接触铍或其难溶性化合物粉尘,经过一定潜伏期,可发生以肺部肉芽肿及间质纤维化为主的病变,称为"慢性铍病"。德国及美国分别在 1933 年和 1946 年最先报告了急、慢性铍病病例,至 20 世纪 80 年代美国铍病病例已超过千例;我国于 1964 年发现首例慢性铍病,迄今文献报告的病例已超过百例。

一、病因

铍病的病因是铍(beryllium,Be)及其化合物。铍的原子序数 4,原子量 9.01,熔点 1 278℃,沸点 2 970℃,相对密度 1.85,为银灰色,为最轻的稀有碱土/稀有金属;难溶于水,可溶于酸,与碱可生成盐类;其化学性质与铝相近,其氧化物也是两性的。铍容易为 X 线穿透,铍核被中子、α 粒子、γ 射线撞击时,可产生中子。铍具有重量轻,强度高,导热、导电性好,无磁性,加工时不产生火花等特点,制成合金可明显提高金属的抗震性、防腐性及抗疲劳性,在航天、卫星、原子能、军事等特殊领域有重要用途。

常用的铍化合物为氢氧化铍[beryllium hydroxide,$Be(OH)_2$]、氧化铍(beryllium oxide,BeO)、氟化铍(beryllium fluoride,BeF_2)、氯化铍(beryllium chloride,$BeCl_2$)、硫酸铍(beryllium sulfate,$BeSO_2$)、碳酸铍(beryllium carbonate,$BeCO_2$)、硝酸铍[berylliumnitrate,$Be(NO_2)_2$]等。

主要接触机会为:

1. 铍的提炼过程

铍主要以氧化铍(BeO)形式存在于某些宝石中,其中仅绿柱石($3BeO \cdot Al_2O_3 \cdot 6SiO_2$)具有工业开采价值,含铍量约为 9%~13%。矿石开采引起中毒的报告不多,但矿石粉碎过程则有机会接触含铍粉尘;矿粉经煅烧、浸出、沉淀,制得 $Be(OH)_2$ 后,锻烧成 BeO,并将其转化为卤化物,然后用镁还原法或熔盐电解法制得金属铍,这些过程均有较多机会接触铍或其化合物粉尘。

2. 制造合金

这是铍的主要用途,如铍铜合金可制备耐腐、抗震、抗冲击部件;镀镍合金可大力增加金属硬度及延展强度,可用以制作钻石钻头;还可与铝、锌、钴、镁、铁等制成合金而极大改进其机械性能,因而在电子电讯器材、航空航天、军事等领域具有重要用途。

3. 核工业和航天工业

如铍可用作原子反应堆中子减速剂、反射体材料、中子源、核研究用核靶、X 线管和闪烁计数器探头、高级仪表部件(如导航系统陀螺仪等)、耐高温陶瓷制品;铍单品还用于制造中子单色器等。

二、发病机制

铍及其化合物都具有较大的毒性,毒性强弱与铍化合物的种类、理化性质、剂量、接触时间、侵入途径以及个体敏感性等因素有密切关系。

完整的皮肤不吸收铍或其化合物,仅产生局部作用,可致过敏性皮炎、皮肤溃疡,进入体内的量不多。胃肠道的摄取率也很低,因铍和难溶性铍化合物很难吸收,可溶性铍化合物则在胃肠内生成不溶性磷酸盐沉淀,随粪便排出,故胃肠道对铍类的摄取率一般不会超过 0.2%。相对之下,呼吸道是铍的主要侵入途径,粒子较小(直径<5μm)的金属铍或其化合物可进入呼吸道深部并滞留在肺泡或小气道,水溶性较强的物质可被间质血管或淋巴管吸收,难溶的化合物则为巨噬细胞吞噬,部分随痰排出,部分进入肺间质。金属铍或不溶性铍盐还可经由破损皮肤进入体内,引起皮肤甚至引起肺内

肉芽肿病变。

进入血液的铍多与血浆中α球蛋白结合，小部分形成磷酸铍或氢氧化铍成为向组织转运的主要形式，与结合型铍构成动态平衡；以游离状态存在于血中的铍量极微。进入体内的铍最初分布于各个组织，以肺、肺淋巴结、肝、骨骼、肾为多；而后由于组织清除能力的差异，肺淋巴结和骨骼成为铍在体内的主要蓄积地，其在肺内半减期一般为数周至半年，但难溶性铍化合物可滞留肺内数年。铍可通过胎盘屏障，但难透过血脑屏障。体内的铍主要经尿排出，速率甚慢，半减期可达数年。

急性铍病和慢性铍病的发病机制并不相同。前者主要由可溶性铍化合物引起，以化学刺激作用为主，具有明显的剂量-反应关系；可溶性铍化合物对肺的直接刺激可使溶酶体酶大量释出，引起细胞损伤，甚至导致急性化学性肺炎。慢性铍病则为金属铍及其不溶性化合物引起，属于迟发性变态反应，因铍在体内可形成半抗原——铍盐在体内先形成氢氧化铍，再通过老化转变为氧化铍，即具抗原性；而金属铍表面形成的氧化物已具有抗原活性，其与蛋白质结合即成为特异抗原，导致机体产生抗铍特异性抗体，并同时激活细胞免疫反应，引起CD_4^+ T淋巴细胞在肺内积聚、增殖；吸入肺内的铍还可通过非特异性炎症反应途径诱导肺内肉芽肿生成，从而刺激促炎细胞因子和生长因子生成，促进肉芽肿机化，最终形成纤维结节，损害肺脏功能。患者血清中γ球蛋白、IgG、IgA均明显升高，实验动物的淋巴细胞转移给健康动物，也可引起铍病。有调查表明，慢性铍病患者中97%可检出主要组织相容性复合物HLA-DPb1（Glu69），而对照组检出率仅30%左右，提示遗传素质在慢性铍病的发生中可能具有重要作用。此一基因型为慢性铍病易感性的标记，但由于其在一般人群中的检出率也较高，目前尚无法用于易感个体筛选。

1993年国际癌症研究机构（IARC）将铍和铍化合物列为1类致癌物。由于铍是DNA复制或修复的抑制剂，并可能增加核苷的错误掺入，此种作用是否与其致癌性有关，尚待证实。

三、病理

病理研究显示，急性铍病肺内主要呈现炎症及水肿改变，表现为肺体积增大、重量增加、呈灰红色、质韧如肝；肺泡表面有透明膜形成，肺泡腔内充满水肿液、巨噬细胞、成纤维细胞及少量脱落上皮细胞、红细胞，中性粒细胞甚少；肺间质有淋巴细胞、浆细胞浸润，迁延型病例可出现肺组织纤维化，但无肉芽肿，与一般化学性肺炎病理表现无大差异，但在其严重病例可出现肝实质细胞和肾小管上皮细胞变性、坏死。

慢性铍病肺内主要病变为广泛而散在的非干酪性结节性肉芽肿，肉眼可见肺体积增大，肺表面和切面广泛散布有大小不一（2~15mm）灰白色的结节性病灶，同时可见弥漫性间质纤维化。肉芽肿早期多由单核细胞及少量淋巴细胞、浆细胞、纤维素构成；后期肉芽肿内出现巨细胞，胞体内可见有各种包涵体，呈星状或贝壳状，肉芽肿中心区可发生玻璃样变性，最后形成胶原。此种非坏死性肉芽肿在组织形态上与结节病（sarcoidosis）颇为相似，鉴别难度较大。此类铍肉芽肿还可发生在上呼吸道、肝、肾、脾、心肌、横纹肌、胸膜及皮肤等肺外器官，使铍呈现全身性毒性表现。

四、临床表现

（一）急性铍病

主要因吸入大量可溶性铍化合物如氟化铍、硫酸铍、氯化铍等粉尘所致，病死率几近7%。吸入后经3~6小时潜伏期，出现咽痛、咳嗽、气短、胸闷、胸痛等呼吸道刺激症状，甚至"金属烟雾热"样表现，如头痛、头晕、全身酸痛、乏力、畏寒、发热、胸闷、气憋、咳嗽、咳痰等，且逐渐加重，有血痰、胸痛、呼吸急促、心悸、发绀等化学性肺炎表现。严重者出现肺水肿，此时可查见肺内散在湿啰音，X线胸片显示肺内有絮状或点片状散在阴影，肺门增大；肝脏亦可肿大、压痛，甚至出现黄疸。实验室检查可见白细胞总数及嗜酸性粒细胞增多，血清谷丙氨酸转氨酶（ALT）及胆红素增高，尿铍显著增高（>5μg/L）。

急性铍病经积极治疗，症状可在2~4周内消失，但肺部病变需3~4个月才能完全吸收；少数患者肺内可残留纤维化病变，甚至转化为慢性肉芽肿。

（二）慢性铍病

其发病机制为变态反应，主要系多次吸入一定剂量难溶性铍化合物（如金属铍、氧化铍、氢氧化铍等）烟尘或粉尘引起；破损皮肤接触上述化合物也可诱发本病。其潜伏期多较长，可为数月、数年甚至十数年；妊娠、分娩、手术、呼吸道感染、吸入刺激性气体等可成为发病诱因，而使潜伏期缩短。美国慢性铍病的发病率一般 < 10%，接触量较大人群，发病率可达 16%，但有时见接触量极少个体也发生此病，可见接触剂量并非引起发病的绝对因素。主要临床表现为渐进出现的胸闷、气短，且伴胸痛、咳嗽，并有乏力、食欲缺乏、消瘦、头晕、头痛、失眠、低热、肝区胀痛、腹胀、腹泻、关节疼痛等全身症状。早期体征不明显，而后肺部可出现干、湿啰音，可有桶状胸、发绀及端坐呼吸等右心衰竭表现，并可出现肝、脾及表浅淋巴结肿大，部分患者可并发肾结石。

胸部 X 线检查是慢性铍病的主要诊断依据，其主要特点为在网状阴影改变的背景上出现颗粒或结节样阴影，肺透明度降低，肺门上提，肺门淋巴结肿大，但肺内改变发展较为缓慢，常呈静止状态。肺功能检查早期仅见通气功能略有降低，晚期可见换气功能也有障碍，动脉血氧张力下降。尿铍可升高，但多 < 5 μg/L。

（三）铍的皮肤损伤

金属铍或可溶性铍盐可致接触性皮炎（contact dermatitis）或过敏性皮炎（allergic dermatitis），夏季尤易发病，皮损多在暴露部或易搔抓的部位，常为斑疹、丘疹、疱疹，严重时可发生水疱，脱离接触后 3~7 天可愈，不留痕迹。可溶性铍化合物污染创口可引起皮肤溃疡并向深部发展，溃疡边缘隆起成堤，状如鸟眼，数月方能愈合并遗留瘢痕；金属铍及不溶性铍化合物刺入皮肤，可形成皮肤深部肉芽肿，并反复溃破，长期不愈。

五、实验室检查

（一）尿铍

尿铍仅是近期接触水平的反映，正常人群尿铍多难检出，故尿中检出铍即提示有铍接触，急性铍病患者尿铍增高常较明显，> 5 μg/L，但其水平高低与疾病严重度并无明显关系。尿铍水平与慢性铍病的发病及程度尤其无关，尿铍阴性并不能否定慢性铍病的存在，尿铍阳性亦仅能表明近期有铍接触，而不能借此诊断铍病。

（二）特异性免疫指标

这是慢性铍病最重要的诊断依据之一，对鉴别铍病及肺内其他性质的纤维化及肉芽肿病变也具重要价值。常用指标有：

1. 铍皮肤斑贴试验

有资料表明，慢性铍病患者阳性率可在 99% 以上，铍病观察对象阳性率约 22%，铍接触者为 4.3%，非接触铍者及矽肺患者阳性率仅为 2.2%。

2. 以铍为抗原的淋巴细胞转化试验

慢性铍病患者阳性率可达 77%~80%，铍接触者阳性率仅为 6%，无铍接触者为阴性。

3. 以铍为抗原的白细胞移动抑制试验

随胸部病变进展阳性率亦增高，慢性铍病患者阳性率可达 97% 以上。

4. 以铍为抗原的淋巴细胞增殖试验

基于铍病患者肺泡灌洗液中的 T 细胞处于活化状态，与铍盐共同培育，可出现很强的特异性增殖反应；与外周血淋巴细胞转化现象比较，反应明显增强，提示患者肺部有大量致敏淋巴细胞浸润和渗出，存在着过敏性肺炎，为铍病的细胞免疫性质及病因诊断提供了依据，美国将之视为慢性铍病诊断的必备条件。

六、诊断及鉴别诊断

(一) 急性铍病

根据短期内确切的可溶性铍化合物接触史，以急性呼吸系统炎症为主的临床表现，X 线检查证实肺内有点片状阴影且对抗炎治疗反应不佳，即可考虑急性铍病诊断。我国已颁布《职业性铍病诊断标准》（GBZ 67-2002），尿铍明显增高对确诊有提示作用，但尚未被国家标准列入诊断依据。该标准将急性铍病分为两级。

1. 轻度

急性铍接触者出现鼻咽部干痛、剧咳、胸部不适等呼吸道刺激症状，胸部 X 线出现肺纹理增强、扭曲及紊乱等表现。

2. 重度

有气短、咳嗽、咳痰、咯血、发热等表现，肺部可闻及湿性啰音，胸部 X 线表现可见肺野内弥漫云絮状或斑片状阴影，有时可出现肺水肿、呼吸衰竭或其他脏器损害。

急性铍病应注意与肺内感染、急性左心衰竭、刺激性气体中毒等相鉴别。

(二) 慢性铍病

确切的铍接触史，明显的渐进性呼吸系统症状及全身衰弱表现，X 线检查显示肺部有网状阴影、结节阴影及肺门淋巴结肿大，高分辨率 CT 对上述改变显示优于 X 线片，但仍有 25% 假阴性结果；肺功能显示有弥散功能障碍为本病重要临床特点。经由支气管或开胸进行肺组织活检对确诊慢性铍肺的重要手段，但因具损伤性，多难常规开展，目前仍以特异性免疫指标阳性、对激素治疗反应良好等作为诊断慢性铍病的重要提示。我国已制定职业性铍病的国家诊断标准（GBZ 67-2002），其将慢性铍病的病情分为三级。

1. 观察对象

铍的长期接触者出现胸闷、咳嗽等症状，胸部 X 线表现为在不规则小阴影基础上，一个肺区内仅有散在少数小颗粒阴影（密集度在 2 cm 范围内少于 10 个，并占肺区面积 2/3 以下）。但本期患者尚未被列入职业病范围。

2. 慢性轻度

铍病患者出现胸闷、咳嗽、活动时气短，胸部 X 线表现为在不规则小阴影基础上，1~4 个肺区内有较多小颗粒阴影（密集度在 2 cm 范围内有 10 个以上，且占肺区面积 2/3 以上）。

3. 慢性重度

铍病患者胸闷、胸痛症状明显，安静时感到气短或出现呼吸困难，有发绀现象，胸部 X 线检查示在轻度铍病基础上，小颗粒状阴影分布范围超过 4 个肺区。

慢性铍病应注意与粟粒性肺结核、矽肺或其他尘肺、结节病、肺泡癌、肺内真菌感染、肺含铁血黄素沉着症、过敏性肺泡炎、特异性肺间质纤维化等疾病鉴别。铍引起的皮肤损害可参照《职业性皮肤病诊断标准总则》（GBZ 18-2002）、《职业性接触性皮炎诊断标准》（GBZ 20-2002）等诊断处理，但未被列入"铍病"范围。

七、治疗

(一) 急性铍病

患者应立即脱离铍接触，淋浴换衣，卧床休息，避免体力活动；可给止咳、祛痰、解痉、镇静等药物；可予吸氧及抗感染治疗。特效疗法为糖皮质激素治疗，如地塞米松每日 40~80 mg 肌注（分次），3~5 天后改为泼尼松口服治疗，症状改善后可逐渐减量。

经治疗后，急性铍病患者原则上不宜再从事铍作业，并密切观察肺内变化（每半年一次 X 线检查），如连续两年无变化，则可按铍作业人员进行动态观察。

（二）慢性铍病

观察对象一般不调离铍作业，也不予治疗，但应进行密切临床观察（每半年一次胸部X线摄片）；如连续两年未见病情发展，则按铍作业人员安排定期健康检查。慢性铍病一经诊断，即应调离铍作业及其他粉尘作业，轻度病例可安排适当工作，重度病例应住院治疗或休养。

目前尚无特殊驱排药物可用，治疗原则除对症支持疗法外，糖皮质激素为唯一有效的疗法，可口服泼尼松 20～40 mg/d，分次服用，3个月为一疗程，而后视病情逐渐减量，并长期小剂量维持（5 mg/d）；激素治疗无效者可考虑给予甲氨蝶呤（methotrexate）治疗。

（三）皮肤损伤

皮炎患者应脱离铍接触，洗净皮肤，局部可用2%硼酸及0.1%依沙吖啶湿敷，急性期后可用激素软膏，也可全身投用抗过敏药及钙剂；溃疡应注意清创，外用激素软膏、10%鱼肝油软膏或中药生肌消炎膏；皮下肉芽肿则应行外科手术切除，以助早期愈合。

八、预防

应对铍中毒的关键措施是预防。急性铍病乃铍的化学刺激作用引起非特异性炎症反应，有研究表明，作业场所空气中铍浓度超过 0.1 mg/m³，方可引起急性中毒，故防止作业工人过量铍接触，将可避免急性铍病发生。美国国家职业安全和健康管理局（OSHA）要求职业场所空气中铍的时间加权最大平均容许浓度（TWA，工作8小时）不得超过 0.002 mg/m³，其峰浓度不得超过 0.025 mg/m³；我国规定的劳动场所最高允许浓度（MAC）为 0.001 mg/m³，对防止急性铍中毒有显著效果。但慢性铍病属变态反应性疾病，即便很低水平的铍接触仍难完全防止慢性铍病发生，虽然尚无证据表明停止铍接触可中止慢性铍病进展，但使患者完全脱离铍接触仍不失为明智之举。

铍作业工人应做好就业前体检，并坚持半年至1年体检一次，至少应包括一项特异性免疫指标检查。实践表明，患者在出现任何症状、体征，X线检查亦无异常表现前，特异性免疫指标即可呈现阳性，对早期发现疾病有重要价值。

下列疾患应视为职业禁忌证：各种过敏性疾病如哮喘、花粉症、药物或化学物质过敏等，各种心脏、肺脏、肝脏、肾脏疾病以及严重皮肤病等。

第十章

肺部肿瘤

第一节 气管肿瘤

气管肿瘤指原发于气管的良、恶性肿瘤。人群中发病率约0.1/10万,占气管、支气管原发肿瘤的1%左右。男性略多于女性。儿童原发性气管肿瘤90%为良性。相反,成人只有不到10%为良性。发生部位以中下段偏多,恶性中以鳞癌、腺样囊性癌最多见,Webb BD报道分别为45.9%(34/74)、25.7%(19/74),其他少见的有类癌、黏液表皮样癌、未分化癌、腺癌、黑色素瘤、软骨肉瘤等。良性肿瘤包括上皮性肿瘤(乳头状瘤、涎腺型混合瘤)、间叶性肿瘤(平滑肌瘤、脂肪瘤、软骨瘤、神经鞘瘤、神经纤维瘤)及错构瘤等,其中软骨瘤最常见,多发于上部气管的环状软骨处。良性肿瘤种类多,形态不一,生长缓慢,表面光滑,黏膜完整,常有瘤带,不发生转移。但如切除不彻底则易复发。

气管肿瘤的常见症状为咳嗽、痰中带血、呼吸困难、喘鸣、疲劳等。部分患者由于持续咳嗽而引起支气管痉挛以及肿瘤致不完全阻塞,有类似哮喘样表现。除气道症状外,恶性肿瘤尚有因浸润、转移引起的症状,如声嘶、上腔静脉阻塞综合征、吞咽困难等。体格检查通常无异常,有时听诊可发现近胸骨肺部呼吸音变粗或闻及喘鸣音,并可随体位而变化。

气管肿瘤的早期诊断困难,易误诊为支气管炎、支气管扩张及支气管哮喘等,长期误诊的病例并不少见,特别是腺样囊性癌经常表现为喘鸣,更易被误诊。因此在成年人的首发哮喘,长期顽固性呛咳,特别是伴有体位性气促、咯血等均应警惕气管肿瘤的可能性。仔细体检有助于区别气管肿瘤与支气管哮喘:气管肿瘤常表现为吸气性呼吸困难,有时出现"三凹征",而支气管哮喘主要表现为呼气性呼吸困难;气管肿瘤的呼吸附加音为颈部最响的喘鸣音,音色单一,类似管乐器独奏,可向双肺传导,支气管哮喘的哮鸣音则表现为双侧肺部发出的附加音,音色类似管乐器合奏。

气管肿瘤的诊断手段很多,常规胸部平片不易发现病变,CT和MRI检查不但可以发现病灶,清楚地显示病灶范围,且可诊断转移灶、肿大淋巴结。痰脱落细胞检查可对恶性肿瘤做出定性诊断。纤支镜检查可对病灶的形态、大小、范围有一较全面的了解,并可获组织学资料。但需注意气管腔过分狭窄的病例应避免由于操作后的出血、水肿而致窒息,可预先在纤支镜外套气管插管,以备在紧急情况下经纤支镜建立人工气道。另外,纤支镜检查时不能遗漏声带下部位。肺功能检查应包括最大吸气和呼气流量-容积曲线以揭示大气道阻塞。

气管肿瘤治疗原则要求彻底切除病变,防止复发和消除气管梗阻。肿瘤不能彻底切除者,也应减轻或解除气道梗阻,改善通气功能。多数气管肿瘤是恶性的,通常出现症状并做出诊断时已属晚期,许多患者没有完整肿瘤切除的可能。对于能够完整切除并一期重建气道的患者,手术是最好的选择。除少数患者外,成人气管通常可以切除近一半长度并安全地一期吻合。必须使用人工气管的情况极其少见,而安全可靠的人工气管尚有待于探索。对于不能手术病例,可采用气管腔内激光或电凝等姑息性治疗,也可用放疗等辅助治疗。对不能耐受治疗的病例,可在硬质或软质支气管镜引导下安置气管内支架以保持气道通畅。

气管鳞癌患者年龄多在50岁以上，男性占多数，可形成溃疡，局部淋巴结转移发生率很高，许多肿瘤被发现时局部侵犯严重，已不能切除，血行转移方式与肺癌相似。手术切除后易局部复发。术后5年生存率20%~40%。位于气管后壁的鳞癌需与食管癌侵入气道相鉴别。

腺样囊性癌又称圆柱瘤，国内程贵余报道在原发性气管恶性肿瘤中发病率占45%，常起病隐匿，进展缓慢，肿瘤外观上似乎是良性的，可广泛黏膜下浸润而不累及纵隔，约10%的患者有局部淋巴结转移，约1/3存在肺转移。术后5年生存率可达60%~100%。但肿瘤侵及范围几乎总要比手术时所见或触摸到的范围广，术中冰冻病理检查切除标本的边缘至关重要。多数腺样囊性癌对放射敏感，因此所有手术可以切除者都应附加放疗。文献报道治疗后5年、10年的生存率分别为66%~100%和51%~62%。对于不能切除的腺样囊性癌，放疗也是较好的手段。

第二节 原发性支气管肺癌

原发性支气管肺癌起源于支气管黏膜或腺体，简称肺癌。肺癌是严重危害人类健康的疾病，根据世界卫生组织（WHO）2008年公布的资料显示，肺癌无论是发病率（160万/年）还是死亡率（140万/年），均居全球癌症首位。在我国，肺癌也是癌症死亡的首要病因，过去30年登记的肺癌死亡率已增加了464.8%，且发病率及死亡率还在增长。英国著名肿瘤学家R. Peto预言：如果我国不及时控制吸烟和空气污染，到2025年我国每年肺癌患者将超过100万，成为世界第一肺癌大国。肺癌预后很差，2/3的患者确诊时已无手术机会。要改善肺癌生存率，需依靠规范有序的诊断、分期，以及根据其临床行为制定多学科治疗（综合治疗）方案，为患者提供可能治愈或有效缓解的优选方法。

一、病因学

肺癌的病因和发病机制尚未完全清楚，研究表明与下列因素有关。

（一）吸烟

大量研究资料表明，吸烟，特别吸纸烟，是肺癌死亡率进行性增加的首要原因。烟雾中尼古丁、苯并芘、亚硝胺和少量放射性元素钋等均有致癌作用，尤其易致鳞状上皮细胞癌和未分化小细胞癌。动物实验中也可通过纸烟烟雾和焦油诱发肺癌。

严格设计的回顾性和前瞻性调查结果表明，与不吸烟者比较，吸烟者发生肺癌的危险性平均高9~10倍，重度吸烟者至少可达10~25倍。吸烟量与肺癌之间存在着明显的量-效关系，开始吸烟的年龄越小，吸烟时间越长，吸烟量越大，肺癌的发病率和死亡率越高。一支烟的致癌危险性相当于1~4 mrad的放射线，每天吸30支纸烟，相当于120 mrad的放射线剂量。被动吸烟或环境吸烟也是肺癌的病因之一，其风险增加20%~30%。戒烟后肺癌发病危险性逐年减少，戒烟1~5年后可减半。美国的研究结果表明，戒烟后2~15年期间肺癌发生的危险性进行性减少，此后的发病率相当于终身不吸烟者。

（二）大气污染

无论是美国还是英国，城市居民的肺癌死亡率均高于乡村，而且随城市化的程度而升高。中国重工业城市的肺癌死亡率也高于轻工业城市。以往一直怀疑大气污染与肺癌的死亡率有关，现在研究表明工业废气中致癌物质污染大气，特别是细颗粒物（fine particulate matters，PM2.5）可含有3, 4苯并芘、氧化亚砷、放射性物质、镍、铬化合物、不燃的脂肪族碳氢化合物等致癌物质。污染严重的大城市中，居民每日吸入空气中的苯并芘量可超过20支纸烟的含量，并增加纸烟的致癌作用。大气中苯并芘含量每增加（1~6.2）$\mu g/1 000 m^3$，肺癌的死亡率可增加1%~15%。

（三）职业因素

工业生产中接触与肺癌发病有关的特殊物质有石棉、砷、铬、镍、铍、煤焦油、芥子气、三氯甲醚、氯甲甲醚、烟草的加热产物，以及铀、镭等放射性物质衰变时产生的氡和氡子气、电离辐射和微波辐射等。这些因素可使肺癌发生的危险性增加3~30倍。从接触到发生肺癌的时间与暴露的程度有关，通常超过10年，平均为16~17年。其中石棉是世界公认的致癌物质，可能是人类肺癌中最常见的职业因素。

接触石棉的人中，肺癌、胸膜和腹膜间皮瘤的发病率平均较高，潜伏期可达20年或更久。此外，铀暴露和肺癌发生之间也有很密切的关系，特别是小细胞肺癌，吸烟可明显加重这一危险性。

（四）饮食

较少食用含β胡萝卜素的蔬菜和水果，肺癌发生的危险性升高。血清中β胡萝卜素水平低的人，肺癌发生的危险性也高。流行病学调查资料也表明，较多地食用含β胡萝卜素的绿色、黄色和橘黄色的蔬菜和水果，可减少肺癌发生的危险性，这一保护作用对于正在吸烟的人或既往吸烟者特别明显。

（五）遗传因素

虽然肺癌没有明显的孟德尔遗传模式，但其许多特征提示可能与家族相关。如Rb基因和p53基因遗传突变可能会发生肺癌。肺癌患者的一级亲属患肺癌或其他肿瘤的危险性增加2～3倍，且其发生可能与吸烟并不相关。基因流行病学研究也提出了P450酶或染色体脆性（致突变物敏感性）基因型与肺癌发生相关。

（六）基因改变

肺癌细胞有许多基因损害，包括显性癌基因的激活和抑癌基因或隐性癌基因的失活。实际上，肺癌细胞可能有多种（可能≥10）基因异常。如对显性基因来说，有ras癌基因家族编码区（尤其是肺腺癌的K-ras基因）的点突变；myc癌基因家族的扩增、重组和/或转录控制丧失（在非小细胞肺癌中发现c-myc改变，然而在小细胞肺癌中发现所有的myc家族成员都有改变）；bcl-2、Her-2/neu和端粒酶基因的过度表达。非小细胞肺癌有ras基因突变者预后不良，而小细胞肺癌出现c-myc扩增者预后差。

（七）其他

某些肺疾病与肺癌发病有关。慢性支气管炎患者较无此病者肺癌发病率高1倍；结核灶瘢痕可发生腺癌。此外，病毒和真菌感染，土壤中硒和锌含量的降低也可能与肺癌发生有关。

二、病理学

1976年，WHO曾将肺癌分为：鳞状上皮细胞癌（鳞癌）、小细胞未分化癌、大细胞癌、复合性上皮样癌和腺癌、类癌、支气管腺体肿瘤、上皮样乳头状瘤"混合瘤"及癌肉瘤、肉瘤、间皮瘤、黑色素瘤和未分类肿瘤13类。

1981年WHO将这一分类减少为6种：①鳞癌，包括梭形细胞（鳞）癌；②腺癌，包括腺管状腺癌、乳头状腺癌、细支气管癌、肺泡细胞癌；③腺鳞癌；④未分化癌，分为小细胞癌（包括燕麦细胞型、中间细胞型、复合细胞型）和大细胞癌，包括巨细胞癌、透明细胞癌；⑤类癌（肺内分泌肿瘤）；⑥支气管腺癌，包括腺样囊性癌、黏液上皮样癌和肺泡细胞癌。

目前，为临床应用方便将肺癌分为鳞癌、腺癌、大细胞癌和小细胞癌四类。从治疗角度出发，临床又常将其概括为小细胞肺癌和非小细胞肺癌两大类。

（一）鳞癌

此型肺癌最易发展成息肉或无蒂肿块，主要位于支气管腔，易阻塞管腔引起阻塞性肺炎。有时鳞癌也发展成周围型，倾向于形成中央性坏死和空洞。显微镜下，鳞癌的特征是由很多典型的有丝分裂细胞构成，细胞生长呈复层，形成有角化碎屑的网称为上皮珠。细胞由不同的细胞间桥连接，构成毛刺外观。

与其本身的恶性程度一致，支气管上皮可表现为鳞状化生或转变为原位癌。鳞癌倾向于通过支气管管壁生长，也向中央播散。所以在诊断前，生于较小支气管的鳞癌，已长入较大的支气管。鳞癌也常通过侵犯血管和淋巴管后转移到局部淋巴结或远处。

（二）腺癌

腺癌常表现为周围型肺实质肿块。显微镜下可见到腺癌由新生的立方和柱状细胞构成，倾向于形成由纤维基质支持的腺样结构。核可变大或不规则，含有明显的核仁，胞质中可见黏蛋白。腺癌早期即可侵犯血管、淋巴管，常在原发瘤引起症状前即已转移。2011年国际肺癌研究学会、美国胸科学会和欧洲呼吸学会联合推出了肺腺癌的国际多学科分类新标准，首次提出了分别适用于手术切除标本、小活检及细胞学的分类方法。新分类标准不再使用细支气管肺泡癌（BAC）和混合型腺癌的名称，而代之以原位腺癌（AIS）和微浸润腺癌（MIA）的命名；AIS 被定义为 ≤ 3 cm 局限性小腺癌，癌细胞呈贴壁生长，无间质、血管或胸膜浸润，无乳头或微乳头结构，肺泡腔内无癌细胞聚集；MIA 则被定义为 ≤ 3 cm 的局限性腺癌，癌细胞以贴壁生长方式为主且浸润灶 ≤ 5 mm。浸润性腺癌可被分为贴壁为主型、腺泡为主型、乳头为主型、微乳头为主型和实性为主型伴黏液产生共 5 个亚型，对浸润性腺癌提倡全面而详细的组织学诊断模式。浸润性腺癌的变异型则包括浸润性黏液腺癌（之前的黏液型 BAC）、胶样腺癌、胎儿型腺癌、肠型腺癌。

（三）大细胞肺癌

大细胞肺癌与鳞癌和腺癌比较，大细胞肺癌缺乏自身的特征，由丰富胞质的较大的恶性细胞组成，倾向于发生在周围肺实质。诊断率与送检标本是否得当和病理学检查是否全面有关，电镜研究常会提供帮助。这类肿瘤生长迅速，常侵犯淋巴结和血管，易转移到局部淋巴结和远处器官。

（四）小细胞肺癌（SCLC）

SCLC 通常发生于大支气管，浸润支气管壁，造成管腔狭窄，但不形成分散的支气管内肿瘤。显微镜下可见到肿瘤由相当于淋巴细胞 2～4 倍大小的恶性细胞组成。核充满染色质，核仁大小类似，很多细胞处于有丝分裂状态。胞质通常不多，然而有些称为中间亚型的小细胞肺癌可有较多的胞质。由于在其发生发展的早期多已转移到肺门和纵隔淋巴结，并由于它易侵犯血管，在诊断时大多已有肺外转移。

（五）其他

有人认为，如果对肿瘤的各部分进行充分的组织学检查，很多肺癌可有两种甚至四种细胞类型，其中以鳞腺癌比较常见。将肿瘤分为不同的细胞类型并不意味着它只由一种类型的细胞组成，只说明该细胞类型占优势。还可将鳞和腺癌进一步分为分化好、中度分化和分化差三种。分化好者可能生长慢、转移晚，预后较好。SCLC 和大细胞肺癌基本都是未分化的，不适合这种区分。

三、临床表现

近 5% 的肺癌患者无症状，仅在胸部影像学检查时发现。绝大多数患者可表现或多或少与肺癌有关的症状与体征，可按部位分为支气管-肺局部、肺外胸内扩展、胸外转移和非转移性胸外表现 4 类。

1. 支气管-肺局部表现

常有刺激性干咳，或被患者描述为"吸烟性咳嗽"。少数表现为高调金属音性咳嗽或刺激性呛咳。肿瘤向管腔内生长时可有间歇或持续性痰血，表面糜烂严重侵蚀大血管者时可出现痰血或少量咯血。肿瘤向支气管内生长并引起部分阻塞时，可有呼吸困难、喘息，偶尔表现为哮鸣伴局限或单侧哮鸣音。气道阻塞还可引起阻塞性肺炎和肺不张。阻塞性肺炎可出现在近 1/3 的患者中，表现为肺炎或肺脓肿，伴发热、咳嗽等呼吸道症状。因其经抗生素治疗即可改善，易误诊为炎症。近半数患者可有模糊或难以描述的胸痛或钝痛，可为炎症波及部分胸膜或胸壁引起，也可为肿瘤侵犯所致。

2. 肺外胸内扩展表现

近 15% 的患者肿瘤向肺外生长进入胸腔、胸壁、纵隔或侵犯附近结构和神经而引起相应症状。约 5% 的患者表现为声音嘶哑和上腔静脉阻塞综合征。声音嘶哑是由于肿瘤或转移性癌性淋巴结肿大压迫喉返神经引起，多见于左侧。上腔静脉阻塞综合征是由于上腔静脉被附近肿大的转移性淋巴结压迫或右上肺的原发性肺癌侵犯，或者腔静脉内癌栓阻塞静脉回流引起。表现为头面部和上半身瘀血水肿，颈部肿胀，颈静脉怒张，患者常主诉进行性领口变紧，前胸壁可见到扩张的静脉侧支循环。肺尖部肺癌又称肺上沟瘤（Pancoast 瘤），易压迫颈部交感神经引起同侧瞳孔缩小、上眼睑下垂、额部少汗等体征，称 Horner 综合征。

约 10% 的患者有不同程度的胸腔积液，通常提示肺淋巴回流受阻或肿瘤转移累及胸膜。1% 的患者表现为吞咽困难，是由于肿瘤转移至食管旁的淋巴结造成食管部分阻塞引起。

3. 胸外转移表现

3%～10% 的患者可见到胸腔外转移症状、体征，以 SCLC 居多，其次为未分化大细胞肺癌、腺癌、鳞癌。可表现为颅内转移的神经症状，包括颅内压增高，如头痛、恶心、呕吐、精神状态异常。少见的症状为癫痫发作、偏瘫、小脑功能障碍、定向力和语言障碍。此外还可有肺病、小脑皮质变性、外周神经病变、肌无力及精神症状。

1%～2%的患者由于肿瘤转移到骨骼，引起骨痛和病理性骨折，常见于SCLC。大多为溶骨性病变，少数为成骨性。肿瘤转移至脊柱后可压迫椎管引起局部压迫和受阻症状。此外，也常见股骨、肱骨和关节转移，甚至引起关节腔积液。

肿瘤也可转移到腹部，但是很少见到以腹部肿块为主诉的就诊者。部分SCLC可转移到胰腺，表现为胰腺炎或阻塞性黄疸症状。其他细胞类型的肺癌也可转移到胃肠道、肾上腺和腹膜后淋巴结，多无临床症状，需要依靠CT、MRI或PET做出诊断。

4. 非转移性胸外表现

非转移性胸外表现称为副癌综合征。近2%的肺癌患者初诊是因为全身症状或这些与肿瘤远处转移无关的症状和体征，缺乏特异性，主要表现为以下几方面。

（1）库欣综合征：最常见的为SCLC或支气管类癌。2%～5%的SCLC患者会有这一表现，在瘤组织中甚至循环血中可测到促肾上腺皮质激素（ACTH）增高。这种激素虽然有自主的生理性作用，但不同于正常的激素，因为地塞米松不能抑制ACTH在尿中的终末代谢物17-OHCS。

（2）抗利尿激素分泌：可引起厌食、恶心、呕吐等水中毒症状，还可伴有逐渐加重的神经并发症。其特征是低钠（血清钠 < 135 mmol/L），低渗（血浆渗透压 < 280 mOsm/kg）。

（3）类癌综合征：典型特征是皮肤、心血管、胃肠道和呼吸功能异常，主要表现为面部、上肢躯干的潮红或水肿、胃肠蠕动增强、腹泻、心动过速、喘息、瘙痒和感觉异常。这些阵发性症状和体征与肿瘤释放不同的血管活性物质有关，除了5-羟色胺外，还包括缓激肽、血管舒缓素和儿茶酚胺。

（4）异位促性腺激素：合并异位促性腺激素的肺癌不多，大部分是大细胞肺癌，主要为男性轻度乳房发育和增生性骨关节病。

（5）低血糖：这是胰岛素分泌增加或胰岛素样活动的结果，见于鳞癌，切除肿瘤后可减轻。

（6）高钙血症：可由骨转移或肿瘤分泌过多甲状旁腺素相关蛋白引起，常见于鳞癌。患者表现为嗜睡、厌食、恶心、呕吐和体重减轻及精神变化。切除肿瘤后血钙水平可恢复正常。

（7）神经肌肉表现：癌性神经肌肉病变是肺癌最常见的非转移性胸外表现，发生率近15%。一组病例研究发现，其中56%为SCLC，22%为鳞癌，16%为大细胞肺癌，5%为腺癌。半数患者没有其他的肺癌症状，而且1/3的神经肌肉病变发生在其他症状出现前或肺癌明确诊断前一年，因此推论这些症状与转移无关。主要异常有以下几种。①小脑退行性变：如共济失调、眩晕、构音障碍；②运动神经病变：表现为进行性消耗、虚弱和肌纤维自发性收缩；③多神经炎合并混合的运动和感觉障碍；④感觉性神经病变：常开始于麻木，有时面部肢体疼痛，逐渐丢失全身的各种感觉，反射减弱，偶尔出现耳聋；⑤精神异常：进行性痴呆，时有抑制性精神错乱、木僵或精神不稳定；⑥肌病：表现为萎缩性轻瘫，特别是肢体肌肉和近端肢体；⑦多发性肌炎：特别是肌肉和近端肢体肌肉疲劳，如盆部和大腿肌肉，消耗明显而且有原发肌纤维变性；⑧自主神经系统异常：如体位低血压；⑨骨骼表现：支气管肺癌最常见的末梢体征是杵状指，有时合并肥大性骨关节病。

四、诊断

只有具备充分警惕性，特别是筛查，才能提高早期诊断率，明显改善预后。

（一）提高早期诊断意识

对于40岁以上吸烟者，具有以下特点者应立即采取相应的检查以便早期诊断：①持续2周以上刺激性咳嗽，治疗无效；②原有慢性呼吸道疾病，近期出现咳嗽性质改变；③单侧局限性哮鸣音，不因咳嗽改变；④反复同一部位肺炎，特别是肺段肺炎；⑤原因不明的肺脓肿，无异物吸入史和中毒症状，抗生素治疗效果差；⑥原因不明的关节疼痛及杵状指（趾）；⑦影像学发现局限性肺气肿，肺段或肺叶不张，相通支气管可疑狭窄；⑧孤立性圆形、类圆形病灶和单侧肺门阴影增浓、增大；⑨原有稳定性肺结核病灶，其他部位出现新病灶，抗结核治疗后病灶反而增大或形成空洞，痰结核菌阴性；⑩不明原因的迁移性、栓塞性下肢静脉炎。

(二) 影像学检查

1. 中央型肺癌

肿瘤向管腔内生长可引起支气管阻塞征象。阻塞不完全时呈现段、叶局限性气肿。阻塞完全时，则表现为段、叶不张。肺不张伴有肺门淋巴结肿大时，下缘可表现为倒 S 状影像，是中央型肺癌特别是右上叶中央型肺癌的典型征象。引流支气管被阻塞后，易导致远端肺组织继发性肺炎或肺脓肿。抗生素治疗后吸收多不完全，易复发。若肿瘤向管腔外生长，可产生单侧性、不规则的肺门肿块。肿块亦可能由支气管肺癌与转移性肺门或纵隔淋巴结融合而成。CT 支气管三维重建技术（仿真内镜）可发现段支气管以上管腔内的肿瘤或狭窄。

2. 周围型肺癌

早期多呈局限性小斑片状阴影，边缘不清，密度较淡，易误诊为炎症或结核。随着肿瘤增大，可形成直径 0.5～1 cm，密度较高，边缘毛糙的小结节状阴影。肿瘤增大至直径 2～3 cm 后，则呈圆形或类圆形结节，密度增高，边界清楚。可表现为分叶状、有脐凹或细毛刺状阴影。高分辨 CT 可清晰地显示肿瘤分叶、边缘毛刺、胸膜凹陷征，甚至钙质分布类型、支气管充气征和空泡征。

如肿瘤向肺门淋巴结蔓延，可见其间引流淋巴管增粗形成条索状阴影伴肺门淋巴结增大。癌组织坏死与支气管相通后，表现为厚壁、偏心、内缘凹凸不平的癌性空洞。继发感染时，洞内可出现液平。腺癌影像学表现多种多样，可表现为类似支气管肺炎的斑片状浸润阴影。

3. 细支气管肺泡癌

结节型的细支气管肺泡癌 X 线多表现为单个的圆形阴影。如为弥漫型，则为两肺大小不等的结节样阴影，边界清楚，密度较深。随病情发展逐渐增多，增大，甚至融合成肺炎样片状阴影。病灶间常有增深的网状阴影，有时可见支气管充气征。

常规胸片分辨率有限和存在死角，很难发现直径小于 5～6 mm 的病变，少数支气管内肿瘤和原位癌也可漏诊。因此，对于怀疑肺癌者需要 CT 检查。病灶边缘欠光滑有毛刺常提示为恶性病变。然而，病灶边缘光滑也不能除外恶性病变。病灶内存在钙化，尤其是位于中央，均匀环状或爆米花样分布常提示为良性病变，但原发性支气管肺癌偶可出现偏心钙化。

(三) 细胞学检查

如果收集痰标本方法得当，3 次以上痰标本可使中央型肺癌诊断率提高到 80%，周围型肺癌诊断率达 50%。如果患者的痰量不多，可通过吸入加温的 10%～15% 生理盐水或 20% 丙二醇（丙烯乙二醇）导痰。影响痰细胞学诊断正确性的因素有：

（1）痰标本不适当，无肺泡巨噬细胞时常提示痰标本可能不是来自下呼吸道，痰中混有脓性分泌物可引起恶性细胞液化。

（2）送检标本次数少，少于 3 次的系列痰标本可明显减少阳性检出率。

（3）细胞病理学家经验，不但需要尽可能仔细地检查痰涂片的全部视野，而且还需要丰富的识别恶性细胞的能力。

支气管镜检查时灌洗物、刷检物，浅表淋巴结穿刺，经皮或经支气管镜穿刺标本的细胞学检查也可对诊断提供重要帮助。

(四) 支气管镜

支气管镜已被广泛地应用于中央型和周围型病变诊断。对于支气管镜可见的支气管内病变，刷检诊断率可达 92%，活检诊断率可达 93%。支气管镜检查缺点是活检得到的标本量较少，偶尔在处理黏膜下深部病变时，活检钳不能夹到恶性细胞，可出现假阴性结果，此时增加支气管镜针吸检查可提高诊断率。经支气管镜肺活检（trans bronchoscopic lung biopsy, TBLB）可显著提高周围型肺癌诊断率。对于直径大于 4 cm 的病变，诊断率可达 50%～80%。但对于直径小于 2 cm 的病变，诊断率仅 20% 左右。

近年自荧光支气管镜（AFB）和支气管内超声（EBUS）对肺癌早期诊断发挥越来越重要的作用。AFB 可实时采集图像，检测出气管支气管黏膜中很小区域的荧光变化。对气管支气管树上异常荧光区域黏膜的活检可增加小的恶变前病灶（发育异常）或早期恶变（原位癌）的检出率。EBUS可将支气管镜和超声系统联合起来，弥补肉眼不足，提高外周孤立肺结节活检阳性率，提高对纵隔淋巴结分期准确度，提高早期支气管内肿瘤（原位癌）检出率，并可指导局部治疗。

（五）针吸细胞学检查

可经皮或经支气管镜进行针吸细胞学检查。还可在超声波、X线或CT引导下进行，目前常用的主要为浅表淋巴结和经超声波引导针吸细胞学检查。

1. 浅表淋巴结针吸细胞学检查

可在局麻或不麻醉时对锁骨上或腋下肿大浅表淋巴结做针吸细胞学检查。对于质地硬、活动差的淋巴结可得到很高的诊断率。

2. 经皮针吸细胞学检查

对周围型肺癌诊断率可达到95%。病变靠近胸壁者可在超声引导下针吸活检，病变不近胸壁时，可在透视或CT引导下穿刺针吸或活检。由于针刺吸取的细胞数量有限，可出现假阴性结果。为提高诊断率，可重复检查。约29%的病变最初细胞学检查为阴性，重复检查几次才发现恶性细胞。因此，高危人群的最初针吸细胞学诊断阴性时，不应放松警惕，还需进一步做针刺细胞学随访或肺活检等诊断性检查，直到病理证明为恶性或特异性的良性病变为止。经皮针吸细胞学检查常见并发症是气胸，发生率为25%~30%。肺压缩少于25%者通常可自行吸收，气胸量较多者需胸穿抽气或插管闭式引流。发生气胸的主要诱发因素是原有慢性阻塞性肺疾病（简称慢阻肺）。有研究表明给慢阻肺患者做经皮针吸细胞学检查后，气胸发生率可达46%，而无慢阻肺者仅有7%。

3. 经支气管镜针吸细胞学检查

对于周围型病变和气管、支气管旁淋巴结或肿块，可经支气管镜针吸细胞学检查。与TBLB合用时，可将中央型肺癌的诊断率提高到95%，弥补活检钳夹不到黏膜下病变时所造成的漏诊。

（六）其他活组织检查

手术摘除浅表淋巴结，如锁骨上、前斜角肌或腋下淋巴结做病理检查，可判断有无肿瘤转移及其细胞类型。纵隔镜检查可明确有无纵隔淋巴结转移，对判断手术切除肿瘤可能性颇有帮助。胸腔积液性质不明，疑有胸膜肿瘤或肺癌转移时，可采用胸膜活检或在胸腔镜直视下活检。

（七）剖胸探查

对高度怀疑肺癌的病例，经上述各种方法检查都未能确诊且可耐受手术者，应及时剖胸探查，以免失去手术切除机会。

（八）核医学检查

某些核素，如67镓(^{67}Ga)-枸橼酸、169镱(^{169}Yb)-枸橼酸、57钴(^{57}Co)-博来霉素、113铟(^{113}In)-博来霉素或99m锝(^{99m}Tc)-博来霉素等有亲肿瘤特性，在正常和非肿瘤部位浓聚较少，有助于鉴别结节的良、恶性，但特异性差，假阳性可高达35%左右。正电子发射计算机体层扫描（PET）对肺癌的敏感性可达95%，对发现转移病灶也很敏感，特异性最多达90%，可作为临床上肺癌分期、评价疗效以及复发和转移的参考依据。

（九）肿瘤标志物检查

部分肺癌患者的血清和切除的肿瘤组织中，含有一种或多种生物活性物质，如激素、酶、抗原和癌胚蛋白等。其中神经元特异性烯醇化酶（NSE）、胃泌素释放肽前体（Pro-GRP）对小细胞癌较敏感。癌胚抗原（CEA）在肺腺癌中阳性率达60%~80%，鳞癌相关抗原（SCC-Ag）和细胞角蛋白19片段（CYFRA21-1）等对诊断和鉴别诊断、观察病情变化也有帮助。但是这些癌标志物往往敏感性还不够高，往往在肿瘤负荷较重时才显著升高，限制了其早期诊断的临床价值。但是我们的研究表明，多个癌标志物的联合检测可以部分弥补其不足。胸液肺癌标志物的诊断价值有时高于血清检查，但是已为晚期。

（十）早期筛查

以往常规筛查方法为胸片，但是2011年8月《新英格兰医学杂志》发表的大规模低剂量CT（LDCT）对比胸片筛查肺癌的随机对照研究结果表明，对高危人群用LDCT筛查肺癌可较胸片降低20%的肺癌死亡率（P = 0.004）。基于这一里程碑式研究，美国国家癌症协作网推荐对所有年龄55～74岁，吸烟≥30年，或者年龄≥50岁，吸烟≥20年并有额外的肺癌危险因素人群进行年度LDCT筛查，并制定了详细随访方案。对于如何判断结节良恶性，如何在避免漏诊的同时减少不必要的有创检查，则需要临床医师的经验和进一步科学化随访流程，使用得当即会对肺癌防治发挥重要作用。图10-1为肺部结节诊疗流程图。

虽然也有研究提出LDCT筛查的危害，包括潜在的辐射诱发癌变、假阳性率高、过度诊断和增加医疗费用，但是该研究表明LDCT组相比胸片组总死亡率同样下降，提示一年一度LDCT放射性并未对人体产生不利影响，跟踪报道肺癌发生率仅为1%，且无法证明是放射线造成的。目前尚无统一的肺癌筛查方法，但是有一定规律可循。美国国家癌症网络发布的2012年LDCT筛查肺癌指南值得参考，对年龄55～74岁，吸烟≥30年，或者年龄≥50岁，吸烟≥20年并有额外肺癌危险因素人群推荐年度筛查。

我国应该建立自己的肺癌筛查标准。原因是我国除了吸烟外，还存在PM2.5空气污染问题。应该将吸烟者和严重污染环境接触者均列为高危人群，及时接受肺癌筛查。至于医疗费用，中国LDCT价格便宜，仅为美欧的几十分之一，或者仅为胸片的2倍。此外，早期诊断不但可提高生存率，还可较其他晚期治疗节省大量医疗费用。所以我们更应该提倡早期筛查，而且可通过其他检查方法进行鉴别，避免过度诊断，如定期随访LDCT和肿瘤标志物有助于综合鉴别判断和早期诊断。

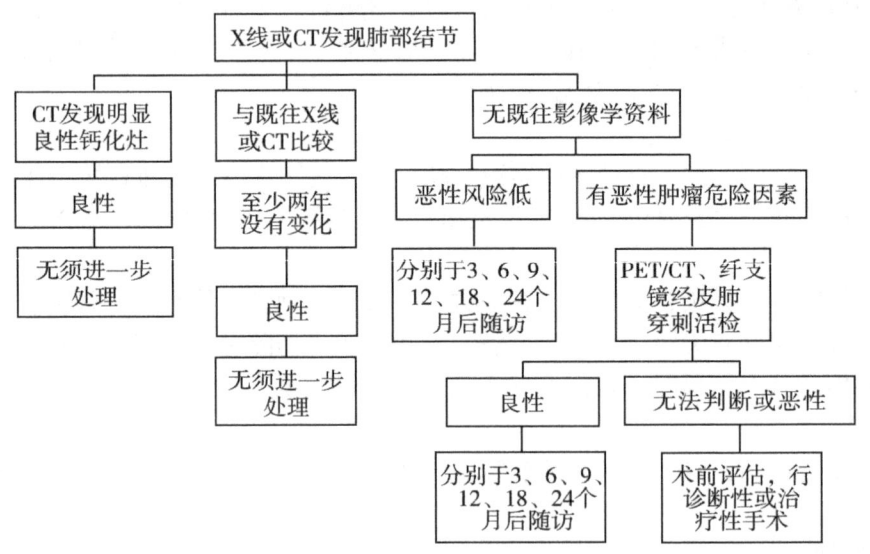

图10-1　肺部结节诊疗流程图

五、分期

肺癌分期对选择恰当的治疗方法和判断预后具有重要意义。分期是用简洁的语言来描述原发瘤的位置和大小，向肺外生长的情况，有无局部、肺门和纵隔淋巴结转移及远处脏器的转移。

（一）TNM（原发肿瘤局部淋巴结远处转移分期）

2009年7月国际肺癌研究学会（IASLC）公布了第7版肺癌TNM分期系统，见表10-1、表10-2。

表10-1　肺癌的TNM分期

原发肿瘤（T）	
T_X	原发肿瘤太小无法测量；或痰脱落细胞，或支气管冲洗液找到癌细胞，但影像学或支气管镜没有可视肿瘤
T_0:	没有原发肿瘤的证据
T_{is}:	原位癌
T_{1a}:	原发肿瘤最大径≤2cm，局限于肺和脏层胸膜内，镜下肿瘤没有累及叶支气管以上（即没有累及主支气管）；或局限于气管壁的肿瘤，无论大小，无论是否累及主支气管

续 表

T_{1b}:	肿瘤最大径 >2 cm，≤ 3 cm
T_{2a}:	肿瘤大小或范围符合以下任何一点
	肿瘤最大径 >3 cm，≤ 5 cm
	累及主支气管，但距隆突 ≥ 2 cm
	累及脏层胸膜
	扩展到肺门的肺不张或阻塞性肺炎，但不累及全肺
T_{2b}:	肿瘤最大直径 >5 cm，≤ 7 cm
T_3:	任何大小的肿瘤已直接侵犯下述结构之一者：累及胸壁（上沟癌）、膈肌、纵隔胸膜或心包，肿瘤位于距隆突 2 cm 以内的主支气管但未累及隆突；全肺不张或阻塞性炎症；原发肿瘤同一肺叶出现卫星结节；原发肿瘤最大径 >7 cm
T_4:	任何大小的肿瘤已直接侵犯下述结构之一者：纵隔、心脏、大血管、气管、食管、椎体、隆突；原发肿瘤同侧不同肺叶出现卫星结节
区域淋巴结（N）	
N_X:	区域淋巴结转移不能评价
N_0:	没有区域淋巴结转移
N_1:	转移至同侧支气管周围淋巴结和/或同侧肺门淋巴结，和原发肿瘤直接侵及肺内淋巴结
N_2:	转移至同侧纵隔和/或隆突下淋巴结
N_3:	转移至对侧纵隔和/或对侧肺门淋巴结和/或同侧或对侧斜角肌或锁骨上淋巴结
远处转移（M）	
M_X:	远处转移不能评价
M_0:	无远处转移
M_{1a}:	原发肿瘤对侧肺叶出现卫星结节；胸膜播散（恶性胸腔积液、心包积液或胸膜结节）
M_{1b}:	有远处转移（肺/胸膜除外）

表 10-2 TNM 与临床分期的关系

隐性癌	$T_XN_0M_0$
0 期	$T_{is}N_0M_0$
Ⅰa 期	$T_1N_0M_0$
Ⅰb 期	$T_{2a}N_0M_0$
Ⅱa 期	$T_1N_1M_0$；$T_{2b}N_0M_0$，$T_{2a}N_1M_0$
Ⅱb 期	$T_{2b}N_1M_0$；$T_3N_0M_0$
Ⅲa 期	$T_{1\sim3}N_2M_0$；$T_3N_{1\sim2}M_0$；$T_4N_{0\sim1}M_0$
Ⅲb 期	$T_{1\sim4}N_3M_0$；$T_4N_{2\sim3}M_0$
Ⅳ 期	$T_{1\sim4}N_{0\sim3}M$

（二）SCLC 分期

至于 SCLC 分期，采用的是局限和广泛两期分类法。人们最早使用的 SCLC 分期是美国退伍军人管理局肺癌研究组（VALG）制定的分期，分期的依据是病变是否能被照射野包括。该分期认为局限期 SCLC 的特征是：肿瘤局限于一侧胸腔、纵隔、前斜角肌及锁骨上淋巴结；不能有明确的上腔静脉阻塞、喉返神经受侵及胸腔积液。由于该分期简便易行，在临床上广泛应用。随着放疗技术的不断提高，放疗的照射范围有所增大，可包括对侧纵隔、锁骨上淋巴结；且回顾性分析发现，对侧纵隔、锁骨上淋巴结累及和同侧胸腔积液患者的生存率与局限期相近，与远处转移患者明显不同。因此，国际肺癌研究协会

(IASLC)经讨论达成共识：局限期指肿瘤局限于单侧胸腔内及其所引流的区域淋巴结、双侧的纵隔淋巴结和锁骨上淋巴结，且无该肺的广泛转移；同侧的胸腔积液、喉返神经受侵及上腔静脉阻塞也列为局限期。

根据两种分期的定义，一般认为，TNM分期中的Ⅰ～Ⅲ期相当于SCLC的局限期。

（三）分期方法

为使肺癌分期准确，需要完善的分期信息，包括病史、体检和实验室检查（如血钙、血常规和肝功能。贫血、血小板减少，可由于肿瘤直接侵犯到骨髓所致。高钙血症可由于肿瘤转移到骨或肿瘤分泌甲状旁腺样激素，肝功能异常可提示肝内转移或肝外阻塞），胸部、肝脏和肾上腺CT扫描，头部磁共振成像（MRI，首选）或CT扫描，骨扫描（如果已接受PET检查可不做），胸片（可不做）。头部MRI较CT在确定脑转移方面更为敏感，PET/CT可用于评价肿瘤局部情况及转移。外周血涂片异常者可接受单（双）侧骨髓穿刺检查或活检。

常规胸片对发现纵隔淋巴结受累的敏感性仅40%左右。断层可增加阳性发现率，但仍无法与CT比较。CT和PET扫描是发现纵隔病变较敏感的技术，可将阳性率提高到95%。由于PET的高敏感性，一些胸外科医师在PET证明纵隔无转移后即可做开胸手术。MRI也可用于纵隔有无转移的评价，但它只在评价肺上沟瘤和判定肺癌有无侵犯胸壁和心包时具有优越性。由于纵隔内肿大淋巴结也可能是炎症或其他非肿瘤新生物，所以PET发现的纵隔淋巴结肿大仍需组织学确认。最好在开胸术前，接受创伤性分期手术检查，如经皮、胸、经支气管镜针吸细胞学检查或活检、EBUS，甚至纵隔镜检查。

支气管镜检查可用于疾病的分期，判定肿瘤是否接近或累及隆突。肿瘤侵犯隆突或与其距离少于2 cm时常很难进行切除，预后差。经支气管镜针吸细胞学检查可评估肿瘤对支气管周围侵犯，有无局部或气管、支气管旁和纵隔淋巴结转移，帮助分期，但其敏感性受操作者经验的影响较大。经皮针吸细胞学检查也可用于判断肿大的纵隔和肺门病变，也受检查者经验的影响。

对位于锁骨上窝或纵隔的淋巴结活检，可帮助某些病例得到明确组织学诊断和判断肿瘤的可切除性。仅仅在确实触到斜角肌三角的淋巴结后，才去做淋巴结活检。不提倡去活检触不到的淋巴结，因其阳性率少于10%。

纵隔镜和纵隔切开术可用于直接探查或从纵隔摘取活组织标本。可通过纵隔镜完全评价上纵隔，也可通过纵隔切开术探查隆突下和左前主动脉周围区域病变，但较难得到活检标本。纵隔镜对判定有无纵隔淋巴结转移，选择恰当的治疗方法和判定预后均有重要意义。病变对侧纵隔淋巴结转移（Ⅲb）常被认为是开胸手术的绝对禁忌证。同侧纵隔淋巴结受累（Ⅲa）可考虑肺切除加根治性淋巴结扫荡。很多医师认为仅仅当胸部CT提示肺门和纵隔淋巴结明显肿大时，或不适合剖胸检查时才做纵隔镜。患者已接受纵隔放疗或气管切开术后禁忌纵隔镜。有上腔静脉阻塞者由于大静脉压力较高，纵隔镜也有危险。

对于年老患者和肺功能储备受限者没有必要为诊断目的而开胸手术，可通过支气管镜或经皮针刺活检等来确诊。对于肺上沟瘤有上腔静脉综合征的患者没有必要为诊断而开胸。

核素扫描是骨、肝、脾转移的敏感指示剂。然而对于无症状的NSCLC（非小细胞肺癌）患者和实验室结果无异常发现时，没有必要常规进行这些检查。因其可导致误解，如陈旧性骨折、炎症等非恶性病变也可表现出阳性的骨和肝扫描结果。如果误解为转移，会造成进一步创伤性检查的浪费和延误外科手术时间。

虽然评价SCLC患者有无肺外转移的技术与评价NSCLC患者一样，但因其胸外转移频率高，一些临床医生推荐常规的头颅、骨、肝、肾上腺等多器官CT扫描或PET/CT。也有人推荐常规的骨髓检查（骨穿或活检），因为骨髓累及率近50%，即使无末梢血异常或无骨扫描阳性发现时。因此，对于局部治疗（胸部放疗和/或手术切除者）或参加临床试验的患者应鼓励进一步分期来全面发现无症状的转移灶。

六、鉴别诊断

（一）肺结核

1. 肺结核球

肺结核球应与周围型肺癌相鉴别。结核球多见于年轻患者，病灶多见于肺上叶尖后段和下叶背段的结核好发部位。一般无症状，病灶边界清楚，密度高，可有包膜，含钙化点，周围伴纤维结节状病灶，多年不变。

2. 肺门淋巴结结核

肺门淋巴结结核易与中央型肺癌相混淆，多见于儿童、青年。多有发热、盗汗等结核中毒症状。结核菌素试验常阳性，抗结核治疗有效。肺癌多见于中年以上成人，病灶发展快，呼吸道症状比较明显。痰脱落细胞检查和纤支镜检查有助于鉴别诊断。

3. 粟粒性肺结核

粟粒性肺结核应与弥漫性细支气管肺泡癌相鉴别。通常粟粒性肺结核患者年龄较轻，有发热、盗汗等全身中毒症状，呼吸道症状不明显。X线表现为细小、分布均匀、密度较淡的粟粒样结节。经支气管镜肺活检，有助于明确诊断。

（二）肺炎

约1/4的早期肺癌以肺炎形式表现，需与肺炎鉴别。若起病缓慢，无毒性症状，抗生素治疗后炎症吸收缓慢，或同一部位反复发生肺炎时，应考虑到肺癌可能，尤其是段、叶性病灶，伴有体积缩小者。

肺部慢性炎症机化后形成团块状炎性假瘤，也易与肺癌相混淆。但炎性假瘤往往形态不整，边缘不光滑，有密度较高核心，易伴有胸膜增厚，病灶长期无明显变化。

（三）肺脓肿

癌性空洞继发感染，应与原发性肺脓肿鉴别。前者先有肺癌症状，如刺激性咳嗽、反复痰血，随后出现感染、咳嗽加剧。原发性肺脓肿起病急，中毒症状严重，多有寒战、高热、咳嗽、咳大量脓臭痰等症状。肺部影像学可见均匀的大片状炎性阴影，空洞内常见较深液平。血常规检查可发现白细胞和中性粒细胞增多。

（四）结核性胸膜炎

结核性胸膜炎的胸液多为透明，草黄色，有时为血性。癌性胸液则多为血性，但肿瘤阻塞淋巴管时，可有漏出性胸液。胸水常规、结核菌和病理检查，有助于诊断。

（五）结节病

典型的结节病为双侧肺门及纵隔对称性淋巴结肿大，可伴有肺内网状、结节状或片状阴影。组织活检病理证实或符合结节病。

（六）纵隔淋巴瘤

纵隔淋巴瘤颇似中央型肺癌，常为双侧性，可有发热等全身症状，但支气管刺激症状不明显，痰脱落细胞检查阴性。

（七）肺部良性肿瘤

许多良性肿瘤在影像学上与恶性肿瘤相似。其中尤以支气管腺瘤、错构瘤等更难鉴别。

七、治疗

肺癌治疗应当采取综合治疗的原则，即根据患者机体状况、肿瘤病理学类型、侵犯范围（临床分期）和发展趋向，采取多学科综合治疗模式。通常SCLC发现时已转移，外科手术很难根治，主要依赖化疗或放化疗综合治疗。相反，NSCLC可为局性限，部分外科手术或放疗可根治，但对化疗反应较SCLC差，少数化疗失败后还可从靶向治疗获益。因此，应有计划、合理地应用手术、化疗、放疗和靶向治疗，甚至辅以免疫和中药的多学科综合治疗，以期达到根治或最大限度地控制肿瘤，改善患者生活质量和延长生存期。

（一）SCLC

1. 局限期

手术切除：SCLC 主要采用放化疗联合治疗。虽然 30%～40% 的患者处于局限期，但仅有近 5% 的患者在临床分期时表现为周围性肺结节且无纵隔淋巴结转移，可经手术治疗。术后，对于纵隔淋巴结阴性的患者，仅仅需要化疗（EP 方案：依托泊苷 + 顺铂），5 年生存率为 30%～60%；对于纵隔淋巴结阳性的患者，除化疗外还需放疗。

放疗联合化疗：对于大多数局限期 SCLC 患者，同步放化疗优于序贯放化疗。荟萃分析结果显示，以铂类为基础的化疗开始 30 天内进行胸部放疗，其 5 年生存率明显高于 30 天后开始放疗的患者（20% vs 14%）。同步放化疗可缩短总治疗时间，增加治疗强度和抗肿瘤协同作用。目前对于 SCLC 放化疗顺序达成的共识为：支持早期同步放化疗方案，即首次化疗起始后的 3 周内开始放疗。根据 2009 年美国 NCCN（美国国立综合癌症网络）关于 SCLC 临床实践指南建议，胸部照射剂量为 45 Gy，每次 1.5 Gy，每天 2 次或 60～70 Gy，每次 1.8～2.0 Gy，每天 1 次。由于 SCLC 细胞增殖快，理论上认为超分割方案（放疗总剂量不变的情况下，减少每次放疗的剂量，增加放疗次数）应优于常规方案，但超分割治疗的患者 3 级放射性食管炎的发生率较高。目前尚不清楚若在生物剂量等效的情况下，较大剂量的常规放疗与超分割放疗的疗效是否有差异。超分割方案是否真正优于常规方案仍有待进一步临床试验的数据证实。

预防性脑照射（PCI）：对于治疗后完全或部分缓解的局限期患者，PCI（25 Gy、10 次分割或 30 Gy、10～15 次分割）能够降低脑转移风险，并降低死亡率。然而 PCI 可导致大脑认知功能异常，在老年患者中尤须注意。

2. 广泛期

化疗是广泛期 SCLC 的主要治疗方法。常用方案为依托泊苷 + 顺铂或卡铂。卡铂较顺铂发生恶心、呕吐和神经毒性的概率较低。化疗为每 3 周为 1 个周期，共 4～6 个周期。

对化疗达到完全缓解或部分缓解的广泛期患者可行 PCI，具体剂量同局限期 SCLC，此外还可考虑 20 Gy 的 5 次分割放疗。但对 PS 评分差（3～4 分）或精神心理功能障碍的患者不推荐 PCI。

目前为止，没有证据表明化疗或靶向药物作为维持治疗能够降低死亡率。

3. 支持治疗

SCLC 伴发的肿瘤急症，如上腔静脉阻塞综合征、脊髓压迫症、脑转移所致颅内高压等，常危及生命，应强调及早局部放疗。指南推荐应在化疗前对有症状的部位进行放疗，除非须立即行全身化疗。

此外，SCLC 易伴发副癌综合征，如抗利尿激素分泌过多综合征、异位库欣综合征、类癌综合征和皮肤副癌综合征等。副癌综合征的治疗和预后不同，通常伴发的内分泌和皮肤副癌综合征容易治疗，但对并发神经系统异常者疗效往往不佳。大约 25% 的 SCLC 患者伴有抗利尿激素分泌过多综合征，可通过限制液体、对有症状者行补钠治疗及积极有效的抗肿瘤治疗可以得到缓解。在治疗过程中也应重视对患者伴发的疼痛、感染、乏力的姑息对症治疗。

因为吸烟与 SCLC 的发生密切相关，应该积极劝告吸烟者戒烟。近年来，西方国家 SCLC 发病率下降，主要源于大力开展控烟运动。我国吸烟人数没有明显下降，故 SCLC 发病没有得到控制。此外，吸烟患者治疗耐受性下降，吸烟还可加重口腔溃疡导致味觉丧失、口干、疲乏和体重下降。戒烟后可减少患者疲劳和呼吸困难，并改善活动体力、睡眠和情绪。另有研究发现，放疗期间吸烟与放射性肺炎发生率增加有关。持续吸烟和复吸患者的第二肿瘤风险明显增加，且较戒烟患者预后差。

目前，SCLC 的药物治疗，尤其是靶向治疗还没有明显突破，主要是化疗。

（二）NSCLC

1. Ⅰ、Ⅱ期

对于 Ⅰ、Ⅱ期 NSCLC 患者，首选手术治疗。术前需进行全身综合评估，如肺功能[FEV_1 和 DLco（肺一氧化碳弥散量）]和动脉血气等。在心肺功能允许的情况下，根据 FEV_1 和 DLco 选择安全的肺切除、肺叶切除、楔形切除或肺段切除等术式。如术前 FEV_1 和 DLco 均 < 40% 预计值，手术后死亡率增加。通常单肺切除需 FEV_1 > 2 L，DLco > 60%；肺叶切除需 FEV_1 > 1.5 L，DLco > 50%。有研究表明，楔形切除和肺段切除局部复发率较肺叶和肺切除明显升高。肺叶和肺切除的死亡率分别为3%和9%。对于大于70岁的患者，单肺切除死亡率可达16%～25%。此外在术中应注意周围淋巴结清扫。

就辅助治疗而言，对于ⅠA期（T_{1ab}，N_0）患者，若术中发现切缘阴性需继续观察，若切缘阳性则首选再次切除或放疗。对于ⅠB期（T_{2a}，N_0）、ⅡA期（T_{2b}，N_0）患者，若术中发现切缘阴性需继续观察或给予高危者化疗，若切缘阳性则首选再次切除±化疗或放疗±化疗。此外，对于ⅡA期（$T_{1ab～2a}$；N_1）、ⅡB期（T_3，N_0；T_{2b}，N_1）患者，若术中发现切缘阴性，推荐辅助化疗±放疗，若切缘阳性则应再次切除联合化疗或放化疗联合治疗。

对于拒绝手术或无法手术的患者，可选择立体定向放射治疗（SBRT）。

2. 手术可切除的Ⅲ期

对于ⅢA期手术可切除的患者[单侧纵隔累及（N_2），肿瘤（T_3）累及胸壁、膈肌或胸膜，肺上沟瘤]，单纯手术往往不够。与单纯手术或术后放疗相比，新辅助化疗序贯放疗或同步放化疗能够明显改善生存率，但是后者能明显增加放射性食管炎。此外，对于ⅢA期（$T_{1～3}$，N_2）患者，若术中切缘为阴性，则行辅助化疗联合放疗，若切缘阳性则行术后辅助放化疗。

3. 手术不可切除的Ⅲ期

对$T_{1～3}$，T_3（≥7cm），纵隔活检为N_2者应行脑MRI，对以前未接受过检查者可行PET-CT扫描。若评估发现患者未发生全身转移，则行根治性同步放化疗或诱导化疗±放疗。若诱导化疗后疾病无进展，可考虑手术±放化疗（2B类）±放疗（若起始治疗未用）。若疾病进展则对局部病灶放疗（若起始治疗未用）±化疗，对全身病灶的治疗同M_1治疗。若评估结果为M_1，则起始治疗即用针对M_1的方案。化疗联合放疗可采取同步或序贯的策略。与序贯放化疗相比，同步放化疗的中位生存时间更长，但早期毒性反应多见。

4. Ⅳ期

该期患者中70%预后差。行为状态（PS）评分为0（无症状）、1（有症状，完全能走动）、2（<50%的时间卧床）、3（>50%时间卧床）和4（卧床不起）的相应中位生存期分别为34、25、17、8和4周。治疗核心为标准管理、正确使用止痛药物、适当应用放疗和化疗。

化疗+靶向治疗：对播散性NSCLC化疗应仔细权衡其益处和毒性。联合化疗可有限增加生存率、缓解症状和改善生命质量。标准一线化疗方案为顺铂或卡铂联合紫杉醇、多西他赛、吉西他滨或长春瑞滨之一。化疗有效率为20%～50%，中位生存期为8～10个月，1年生存率为30%～35%，2年生存率为10%～15%。两药联合优于单一药物，疗程为4～6周期。对NSCLC有活性的二线药物，包括多西他赛（多烯紫杉醇）和培美曲塞二钠均已应用到临床，也取得了较好效果。

现在随着对治疗前病理亚型（鳞癌vs非鳞癌）及表皮生长因子受体（EGFR）基因检测的开展，"个体化治疗"也逐渐应用到临床。对于腺癌、大细胞癌和组织学类型不明确的NSCLC，应检测其EGFR突变状态。对于无突变或不明者，若其PS评分为0～1分，一线治疗可采用化疗；或贝伐珠单抗联合化疗（若符合标准）；或顺铂/培美曲塞；对PS 2分者采用西妥昔单抗/长春瑞滨/顺铂治疗或化疗；PS为3～4分者只能接受支持治疗。

对于EGFR突变者，可选用靶向治疗。部分药物已经在晚期NSCLC治疗中显示出较好的临床疗效，其中包括表皮生长因子受体-酪氨酸激酶抑制剂（EGFR-TKI）和西妥昔单抗。EGFR-TKI，如吉非替尼（gefitinib）、厄洛替尼（erlotinib）和国产埃克替尼（icotinib）等可考虑用于化疗失败者或者无法接受化疗的患者。对于EGFR基因突变检测阳性的患者，一线治疗也可选择上述的EGFR-TKI。针对存在EMLA-ALK融合基因的患者，ALK抑制剂克唑替尼（crizotinib）被推荐用于该类患者的靶向治疗。

对鳞癌患者一般不推荐EGFR突变检测，直接参考一线化疗方案治疗。对PS 0～2分的鳞癌患者可采用化疗或西妥昔单抗/长春瑞滨/顺铂，之后评估疗效；对PS为3～4分者只采用支持治疗。当肿瘤进展时采用二线治疗，若有效或疾病稳定，则在完成4～6个周期治疗后行再次评估。有效或稳定者继续当前治疗至疾病进展，可继续西妥昔单抗维持治疗，或换药维持治疗（厄洛替尼或多西他赛），或观察。

支持治疗：适当的支持治疗，止吐、用顺铂时补充体液和盐水、监测血细胞计数和血生化、监测出血或感染征象，以及在需要时给予促红细胞生成素和粒细胞集落刺激因子，并且根据粒细胞计数的最低点调整化疗剂量都是必要的。改良的止吐药可使患者耐受性提高。

放疗：如果患者原发瘤阻塞支气管引起阻塞性肺炎、咯血、上呼吸道或上腔静脉阻塞等症状，应考虑放疗，也可给予无症状患者预防性治疗。通常一个疗程为 2～4 周，给予 30～40 Gy 放疗，缓解症状概率为：咯血 84%、上腔静脉综合征 80%、呼吸困难 60%、咳嗽 60%、肺萎陷 23%、骨转移疼痛 66% 以及声带麻痹 6%。心脏压塞可予心包穿刺术和放疗，颅脑和脊髓压迫或臂丛神经受累亦可通过放疗缓解。对于颅脑转移和脊髓压迫者，也可给予地塞米松（25～75 mg/d，分 4 次），并迅速减至缓解症状所需的最低剂量。

转移灶治疗：腺癌常见颅脑转移，然而尚未证明有必要行颅脑预防性放疗。胸腔转移很常见，可行胸穿抽液并注射化疗药物博来霉素，每次 45～60 mg 或丝裂霉素 C，每次 10～20 mg，同时给予地塞米松，每次 5～10 mg，常可取得明显疗效。如果积液反复出现且伴有症状，可置胸腔引流管注入滑石粉等封闭胸腔。通过引流管彻底引流胸腔液体后，注入 1% 利多卡因 15 mL 和 50 mL 生理盐水。然后，将 10 g 无菌滑石粉（溶于 100 mL 生理盐水）注入胸腔。若可耐受则夹管 4 小时，嘱患者转换不同体位以促进药物分布。在引流量 < 100 mL/d 24～48 小时后拔除引流管。电视辅助胸腔镜手术（VATS）也可用于引流并治疗大量恶性胸腔积液。术后或放疗后出现气管内肿瘤复发，可经支气管镜给予 Nd-YAC（钕－钇－铝－石榴红）激光或其他微创治疗，可使 80%～90% 患者缓解。

（三）免疫治疗

肿瘤特异性移植抗原的发现，拓展了一系列特异和非特异性肿瘤免疫治疗研究。部分免疫调节剂，如卡介苗（BCG）、短小棒状杆菌、左旋咪唑、可溶性肿瘤抗原试用于临床后取得了有限疗效。胸腺素、TIL（肿瘤浸润淋巴细胞）也可起到一定辅助治疗作用。

（四）中药部分

中药具有一定免疫调节作用和抑瘤作用，不良反应不大，但尚缺乏反应率较高的能使肺癌达到部分或完全缓解的多中心临床验证药物。

八、预防与预后

避免接触与肺癌发病有关的因素，如吸烟和大气污染，加强职业接触中劳动保护，有助于减少肺癌发病。不吸烟和及早戒烟可能是预防肺癌最有效的措施。但仅有 5%～20% 的患者戒烟成功，其原因是尼古丁成瘾，戒烟药物有助于协助成功戒烟。

由于早期诊断困难致使肺癌预后差，只有 15% 的患者在确诊时病变局限，5 年生存率可达 50%。因此，肺癌的预后取决于早发现、早诊断、早治疗。有研究表明肺癌的筛查可以发现 I 期肺癌，并可提高患者生存率。规范有序的诊断、分期，以及根据肺癌生物学行为制定多学科治疗方案可明显提高治疗效果。

第三节　肺部其他原发性恶性肿瘤

肺部原发性恶性肿瘤中，支气管肺癌占绝大多数，其他仅占 3%～5%。后者发病率虽低，但临床表现上与支气管肺癌很相似，极易混淆，需依靠病理确诊。在肺部其他原发性肿瘤中，恶性淋巴瘤和肉瘤占大多数，其他有类癌、淋巴上皮性肿瘤、黏膜上皮性肿瘤，少见肿瘤还有恶性黑色素瘤、肺母细胞瘤、多发微小瘤。所有这些肿瘤与肺癌流行病学间的关系尚未明确。诊断依赖于病理，治疗不同于肺癌，预后一般优于肺癌。

一、肺肉瘤

肺肉瘤起源于肺间质、支气管基质、支气管壁、血管壁等中胚层组织，总体发病率极低。肺内原发肉瘤包括淋巴肉瘤（lymphosarcoma）、网状细胞肉瘤（reticular cell sarcoma）、纤维肉瘤（fibrosarcoma）、平滑肌肉瘤（leiomyosarcoma）、横纹肌肉瘤（rhabdomyosarcoma）等。肺原发性肉瘤中，肺纤维肉瘤占多数。肺肉瘤男性多于女性，发生于任何年龄，肺淋巴肉瘤多见于21～30岁患者，其他肉瘤多见于中年。

症状与病灶部位相关。病灶位于较大气道，可产生咳嗽、喘鸣、痰血和阻塞性肺炎；位于外周病灶可无症状，亦因压迫气道，累及胸壁或邻近器官引起相应症状。可有发热、低血糖、骨关节病等系统症状。肺血管肉瘤易引起肺栓塞。原发性肺肉瘤X线形态无特征性，多有假包膜形成，X线表现为边缘光滑的分叶状肿块影，肿瘤多呈膨胀性生长，与周围组织有分界，占据整个肺叶或跨叶生长，偶侵犯相邻组织。一般为肺内单发病灶，以周围型居多，容易误诊为肺癌和肺部良性病变。也可伴有胸腔积液、肺栓塞或气道阻塞的征象。痰脱落细胞学检查常阴性，纤维支气管镜活检阳性率也较低。

原发性肺肉瘤主要依靠病理细胞形态学、免疫组化及细胞超微结构分析确诊。免疫组化有助于肺癌肉瘤的诊断及鉴别诊断，神经元特异性烯醇化酶（NSE）在纤维肉瘤和癌肉瘤中敏感性高。分化差的肉瘤常需电子显微镜或特殊染色辅助诊断。此外尚需除外其他器官肉瘤转移至肺。

小而分化好的肺肉瘤手术切除可治愈，分化差的肉瘤手术切除可使一些患者病情缓解。不能切除或复发的肺肉瘤可行放疗或化疗，但中位生存期不超过一年。

二、类癌

肺部类癌（carcinoid）和其他来源于原始神经胚胎组织的肿瘤一样，具有神经内分泌的特征，能产生小分子多肽类激素。类癌占肺原发肿瘤的0.5%～10%，发病年龄跨度大，多于40岁左右出现。男女发病率无明显差别。局限期的类癌预后好，局限期中典型类癌中位生存期超过10年，而非典型类癌的预后差。

类癌可发生于气管或支气管，原发于大气道的患者约占一半。常见临床表现有咳嗽、痰血、喘鸣及其他气道阻塞引起的症状。很多患者（25%～60%）可无症状，体检时才发现。类癌综合征表现为皮肤潮红、腹泻、腹痛、哮喘和心瓣膜病变等征象。影像学检查很少有特征性表现，主要表现为气道阻塞，通常肿瘤无坏死，密度较一致，不到10%的患者病灶可见钙化。纤支镜活检或细针穿刺有时可获得病理诊断，有时非典型类癌很难与小细胞肺癌相鉴别。至于纤支镜刷检、痰及灌洗液标本则很少能明确诊断。很多患者在手术后才能获得病理诊断。典型支气管类癌细胞较小而均一，胞质嗜酸性，染色质呈细小点彩样，免疫组化染色显示多种神经内分泌标志阳性。而非典型类癌细胞较大，核较少特征性。血清碱性磷酸酶、5-羟色胺或尿5-羟吲哚乙酸在一些患者中可升高。血行转移好发于中枢神经系统、肾上腺、肝脏和骨骼；淋巴转移可引起肺门和纵隔淋巴结肿大。

手术切除是治愈类癌的唯一手段。经纤支镜摘除肿瘤，复发率高。局部电灼或激光治疗对不宜手术的患者不失为有效的姑息治疗手段。放疗对约80%的患者有效，但很难根治。对已转移的类癌可采用化疗，但疗效有限。有报道生物因子如生长抑素的类似物奥曲肽，对缓解由5-羟色胺释放引起的症状有效。

三、肺原发性淋巴瘤

血液系恶性肿瘤常见的有白血病、淋巴瘤、多发性骨髓瘤、恶性组织细胞瘤。因粒细胞在肺内驻留时间有限，发生肺内独立或首发的白血病可能性较小，主要表现为肺内浸润。多发性骨髓瘤中的髓外骨髓瘤可发生于肺部，但极为罕见。恶性组织细胞常与其他细胞混合，独立于肺内成瘤的也很少。最常见的为淋巴瘤。

原发性肺淋巴瘤（primary pulmonary lymphoma，PPL）是指原发于肺内淋巴组织的恶性淋巴瘤，是少见的结外型淋巴瘤，约占所有淋巴瘤的0.4%。大多数起源于支气管黏膜相关的淋巴组织，同时符合以下四点可诊断为原发性肺淋巴瘤：第一，影像显示肺、支气管受累，但未见纵隔淋巴结肿大；第二，既往无胸外淋巴瘤的病史；第三，无肺及支气管外其他部位的淋巴瘤或淋巴细胞性白血病的证据；第四，发病后3个月无胸外淋巴瘤的征象。

淋巴瘤可分霍奇金淋巴瘤（HL）和非霍奇金淋巴瘤（NHL），组织学上可见淋巴细胞和组织细胞的肿瘤性增生。有文献报道，70%～80%的原发性肺 NHL 是黏膜相关淋巴瘤。原发性肺淋巴瘤病理特点包括正常淋巴结的滤泡性结构为大量异常的淋巴细胞或组织细胞所破坏；被膜周围组织同样受累；被膜及被膜下窦破坏。20～40岁常见，男性多于女性，病程长，50%的患者无症状。常见的临床表现有咳嗽、咯血、胸痛、胸闷、体重减轻等非特异症状，部分患者可出现间歇性发热、皮肤瘙痒等不同于肺癌的症状。

影像学可表现为单发或多发结节或片状影甚至实变，常见有支气管充气征。后期可伴有肺门、纵隔淋巴结肿大。肺功能改变各异。

确诊需要病理学证据。可通过纤支镜、CT 或 B 超定位下穿刺等获取肺内及纵隔内病变组织。病理上曾分出假性淋巴瘤，淋巴细胞大小一致，核分裂上异同少见，淋巴结存在生发中心，预后较好。但临床上很多假性淋巴瘤患者最终发展为恶性淋巴瘤。随着分子诊断技术的发展，以免疫球蛋白基因重排为分子标志证实假性淋巴瘤来源于单克隆细胞，权威呼吸病专著仍将它重新划归为低度恶性的淋巴瘤。

淋巴癌的分期对治疗至关重要。如果病灶仅局限于肺内，应首选手术治疗和放疗，疗效极佳。如已累及其他淋巴结，视病期的不同，综合应用放疗和化疗。预后较肺癌为好，5年生存率为60%～70%。

四、血管源性恶性肿瘤

血管源性恶性肿瘤起源于血管内皮或外皮的恶性肿瘤，称恶性血管内皮瘤或外皮瘤（malignant hemangiopericytoma），血管肉瘤往往指内皮肉瘤（hemangiosarcoma）。肺部血管源性肿瘤罕见，发病年龄为10～73岁，平均51岁，青少年发病少。

本病具有良性肿瘤生长的特征，进展缓慢。大体标本切面可见丰富血管。镜检见瘤组织由互相连接的不典型毛细血管构成，或由分化不良的内皮细胞或血管外皮细胞形成。细胞常呈圆形或梭形，充满血管腔（内皮），并有纤维组织及组织细胞浸润，内皮或外皮的恶性增生可同时存在。肿瘤可坏死形成空腔。

临床主要表现为持续性咳嗽、血痰及胸痛。影像学表现为5～10cm大小、密度均匀、边界较清的块影。

治疗以手术切除为主，局部转移可给予放疗。预后较好，可生存5年以上。

五、混合细胞性恶性肿瘤

混合细胞性恶性肿瘤多为良性，如畸胎瘤、错构瘤。恶性的有肺母细胞瘤（pulmonary blastoma）、癌肉瘤（carcinosarcoma）、恶性纤维组织细胞肉瘤，后者常归入结缔组织肉瘤中。

癌肉瘤的病理特点为既有恶性上皮成分，又有恶性间叶成分，占肺恶性肿瘤的0.27%。上皮成分以鳞癌最常见，亦可为腺癌、肺泡癌和大细胞；而间叶以纤维肉瘤最多，亦可为横纹肌肉瘤、纤维肉瘤、软骨肉瘤、平滑肌肉瘤及骨肉瘤，偶有骨、软骨混杂。局部淋巴结转移，病理上往往仅发现一种成分，且多数为癌。发病年龄为26～81岁，以50～69岁为高峰年龄，男性多于女性，大部分为气道病变，似息肉样，也可表现为外周型。进展缓慢，可有咳嗽、痰中带血、胸痛等类似肺癌的表现。通过纤支镜大部分可获取病理诊断，但由于组织块小，可能仅有单一病理类型的诊断。治疗以手术为主，辅以化疗和放疗。预后较肺癌略好，文献报告1年生存率为67%，3年生存率为53%，5年生存率为43%。而长期生存的患者，术后都进行了放化疗。

肺母细胞瘤又称肺胚层瘤，或胚胎型癌肉瘤，病理特征性表现为由不成熟间叶成分和上皮细胞组成，其结构与胚胎期2～3个月的假腺期肺组织相似。根据其组织学特征可分为两型：高分化的胚胎腺癌与双相分化的母细胞瘤。肺母细胞瘤文献报告发病年龄为3～69岁，其中20～50岁为发病高峰，男性多于女性。常见的症状有咳嗽、痰血、胸痛、气促。大多数分布在肺外周，影像学表现为单个椭圆形、边界清楚的肿块，半数以上大于10cm。可根据胸片及纤支镜活检做出诊断，确认病理诊断往往在手术后才能肯定。治疗仍以手术为首选。肺母细胞瘤预后相对较好，其肿瘤切除病例2年生存率为58%，5年生存率为39%，有最长存活30年者。肿瘤组织越幼稚，分化单一，预后较好；肿瘤组织多向分化，其间叶成分越趋向各种明确的肉瘤分化，预后较差。预后与患者的年龄无确切关系。

第十一章 呼吸系统急危重症

第一节 急性肺损伤/急性呼吸窘迫综合征

急性肺损伤（ALI）/急性呼吸窘迫综合征（ARDS）是一种常见危重病，病死率极高，严重威胁重症患者的生命并影响其生活质量。尽管我国重症医学已有了长足发展，但对 ALI/ARDS 的认识和治疗状况尚不容乐观。

一、概念与流行病学

ALI/ARDS 是在严重感染、休克、创伤及烧伤等非心源性疾病过程中，肺毛细血管内皮细胞和肺泡上皮细胞损伤造成弥漫性肺间质及肺泡水肿，导致的急性低氧性呼吸功能不全或衰竭。以肺容积减少、肺顺应性降低、严重的通气/血流比例失调为病理生理特征，临床上表现为进行性低氧血症和呼吸窘迫，肺部影像学上表现为非均一性的渗出性病变。

流行病学调查显示 ALI/ARDS 是临床常见危重症。根据 1994 年欧美联席会议提出的 ALI/ARDS 诊断标准，ALI 发病率为每年 18/10 万，ARDS 为每年 13/10 万~23/10 万。2005 年的研究显示，ALI/ARDS 发病率分别为每年 79/10 万和 59/10 万，提示 ALI/ARDS 发病率显著增高，明显增加了社会和经济负担，这甚至可与胸部肿瘤、AIDS（艾滋病）、哮喘或心肌梗死等相提并论。

多种危险因素可诱发 ALI/ARDS，主要包括：①直接肺损伤因素：严重肺部感染，胃内容物吸入，肺挫伤，吸入有毒气体，淹溺，氧中毒等；②间接肺损伤因素：严重感染，严重的非胸部创伤，急性重症胰腺炎，大量输血，体外循环，弥散性血管内凝血等。

病因不同，ARDS 患病率也明显不同。严重感染时 ALI/ARDS 患病率可高达 25%~50%，大量输血可达 40%，多发性创伤达到 11%~25%，而严重误吸时，ARDS 患病率也可达 9%~26%。同时存在两个或三个危险因素时，ALI/ARDS 患病率进一步升高。另外，危险因素持续作用时间越长，ALI/ARDS 的患病率越高，危险因素持续 24、48 及 72 小时，ARDS 患病率分别为 76%、85% 和 93%。

虽然不同研究对 ARDS 病死率的报道差异较大，但总体来说，目前 ARDS 的病死率仍较高。对 1967—1994 年国际正式发表的 ARDS 临床研究进行荟萃分析，3 264 例 ARDS 患者的病死率在 50% 左右。中国上海市 15 家成人 ICU 2001 年 3 月至 2002 年 3 月 ARDS 病死率也高达 68.5%。不同研究中 ARDS 的病因构成、疾病状态和治疗条件的不同可能是导致 ARDS 病死率不同的主要原因。

二、病理生理与发病机制

急性肺损伤的发病机制尚未完全阐明。除有些致病因素对肺泡膜的直接损伤外，更重要的是多种炎症细胞（巨噬细胞、中性粒细胞、血小板）及其释放的炎性介质和细胞因子间接介导的肺炎症反应，最终引起肺泡膜损伤、毛细血管通透性增加和微血栓形成；并可造成肺泡上皮损伤，表面活性物质减少或消失，加重肺水肿和肺不张，从而引起肺的氧合功能障碍，导致顽固性低氧血症。

目前参与 ALI/ARDS 发病过程的细胞学与分子生物学机制尚有待深入研究。中性粒细胞在肺内聚集、激活，并通过"呼吸爆发"释放氧自由基、蛋白酶和炎性介质，以及巨噬细胞、肺毛细血管内皮细胞的参与是 ALI/ARDS 发病的重要细胞学机制。生理情况下，衰老的中性粒细胞以凋亡的形式被吞噬细胞清除，但目前研究发现，很多导致 ALI 发生的因素能够延迟中性粒细胞凋亡，使中性粒细胞持续发挥作用，引起过度和失控的炎症反应，因此促进中性粒细胞凋亡有可能成为 ALI/ARDS 颇具希望的治疗手段之一。除中性粒细胞外，巨噬细胞及血管内皮细胞可分泌肿瘤坏死因子-α（tumor necrosis factor-α，TNF-α）、白细胞介素-1（interleukin-1，IL-1）等炎性介质，对启动早期炎症反应与维持炎症反应起重要作用。

肺内炎性介质和抗炎介质的平衡失调，是 ALI/ARDS 发生、发展的关键环节。除炎性介质增加外，还有 IL-4、IL-10、IL-13 等抗炎介质释放不足。新近研究表明，体内一些神经肽/激素也在 ALI、ARDS 中具有一定的抗炎作用，如胆囊收缩素（cholecystokinin，CCK）、血管活性肠肽（vasoactive intestinal peptide，VIP）和生长激素等。因此加强对体内保护性机制的研究，实现炎性介质与抗炎介质的平衡亦十分重要。

系统性炎症反应综合征（systemic inflammatory response syndrome，SIRS）和代偿性抗炎症反应综合征（compensatory anti-inflammatory response syndrome，CARS）概念的提出，使人们对炎症这一基本病理生理过程的认识更为深刻。SIRS 即指机体失控的自我持续放大和自我破坏的炎症反应；CARS 是指与 SIRS 同时启动的一系列内源性抗炎介质和抗炎性内分泌激素引起的抗炎反应。如果 SIRS 和 CARS 在病变发展过程中出现平衡失调，则会导致多器官功能障碍综合征（MODS）。目前人们已经逐渐认识到 ALI/ARDS 是 MODS 发生时最早或最常出现的器官表现。

ALI/ARDS 的基本病理生理改变是肺泡上皮和肺毛细血管内皮通透性增加所致的非心源性肺水肿。由于肺泡水肿、肺泡塌陷导致严重通气/血流比例失调，特别是肺内分流明显增加，从而产生严重的低氧血症。肺血管痉挛和肺微小血栓形成引发肺动脉高压。

三、临床表现

ALI/ARDS 多于原发病起病后 5 天内发生，约半数发生于 24 小时内。除原发病的相应症状和体征外，最早出现的症状是呼吸加快，并呈进行性加重的呼吸困难、发绀，常伴有烦躁、焦虑、出汗等。其呼吸困难的特点是呼吸深快、费力，患者常感到胸廓紧束、严重憋气，即呼吸窘迫，不能用通常的吸氧疗法改善，亦不能用其他原发心肺疾病（如气胸、肺气肿、肺不张、肺炎、心力衰竭）解释。早期体征可无异常，或仅在双肺闻及少量细湿啰音；后期多可闻及水泡音，可有管状呼吸音。

四、实验室及其他检查

（一）X 线胸片

早期可无异常，或呈轻度间质改变，表现为边缘模糊的肺纹理增多。继之出现斑片状以至融合成大片状的浸润阴影，大片阴影中可见支气管充气征。其演变过程符合肺水肿的特点，快速多变；后期可出现肺间质纤维化的改变。

（二）动脉血气分析

典型的改变为 PaO_2 降低，$PaCO_2$ 降低，pH 升高。根据动脉血气分析和吸入氧浓度可计算肺氧合功能指标，如肺泡—动脉氧分压差 [$P_{(A-a)}O_2$]、肺内分流（QS/Qr）、呼吸指数 [$P_{(A-a)}O_2/PaO_2$]、PaO_2/FiO_2 等指标，对建立诊断、严重性分级和疗效评价等均有重要意义。

目前在临床上以 PaO_2/FiO_2 最为常用。其具体计算方法为 PaO_2 的 mmHg 值除以吸入氧比例（FiO_2，吸入氧的分数值），如某位患者在吸入 40% 氧（吸入氧比例为 0.4）的条件下，PaO_2 为 80 mmHg，则 PaO_2/FiO_2 为 80÷0.4＝200。PaO_2/FiO_2 降低是诊断 ARDS 的必要条件。正常值为 400～500，在 ALI 时≤300，ARDS 时≤200。

在早期，由于过度通气而出现呼碱，pH 可高于正常，$PaCO_2$ 低于正常。在后期，如果出现呼吸肌疲劳或合并代酸，则 pH 可低于正常，甚至出现 $PaCO_2$ 高于正常。

（三）床边肺功能监测

ARDS 时肺顺应性降低，无效腔通气量比例（VD/VT）增加，但无呼气流速受限。顺应性的改变，对严重性评价和疗效判断有一定的意义。

（四）心脏超声和 Swan-Ganz 导管检查

这二者有助于明确心脏情况和指导治疗。通过置入 Swan-Ganz 导管可测定肺动脉楔压（PAWP），这是反映左心房压较可靠的指标。PAWP 一般 < 12 mmHg，若 > 18 mmHg 则支持左心衰竭的诊断。

五、诊断

中华医学会呼吸病学分会 1999 年制定的诊断标准如下：

（1）有 ALI/ARDS 的高危因素。

（2）急性起病、呼吸频数和/或呼吸窘迫。

（3）低氧血症 ALI 时动脉血氧分压（PaO_2）/吸入氧分数值（FiO_2）≤ 300；ARDS 时 PaO_2/FiO_2 ≤ 200。

（4）胸部 X 线检查显示两肺浸润阴影。

（5）PAWP ≤ 18 mmHg 或临床上能除外心源性肺水肿。

同时符合以上 5 项条件者，可以诊断 ALI 或 ARDS。

一般认为，ALI/ARDS 具有以下临床特征：①急性起病，在直接或间接肺损伤后 12～48 小时内发病。②常规吸氧后低氧血症难以纠正。③肺部体征无特异性，急性期双肺可闻及湿啰音，或呼吸音减低。④早期病变以间质性为主，胸部 X 线片常无明显改变。病情进展后，可出现肺内实变，表现为双肺野普遍密度增高，透亮度减低，肺纹理增多、增粗，可见散在斑片状密度增高影，即弥漫性肺浸润影。⑤无心功能不全证据。

六、鉴别诊断

上述 ARDS 的诊断标准并非特异性的，建立诊断时必须排除大片肺不张、自发性气胸、上气道阻塞、急性肺栓塞和心源性肺水肿等。通常能通过详细询问病史、体检和 X 线胸片等做出鉴别。心源性肺水肿患者卧位时呼吸困难加重，咳粉红色泡沫样痰，肺湿啰音多在肺底部，对强心、利尿等治疗效果较好；鉴别困难时，可通过测定 PAWP、超声心动图检测心室功能等做出判断并指导此后的治疗。

七、治疗

治疗原则与一般急性呼吸衰竭相同。主要治疗措施包括积极治疗原发病、氧疗、机械通气以及调节液体平衡等。

（一）原发病治疗

全身性感染、创伤、休克、烧伤、急性重症胰腺炎等是导致 ALI/ARDS 的常见病因。严重感染患者有 25%～50% 发生 ALI/ARDS，而且在感染、创伤等导致的多器官功能障碍综合征（MODS）中，肺往往也是最早发生衰竭的器官。目前认为，感染、创伤后的全身炎症反应是导致 ARDS 的根本病因。控制原发病，遏制其诱导的全身失控性炎症反应，是预防和治疗 ALI/ARDS 的必要措施。

（二）呼吸支持治疗

1. 氧疗

ALI/ARDS 患者吸氧治疗的目的是改善低氧血症，使动脉氧分压（PaO_2）达到 60～80 mmHg。可根据低氧血症改善的程度和治疗反应调整氧疗方式，首先使用鼻导管，当需要较高的吸氧浓度时，可采用可调节吸氧浓度的面罩或带贮氧袋的非重吸式氧气面罩。ARDS 患者往往低氧血症严重，大多数患者一旦诊断明确，常规的氧疗常常难以奏效，机械通气仍然是最主要的呼吸支持手段。

2. 无创机械通气

无创机械通气（NIV）可以避免气管插管和气管切开引起的并发症，近年来得到了广泛的推广应用。

尽管随机对照实验（RCT）证实 NIV 治疗慢性阻塞性肺疾病和心源性肺水肿导致的急性呼吸衰竭的疗效肯定，但是 NIV 在急性低氧性呼吸衰竭中的应用却存在很多争议。迄今为止，尚无足够的资料显示 NIV 可以作为 ALI/ARDS 导致的急性低氧性呼吸衰竭的常规治疗方法。

应用 NIV 可使部分合并免疫抑制的 ALI/ARDS 患者避免有创机械通气，从而避免呼吸机相关肺炎（VAP）的发生，并可能改善预后。目前两个小样本 RCT 研究和一个回顾性研究结果均提示，因免疫抑制导致的急性低氧性呼吸衰竭患者可以从 NIV 中获益。对 40 名实体器官移植的急性低氧性呼吸衰竭患者的 RCT 研究显示，与标准氧疗相比，NIV 组气管插管率、严重并发症的发生率、入住 ICU 时间和 ICU 病死率明显降低，但住院病死率无差别。而对 52 名免疫抑制合并急性低氧性呼吸衰竭患者（主要是血液系统肿瘤）的 RCT 研究也显示，与常规治疗方案比较，NIV 联合常规治疗方案可明显降低气管插管率，而且 ICU 病死率和住院病死率也明显减低。对 237 例机械通气的恶性肿瘤患者进行回顾性分析显示，NIV 可以改善预后。因此，免疫功能低下的患者发生 ALI/ARDS，早期可首先试用 NIV。

一般认为，ALI/ARDS 患者在以下情况时不适宜应用 NIV：①神志不清；②血流动力学不稳定；③气道分泌物明显增加而且气道自洁能力不足；④因脸部畸形、创伤或手术等不能佩戴鼻面罩；⑤上消化道出血、剧烈呕吐、肠梗阻和近期食管及上腹部手术；⑥危及生命的低氧血症。应用 NIV 治疗 ALI/ARDS 时应严密监测患者的生命体征及治疗反应。如 NIV 治疗 1～2 小时后，低氧血症和全身情况得到改善，可继续应用 NIV。若低氧血症不能改善或全身情况恶化，提示 NIV 治疗失败，应及时改为有创通气。

3. 有创机械通气

（1）机械通气的时机选择：ARDS 患者经高浓度吸氧仍不能改善低氧血症时，应气管插管进行有创机械通气。ARDS 患者呼吸功明显增加，表现为严重的呼吸困难，早期气管插管机械通气可降低呼吸功，改善呼吸困难。虽然目前缺乏 RCT 研究评估早期气管插管对 ARDS 的治疗意义，但一般认为，气管插管和有创机械通气能更有效地改善低氧血症，降低呼吸功，缓解呼吸窘迫，并能够更有效地改善全身缺氧，防止肺外器官功能损害。

（2）肺保护性通气：由于 ARDS 患者大量肺泡塌陷，肺容积明显减少，常规或大潮气量通气易导致肺泡过度膨胀和气道平台压过高，加重肺及肺外器官的损伤。目前有多中心 RCT 研究比较了常规潮气量与小潮气量通气对 ARDS 病死率的影响。与常规潮气量通气组比较，小潮气量通气组 ARDS 患者病死率显著降低。

气道平台压能够客观反映肺泡内压，其过度升高可导致呼吸机相关肺损伤。上述多中心 RCT 研究说明在实施肺保护性通气策略时，限制气道平台压比限制潮气量更为重要。由于 ARDS 肺容积明显减少，为限制气道平台压，有时不得不将潮气量降低，允许动脉血二氧化碳分压（$PaCO_2$）高于正常，即所谓的允许性高碳酸血症。允许性高碳酸血症是肺保护性通气策略的结果，并非 ARDS 的治疗目标。急性二氧化碳升高导致酸血症可产生一系列病理生理学改变，包括脑及外周血管扩张、心率加快、血压升高和心输出量增加等。但研究证实，实施肺保护性通气策略时一定程度的高碳酸血症是安全的。当然，颅内压增高是应用允许性高碳酸血症的禁忌证。酸血症往往限制了允许性高碳酸血症的应用，目前尚无明确的二氧化碳分压上限值，一般主张保持 pH 值 > 7.20，否则可考虑静脉输注碳酸氢钠。

（3）肺复张：充分复张 ARDS 塌陷肺泡是纠正低氧血症和保证 PEEP 效应的重要手段。为限制气道平台压而被迫采取的小潮气量通气往往不利于 ARDS 塌陷肺泡的膨胀，而 PEEP 维持复张的效应依赖于吸气期肺泡的膨胀程度。目前临床常用的肺复张手法包括控制性肺膨胀、PEEP 递增法及压力控制法。其中实施控制性肺膨胀采用恒压通气方式，推荐吸气压为 30～45 mmHg、持续时间 30～40 秒。临床研究证实肺复张手法能有效地促进塌陷肺泡复张，改善氧合，降低肺内分流。一项 RCT 研究显示，与常规潮气量通气比较，采用肺复张手法合并小潮气量通气，可明显改善 ARDS 患者的预后。

肺复张手法的效应受多种因素影响。实施肺复张手法的压力和时间设定对肺复张的效应有明显影响，不同肺复张手法效应也不尽相同。另外，ARDS 病因不同，对肺复张手法的反应也不同，一般认为，肺外源性的 ARDS 对肺复张手法的反应优于肺内源性的 ARDS；ARDS 病程也影响肺复张手法的效应，早期ARDS肺复张效果较好。

值得注意的是，肺复张手法可能影响患者的循环状态，实施过程中应密切监测。

（4）PEEP的选择：ARDS广泛肺泡塌陷不但可导致顽固的低氧血症，而且部分可复张的肺泡周期性塌陷开放而产生剪切力，会导致或加重呼吸机相关肺损伤。充分复张塌陷肺泡后应用适当水平PEEP防止呼气末肺泡塌陷，改善低氧血症，并避免剪切力，防治呼吸机相关肺损伤。因此，ARDS应采用能防止肺泡塌陷的最低PEEP。

ARDS最佳PEEP的选择目前仍存在争议。通过荟萃分析比较不同PEEP对ARDS患者生存率的影响，结果表明PEEP > 12 cmH$_2$O，尤其是 > 16 cmH$_2$O时明显改善生存率。有学者建议可参照肺静态压力－容积（P-V）曲线低位转折点压力来选择PEEP。Amoto及Villar的研究显示，在小潮气量通气的同时，以静态P-V曲线低位转折点压力 + 2 cmH$_2$O作为PEEP，结果与常规通气相比ARDS患者的病死率明显降低。若有条件，应根据静态P-V曲线低位转折点压力 + 2 cmH$_2$O来确定PEEP。

（5）自主呼吸：自主呼吸过程中膈肌主动收缩可增加ARDS患者肺重力依赖区的通气，改善通气血流比例失调，改善氧合。一项前瞻对照研究显示，与控制通气相比，保留自主呼吸的患者镇静剂使用量、机械通气时间和ICU住院时间均明显减少。因此，在循环功能稳定、人机协调性较好的情况下，ARDS患者机械通气时有必要保留自主呼吸。

（6）半卧位：ARDS患者合并VAP往往使肺损伤进一步恶化，预防VAP具有重要的临床意义。机械通气患者平卧位易发生VAP。研究表明，由于气管插管或气管切开导致声门的关闭功能丧失，机械通气患者胃肠内容物易反流误吸进入下呼吸道，导致VAP。低于30度角的平卧位和半卧位（头部抬高45°以上）VAP的患病率分别为34%和8%（P = 0.018）。可见，半卧位可显著降低机械通气患者VAP的发生。因此，除非有脊髓损伤等体位改变的禁忌证，机械通气患者均应保持半卧位，预防VAP的发生。

（7）俯卧位通气：俯卧位通气通过降低胸腔内压力梯度、促进分泌物引流和促进肺内液体移动，明显改善氧合。一项随机研究采用每天7小时俯卧位通气，连续7天，结果表明俯卧位通气明显改善ARDS患者氧合，但对病死率无明显影响。然而，若依据PaO$_2$/FiO$_2$对患者进行分层分析结果显示，PaO$_2$/FiO$_2$ < 88 mmHg的患者俯卧位通气后病死率明显降低。对于常规机械通气治疗无效的重度ARDS患者，可考虑采用俯卧位通气。

严重的低血压、室性心律失常、颜面部创伤及未处理的不稳定性骨折为俯卧位通气的相对禁忌证。当然，体位改变过程中可能发生如气管插管及中心静脉导管以外脱落等并发症，需要予以预防，但严重并发症并不常见。

（8）镇静镇痛与肌松：机械通气患者应考虑使用镇静镇痛剂，以缓解焦虑、躁动、疼痛，减少过度的氧耗。合适的镇静状态、适当的镇痛是保证患者安全和舒适的基本环节。

机械通气时应用镇静剂应先制定镇静方案，包括镇静目标和评估镇静效果的标准，根据镇静目标水平来调整镇静剂的剂量。临床研究中常用Ramsay评分来评估镇静深度、制订镇静计划，以Ramsay评分3～4分作为镇静目标。每天均需中断或减少镇静药物剂量直到患者清醒，以判断患者的镇静程度和意识状态。RCT研究显示，与持续镇静相比，每天间断镇静患者的机械通气时间、ICU住院时间和总住院时间均明显缩短，气管切开率、镇静剂的用量及医疗费用均有所下降。可见，对机械通气的ARDS患者应用镇静剂时应先制定镇静方案，并实施每日唤醒。

危重患者应用肌松药后，可能延长机械通气时间、导致肺泡塌陷和增加VAP发生率，并可能延长住院时间。机械通气的ARDS患者应尽量避免使用肌松药物。如确有必要使用肌松药物，应监测肌松水平以指导用药剂量，以预防膈肌功能不全和VAP的发生。

4. 液体通气

部分液体通气是在常规机械通气的基础上经气管插管向肺内注入相当于功能残气量的全氟碳化合物，以降低肺泡表面张力，促进肺重力依赖区塌陷肺泡复张。研究显示，部分液体通气72小时后，ARDS患者肺顺应性可以得到改善，并且改善气体交换，对循环无明显影响。但患者预后均无明显改善，病死率仍高达50%左右。近期对90例ALI/ARDS患者RCT研究显示,与常规机械通气相比,部分液体通气既不缩短机械通气时间,也不降低病死率,进一步分析显示,对于年龄<55岁的患者,部分液体通气有缩短机械通气时间的趋势。部分液体通气能改善ALI/ARDS患者气体交换,增加肺顺应性,可作为严重ARDS患者常规机械通气无效时的一种选择。

5. 体外膜氧合技术(ECMO)

建立体外循环后可减轻肺负担,有利于肺功能恢复。非对照临床研究提示,严重的ARDS患者应用ECMO后存活率为46%~66%。但RCT研究显示,ECMO并不改善ARDS患者预后。随着ECMO技术的改进,需要进一步的大规模研究结果来证实ECMO在ARDS治疗中的地位。

(三) ALI/ARDS药物治疗

1. 液体管理

高通透性肺水肿是ALI/ARDS的病理生理特征,肺水肿的程度与ALI/ARDS的预后呈正相关,因此,通过积极的液体管理,改善ALI/ARDS患者的肺水肿具有重要的临床意义。

研究显示液体负平衡与感染性休克患者病死率的降低显著相关,且对于创伤导致的ALI/ARDS患者,液体正平衡使患者病死率明显增加。应用利尿剂减轻肺水肿可能改善肺部病理情况,缩短机械通气时间,进而减少呼吸机相关肺炎等并发症的发生。但是利尿减轻肺水肿的过程可能会导致心输出量下降,器官灌注不足。因此,ALI/ARDS患者的液体管理必须考虑到二者的平衡,必须在保证脏器灌注的前提下进行。

最近ARDSnet完成的不同ARDS液体管理策略的研究显示,尽管限制性液体管理与非限制性液体管理组病死率无明显差异,但与非限制性液体管理相比,限制性液体管理(利尿和限制补液)组患者第1周的液体平衡为负平衡(-136 mL vs 3 992 mL),氧合指数明显改善,肺损伤评分明显降低,而且ICU住院时间明显缩短。特别值得注意的是,限制性液体管理组的休克和低血压发生率并无增加。可见,在维持循环稳定,保证器官灌注的前提下,限制性的液体管理策略对ALI/ARDS患者是有利的。

ARDS患者采用晶体还是胶体液进行液体复苏一直存在争论。最近的大规模RCT研究显示,应用白蛋白进行液体复苏,在改善生存率、脏器功能保护、机械通气时间及ICU住院时间等方面与生理盐水无明显差异。但值得注意的是,胶体渗透压是决定毛细血管渗出和肺水肿严重程度的重要因素。研究证实,低蛋白血症是严重感染患者发生ARDS的独立危险因素,而且低蛋白血症可导致ARDS病情进一步恶化,并使机械通气时间延长,病死率也明显增加。因此,对低蛋白血症的ARDS患者有必要输入白蛋白或人工胶体,提高胶体渗透压。最近两个多中心RCT研究显示,对于存在低蛋白血症(血浆总蛋白<50~60 g/L)的ALI/ARDS患者,与单纯应用呋塞米相比,尽管白蛋白联合呋塞米治疗未能明显降低病死率,但可明显改善氧合、增加液体负平衡,并缩短休克时间。因此,对于存在低蛋白血症的ARDS患者,在补充白蛋白等胶体溶液的同时联合应用呋塞米,有助于实现液体负平衡,并改善氧合。人工胶体对ARDS是否也有类似的治疗效应,需进一步研究证实。

2. 糖皮质激素

全身和局部的炎症反应是ALI/ARDS发生和发展的重要机制,研究显示血浆和肺泡灌洗液中的炎症因子浓度升高与ARDS病死率成正相关。长期以来,大量的研究试图应用糖皮质激素控制炎症反应,预防和治疗ARDS。早期的3项多中心RCT研究观察了大剂量糖皮质激素ARDS的预防和早期治疗作用,结果糖皮质激素既不能预防ARDS的发生,对早期ARDS也没有治疗作用。但对于过敏原因导致的ARDS患者,早期应用糖皮质激素经验性治疗可能有效。此外感染性休克并发ARDS的患者,如合并肾上腺皮质功能不全,可考虑应用替代剂量的糖皮质激素。

持续的过度炎症反应和肺纤维化是导致ARDS晚期病情恶化和治疗困难的重要原因。糖皮质激素能抑制ARDS晚期持续存在的炎症反应,并能防止过度的胶原沉积,从而有可能对晚期ARDS有保护作用。小样本RCT试验显示,对于治疗1周后未好转的ARDS患者,糖皮质激素治疗组的病死率明显低于对照组,感染发生率与对照组无差异,高血糖发生率低于对照组。然而,最近ARDSnet的研究观察了糖皮质激素对晚期ARDS(患病7~24天)的治疗效应,结果显示糖皮质激素治疗[甲基泼尼松龙2 mg/(kg·d),分4次静脉点滴,14天后减量]并不降低60天病死率,但可明显改善低氧血症和肺顺应性，缩短患者的休克持续时间和机械通气时间。进一步亚组分析显示，ARDS发病>14天应用糖皮质激素会明显增加病死率。可见，对于晚期ARDS患者不宜常规应用糖皮质激素治疗。

3. 氧化亚氮（NO）吸入

NO吸入可选择性扩张肺血管，而且NO分布于肺内通气良好的区域，可扩张该区域的肺血管，显著降低肺动脉压，减少肺内分流，改善通气血流比例失调，并且可减少肺水肿形成。临床研究显示，NO吸入可使约60%的ARDS患者氧合改善，同时肺动脉压、肺内分流明显下降，但对平均动脉压和心输出量无明显影响。但是氧合改善效果也仅限于开始NO吸入治疗的24~48小时内。两个RCT研究证实NO吸入并不能改善ARDS的病死率。因此吸入NO不宜作为ARDS的常规治疗手段，仅在一般治疗无效的严重低氧血症时可考虑应用。

4. 肺泡表面活性物质

ARDS患者存在肺泡表面活性物质减少或功能丧失，易引起肺泡塌陷。肺泡表面活性物质能降低肺泡表面张力，减轻肺炎症反应，阻止氧自由基对细胞膜的氧化损伤。因此，补充肺泡表面活性物质可能成为ARDS的治疗手段。但是，早期的RCT研究显示，应用表面活性物质后，ARDS患者的血流动力学指标、动脉氧合、机械通气时间、ICU住院时间和30天生存率并无明显改善。有学者认为阴性结果可能与表面活性物质剂量不足有关。随后的小样本剂量对照研究显示，与安慰剂组及肺泡表面活性物质50 mg/kg应用4次组比较，100 mg/kg应用4次和8次，有降低ARDS 28天病死率的趋势（43.8%、50% vs 18.8%，16.6%，P = 0.075）。2004年有两个中心参加的RCT研究显示，补充肺泡表面活性物质能够短期内（24小时）改善ARDS患者的氧合，但并不影响机械通气时间和病死率。最近一项针对心脏手术后发生ARDS补充肺泡表面活性物质的临床研究显示，与既往病例比较，治疗组氧合明显改善，而且病死率下降。目前肺泡表面活性物质的应用仍存在许多尚未解决的问题，如最佳用药剂量、具体给药时间、给药间隔和药物来源等。因此，尽管早期补充肺表面活性物质有助于改善氧合，还不能将其作为ARDS的常规治疗手段。有必要进一步研究，明确其对ARDS预后的影响。

5. 前列腺素E_1

前列腺素E_1（PGE_1）不仅是血管活性药物，还具有免疫调节作用，可抑制巨噬细胞和中性粒细胞的活性，发挥抗炎作用。但是PGE_1没有组织特异性，静脉注射PGE_1会引起全身血管舒张，导致低血压。静脉注射PGE_1用于治疗ALI/ARDS，目前已经完成了多个RCT研究，但无论是持续静脉注射PGE_1，还是间断静脉注射脂质体PGE_1，与安慰剂组相比，PGE_1组在28天病死率、机械通气时间和氧合等方面并无益处。有研究报道吸入型PGE_1可以改善氧合，但这需要进一步RCT研究证实。因此，只有在ALI/ARDS患者低氧血症难以纠正时，可以考虑吸入PGE_1治疗。

6. N-乙酰半胱氨酸和丙半胱氨酸

抗氧化剂N-乙酰半胱氨酸（NAC）和丙半胱氨酸（Procysteine）通过提供合成谷胱甘肽（GSH）的前体物质半胱氨酸，提高细胞内GSH水平，依靠GSH氧化还原反应来清除体内氧自由基，从而减轻肺损伤。静脉注射NAC对ALI患者可以显著改善全身氧合和缩短机械通气时间。而近期在ARDS患者中进行的Ⅱ期临床试验证实，NAC有缩短肺损伤病程和阻止肺外器官衰竭的趋势，不能减少机械通气时间和降低病死率。丙半胱氨酸的Ⅱ、Ⅲ期临床试验也证实不能改善ARDS患者预后。因此，尚无足够证据支持NAC等抗氧化剂用于治疗ARDS。

7. 环氧化酶抑制剂

布洛芬等环氧化酶抑制剂，可抑制ALI/ARDS患者血栓素A_2的合成，对炎症反应有强烈抑制作用。小规模临床研究发现布洛芬可改善全身性感染患者的氧合与呼吸力学。对严重感染的临床研究也发现布洛芬可以降低体温、减慢心率和减轻酸中毒，但是亚组分析（ARDS患者130例）显示，布洛芬既不能降低危重患者ARDS的患病率，也不能改善ARDS患者30天生存率。因此，布洛芬等环氧化酶抑制剂尚不能用于ALI/ARDS常规治疗。

8. 细胞因子单克隆抗体或拮抗剂

炎症性细胞因子在ALI/ARDS发病中具有重要作用。动物实验应用单克隆抗体或拮抗剂中和肿瘤坏死因子（TNF）、白细胞介素 IL-1 和 IL-8 等细胞因子可明显减轻肺损伤，但多数临床试验获得阴性结果。近期结束的两项大样本临床试验，观察抗 TNF 单克隆抗体（Afelimomab）治疗严重感染的临床疗效，尤其是对与 IL-6 水平提高患者的疗效，但结果也不一致。其中 MONARCS 研究（n = 2 634）显示，无论在 IL-6 高水平还是低水平的严重感染患者，Afelimomab 治疗组的病死率明显降低。但另一项研究并不降低病死率。细胞因子单克隆抗体或拮抗剂是否能够用于 ALI/ARDS 的治疗，目前尚缺乏临床证据。因此，不推荐细胞因子单克隆抗体或拮抗剂用于 ARDS 治疗。

9. 己酮可可碱及其衍化物利索茶碱

己酮可可碱（Pentoxifylline）及其衍化物利索茶碱（Lisofylline）均可抑制中性粒细胞的趋化和激活，减少促炎因子 TNFα、IL-1 和 IL-6 等释放，利索茶碱还可抑制氧自由基释放。但目前尚无 RCT 试验证实己酮可可碱对 ALI/ARDS 的疗效。一项大样本的 III 期临床试验（n = 235）显示，与安慰剂组相比，应用利索茶碱治疗 ARDS，28 天病死率并无差异（利索茶碱 31.9%，安慰剂 24.7%，P = 0.215），另外，28 天内无须机械通气时间、无器官衰竭时间和院内感染发生率等亦无差异。因此，己酮可可碱或利索茶碱不推荐用于 ARDS 治疗。

10. 重组人活化蛋白 C

重组人活化蛋白 C（rhAPC 或称 Drotrecogin alfa）具有抗血栓、抗炎和纤溶特性，已被试用于治疗严重感染。III 期临床试验证实，持续静脉注射 rhAPC 24 yg/（kg·h）×96 h 可以显著改善重度严重感染患者的预后。基于 ARDS 的本质是全身性炎症反应，且凝血功能障碍在 ARDS 发生中具有重要地位，rhAPC 有可能成为 ARDS 的治疗手段。但 rhAPC 治疗 ARDS 的 II 期临床试验正在进行。因此，尚无证据表明 rhAPC 可用于 ARDS 治疗，当然，在严重感染导致的重度 ARDS 患者，如果没有禁忌证，可考虑应用 rhAPC。rhAPC 高昂的治疗费用也限制了它的临床应用。

11. 酮康唑

酮康唑是一种抗真菌药，但可抑制白三烯和血栓素 A_2 合成，同时还可抑制肺泡巨噬细胞释放促炎因子，有可能用于 ARDS 治疗。但是由 ARDSnet 完成的大样本（n = 234）临床试验显示，酮康唑既不能降低 ARDS 的病死率，也不能缩短机械通气时间。在外科 ICU 患者中预防性口服酮康唑，治疗组的 ARDS 患病率明显降低，提示在高危患者中预防性应用酮康唑可能有效，但仍需要进一步临床试验证实。因此，目前仍没有证据支持酮康唑可用于 ARDS 常规治疗，同时为避免耐药，对于酮康唑的预防性应用也应慎重。

12. 鱼油

鱼油富含 ω-3 脂肪酸，如二十二碳六烯酸（DHA）、二十五烯酸（EPA）等，也具有免疫调节作用，可抑制二十烷花生酸样促炎因子释放，并促进 PGE_1 生成。研究显示，通过肠道给 ARDS 患者补充 EPA、γ-亚油酸和抗氧化剂，可使患者肺泡灌洗液内中性粒细胞减少，IL-8 释放受到抑制，病死率降低。对机械通气的 ALI 患者的研究也显示，肠内补充 EPA 和 γ-亚油酸可以显著改善氧合和肺顺应性，明显缩短机械通气时间，但对生存率没有影响。此外，肠外补充 EPA 和 γ-亚油酸也可缩短严重感染患者 ICU 住院时间，并有降低病死率的趋势。因此，对于 ALI/ARDS 患者，特别是严重感染导致的 ARDS，可补充 EPA 和 γ-亚油酸，以改善氧合，缩短机械通气时间。

八、预后

对 1967—1994 年国际上正式发表的 ARDS 临床研究文献进行荟萃分析发现，3 264 例 ARDS 患者的病死率在 50% 左右。ALI/ARDS 总体病死率在 30% ~ 70%，与其原发病和严重程度有关。由感染中毒症（sepsis）、合并骨髓移植或条件致病菌引起的肺炎预后极差，因创伤发生 ARDS 的患者与内科因素所致 ARDS 的患者相比，前者预后较好。老年患者（年龄超过 60 岁）预后不佳。单纯由于呼吸衰竭导致的死亡仅占所有死亡患者的 16%，而 49% 的患者死于 MODS。存活者大部分能完全恢复，部分遗留肺纤维化，但多不影响生活质量。

第二节 呼吸衰竭

呼吸衰竭（respiratory failure）是指各种原因引起的肺通气和/或换气功能严重障碍，以致在静息状态下亦不能维持足够的气体交换，导致低氧血症伴（或不伴）高碳酸血症，进而引起一系列病理生理改变和相应临床表现的综合征。呼吸衰竭是一病理生理学诊断术语，是呼吸生理功能发生障碍，导致缺氧或（和）二氧化碳潴留，从而发生一系列的功能紊乱和代谢障碍的临床综合征，由于病因、病变性质及病程发展阶段不同，主要病理生理改变和血气特点也不同。其临床表现缺乏特异性。明确诊断有赖于动脉血气分析：在海平面、静息状态、呼吸空气条件下，动脉血氧分压（PaO_2）< 60 mmHg，伴或不伴二氧化碳分压（$PaCO_2$）> 50 mmHg，并排除心内解剖分流和原发于心排出量降低等因素，可诊为呼吸衰竭。

一、病因

呼吸衰竭的病因繁多，凡组成呼吸系统的任何一个部分发生异常，或构成呼吸功能的任何一个环节出现障碍均可导致呼吸衰竭。如脑、脊髓、神经肌肉系统、胸廓或胸膜、心血管、上气道、下气道和肺泡等，其中任何器官患病致使功能异常，均可为急性或慢性呼吸衰竭的病因。

（一）气道阻塞性病变

气管–支气管的炎症、痉挛、肿瘤、异物、纤维化瘢痕，如慢性阻塞性肺疾病（COPD）、重症哮喘等引起气道阻塞和肺通气不足，或伴有通气/血流比例失调，导致缺氧和CO_2潴留，发生呼吸衰竭。

（二）肺组织病变

各种累及肺泡和/或肺间质的病变，如肺炎、肺气肿、严重肺结核、弥漫性肺纤维化、肺水肿、矽肺等，均致肺泡减少、有效弥散面积减少、肺顺应性减低、通气/血流比例失调，导致缺氧或合并CO_2潴留。

（三）肺血管病变

肺栓塞、肺血管炎等可引起通气/血流比例失调，或部分静脉血未经过氧合直接流入肺静脉，导致呼吸衰竭。

（四）胸廓与胸膜病变

胸部外伤造成连枷胸、严重的自发性或外伤性气胸、脊柱畸形、大量胸腔积液或伴有胸膜肥厚与粘连、强直性脊柱炎、类风湿性脊柱炎等，均可影响胸廓活动和肺脏扩张，造成通气减少及吸入气体分布不均，导致呼吸衰竭。

（五）神经肌肉疾病

脑血管疾病、颅脑外伤、脑炎以及镇静催眠剂中毒，可直接或间接抑制呼吸中枢。脊髓颈段或高位胸段损伤（肿瘤或外伤）、脊髓灰质炎、多发性神经炎、重症肌无力、有机磷中毒、破伤风以及严重的钾代谢紊乱，均可累及呼吸肌，造成呼吸肌无力、疲劳、麻痹，导致呼吸动力下降而引起肺通气不足。

二、分类

在临床实践中，通常按动脉血气分析、发病急缓及发病机制进行分类。

（一）按照动脉血气分析分类

1. Ⅰ型呼吸衰竭

Ⅰ型呼吸衰竭即缺氧性呼吸衰竭，血气分析特点是PaO_2 < 60 mmHg，$PaCO_2$降低或正常，主要见于肺换气障碍（通气/血流比例失调、弥散功能损害和肺动–静脉分流）疾病，如严重肺部感染性疾病、间质性肺疾病、急性肺栓塞等。

2. Ⅱ型呼吸衰竭

Ⅱ型呼吸衰竭即高碳酸性呼吸衰竭，血气分析特点是PaO_2 < 60 mmHg，同时伴有$PaCO_2$ > 50 mmHg，系肺泡通气不足所致。单纯通气不足，低氧血症和高碳酸血症的程度是平行的；若伴有换气功能障碍，则低氧血症更为严重，如 COPD。

（二）按照发病急缓分类

1. 急性呼吸衰竭

由于某些突发的致病因素，如严重肺疾患、创伤、休克、电击、急性气道阻塞等，使肺通气和／或换气功能迅速出现严重障碍，在短时间内引起呼吸衰竭。因机体不能很快代偿，若不及时抢救，会危及患者生命。

2. 慢性呼吸衰竭

慢性呼吸衰竭指一些慢性疾病，如 COPD、肺结核、间质性肺疾病、神经肌肉病变等，其中以 COPD 最常见，造成呼吸功能的损害逐渐加重，经过较长时间发展为呼吸衰竭。早期虽有低氧血症或伴高碳酸血症，但机体通过代偿适应，生理功能障碍和代谢紊乱较轻，仍保持一定的生活活动能力，动脉血气分析 pH 在正常范围（7.35 ~ 7.45）。另一种临床较常见的情况是在慢性呼吸衰竭的基础上，因合并呼吸系统感染、气道痉挛或并发气胸等情况，病情急性加重，在短时间内出现 PaO_2 显著下降和 $PaCO_2$ 显著升高，称为慢性呼吸衰竭急性加重，其病理生理学改变和临床情况兼有急性呼吸衰竭的特点。

（三）按照发病机制分类

本病可分为通气性呼吸衰竭和换气性呼吸衰竭，也可分为泵衰竭（pump failure）和肺衰竭（lung failure），驱动或制约呼吸运动的中枢神经系统、外周神经系统、神经肌肉组织（包括神经－肌肉接头和呼吸肌）以及胸廓，统称为呼吸泵，这些部位的功能障碍引起的呼吸衰竭称为泵衰竭。通常泵衰竭主要引起通气功能障碍，表现为 II 型呼吸衰竭，肺组织、气道阻塞和肺血管病变造成的呼吸衰竭，称为肺衰竭。肺组织和肺血管病变常引起换气功能障碍，表现为 I 型呼吸衰竭。严重的气道阻塞性疾病（如 COPD）影响通气功能，造成 II 型呼吸衰竭。

三、呼吸衰竭的基础病理生理变化

（一）低氧血症和高碳酸血症的发生机制

1. 肺通气不足（hypoventilation）

指单位时间内进入肺泡的新鲜气体量减少，导致体内二氧化碳潴留和低氧血症的发生。因为 $PaCO_2$ 和肺泡每分通气量（VA）呈线性相关关系。当 VA 下降，导致 $PaCO_2$ 升高后，必然引起相应的 PaO_2 下降，单纯因 VA 下降引起 $PaCO_2$ 升高，若不存在影响气体交换的肺实质疾病的因素，则肺泡－动脉氧分压差 $[P_{(A-a)}O_2]$ 在正常范围（约为 1.6 kPa 或 12 mmHg）时，$PaO_2 + PaCO_2 = 16.0$ kPa 或 120 mmHg（$PAO_2 + PACO_2 \approx 18.7$ kPa 或 140 mmHg），因此 $PaCO_2$ 的上升几乎总伴有 PaO_2 的下降，如 $PaCO_2$ 为 10.7 kPa 或 80 mmHg 时，所测 PaO_2 应在 5.3 kPa 或 40 mmHg 左右。

2. 弥散障碍（diffusion abnormality）

气体交换是通过肺泡－毛细血管膜的弥散来进行的，若气体的弥散面积减小，肺泡膜的厚度增加，气体与血液接触时间缩短，气体的弥散能力减低或气血界面两侧的气体分压差减小等，均可使气体弥散量减少。因为氧的弥散力仅为二氧化碳的 1/20，故弥散障碍主要影响氧的交换，导致低氧血症。

3. 通气／血流比例失调（ventilation-perfusion mismatch）

要进行有效的气体交换，必须有肺泡通气和血流灌注比例的协调。正常肺泡通气约为 4 L/分，心排血量约为 5 L/分，通气／血流灌注比例约为 0.8（4/5），达到此比例，肺脏才能达到最大换气效率。若 V/Q < 0.8，则病变局部的肺泡通气减少而血流灌注正常，肺动脉血未经充分氧合即进入肺静脉，从而导致静－动脉血分流。若 V/Q > 0.8，则病变局部的肺泡通气良好而血流灌注减少，肺泡内的气体不能与肺泡毛细血管血中气体充分交换，形成无效腔通气。V/Q 比例失调的后果主要是缺氧，而 $PaCO_2$ 上升不明显甚至下降。

4. 氧耗量增加

因发热、寒战、呼吸困难、抽搐等均增加机体的氧耗量，氧耗量增加是呼吸功能不全时加重缺氧的原因之一，发热、寒战、呼吸困难和抽搐均增加氧耗量。寒战时耗氧量可达 500 mL/min；严重哮喘时，随着呼吸功的增加，用于呼吸的氧耗量可达到正常的十几倍。氧耗量增加，肺泡氧分压下降，正常人借助增加通气量以防止缺氧。故氧耗量增加的患者，若同时伴有通气功能障碍，则会出现严重的低氧血症。

（二）低氧血症和高碳酸血症的危害

呼吸衰竭时发生的低氧血症和高碳酸血症，能够影响全身各系统器官的代谢、功能，甚至使组织结构发生变化。通常先引起各系统器官的功能和代谢发生一系列代偿适应反应，以改善组织的供氧，调节酸碱平衡和适应改变了的内环境。当呼吸衰竭进入严重阶段时，则出现代偿不全，表现为各系统器官严重的功能和代谢紊乱直至衰竭。

1. 对中枢神经系统的影响

脑组织对缺氧特别敏感，耐受性很差。在体温37℃时循环停止3~4分钟，脑组织就可能遭到不可逆的损害。脑组织各部分对缺氧的耐受性各不相同，大脑皮层的耐受性最差，脑干最好。中度缺氧时患者即可主诉疲劳、表情忧郁、淡漠、嗜睡等抑制症状，或出现欣快多语、哭笑无常、语无伦次等精神症状，还可发生视力模糊、发音困难、共济失调，甚至引起脑水肿、颅内压增高，患者昏迷，终至脑细胞死亡。

CO_2潴留使脑脊液H^+浓度增加，影响脑细胞代谢，降低脑细胞兴奋性，抑制皮质活动；但轻度的CO_2增加，对皮质下层刺激加强，间接引起皮质兴奋。CO_2潴留可引起头痛、头晕、烦躁不安、言语不清、精神错乱、扑翼样震颤、嗜睡、昏迷、抽搐和呼吸抑制，这种由缺氧和CO_2潴留导致的神经精神障碍症候群称为肺性脑病（pulmonary encephalopathy），又称CO_2麻醉（carbon dioxide narcotism）。肺性脑病早期，往往有失眠、兴奋、烦躁不安等症状。除上述神经精神症状外，患者还可表现出木僵、视力障碍、球结膜水肿及发绀等。肺性脑病的发病机制尚未完全阐明，但目前认为低氧血症、CO_2潴留和酸中毒三个因素共同损伤脑血管和脑细胞是最根本的发病机制。

缺氧和CO_2潴留均会使脑血管扩张，血流阻力降低，血流量增加以代偿脑缺氧。缺氧和酸中毒还能损伤血管内皮细胞，使其通透性增高，导致脑间质水肿；缺氧使红细胞ATP（三磷酸腺苷）生成减少，造成Na^+-K^+泵功能障碍，引起细胞内Na^+及水增多，形成脑细胞水肿。以上情况均可引起脑组织充血、水肿和颅内压增高，压迫脑血管，进一步加重脑缺血、缺氧，形成恶性循环，严重时出现脑疝。另外，神经细胞内的酸中毒可引起抑制性神经递质γ-氨基丁酸生成增多，加重中枢神经系统的功能和代谢障碍，也成为肺性脑病以及缺氧、休克等病理生理改变难以恢复的原因。

2. 对心脏的影响

心肌的耗氧量最大，也对缺血、缺氧最敏感，轻度缺氧可反射性地刺激心脏，使心率增快，排血量增加，血压升高。严重缺氧又可使心肌内乳酸积聚，心肌收缩力受抑制，心率减慢，血压下降，排血量减少。原有冠状动脉病变者缺氧后的心肌变性、组织坏死和局灶出血会迅速发生和加重。心脏传导系统缺氧后的功能紊乱常导致心律失常，容易诱发洋地黄类药物及利尿剂的毒性反应。极严重者可出现室性心动过速、心室纤颤或心脏停搏。

3. 对呼吸系统的影响

急性缺氧时可刺激主动脉体、颈动脉体化学感受器使呼吸增快加深。极严重的缺氧可抑制呼吸中枢，引起周期性呼吸，呼吸运动减弱，甚至呼吸停止。缺氧损害血管内皮细胞可使肺毛细血管通透性增加，严重时导致肺水肿。缺氧减少Ⅰ型肺泡细胞分泌表面活性物质，导致肺不张和肺内分流的加重。缺氧还可使支气管黏膜上的肥大细胞增多，生物活性介质如五羟色胺、前列腺素、组织胺、白细胞三烯的分泌亦增多，引起支气管平滑肌的痉挛。缺氧还可使肺血管收缩，肺动脉压升高，长期的肺动脉高压必然导致右心室肥厚和肺源性心脏病。

4. 对肝肾功能的影响

急性严重缺氧，可引起肝细胞水肿、变性和坏死，使转氨酶、乳酸脱氢酶升高。慢性严重缺氧，可诱发肝纤维化，使肝脏缩小，肝功障碍。缺氧使肾血管收缩，肾血流量减少，肾小球滤过率降低，致使尿量减少与氮质血症发生。肾脏缺氧时，肾小管上皮细胞出现细胞肿胀、水样变性，重者发生肾小管上皮细胞坏死而导致急性肾功能不全。慢性缺氧还可通过肾球旁细胞产生促细胞生成素因子，刺激骨髓引起继发性红细胞增多。

5. 对其他方面的影响

缺氧时细胞内线粒体的氧分压降低，氧化过程发生障碍，无氧糖酵解过程增强，致使大量的乳酸、酮体和无机磷积蓄引起代谢性酸中毒。在无氧代谢情况下，ATP减少，使细胞钠泵失灵，使Na^+、H^+进入细胞内增加，K^+从细胞内释出，导致细胞内水肿和细胞外血钾升高。缺氧还可使体内儿茶酚胺增加，继发性醛固酮增多，导致血容量增加。

四、临床表现

1. 导致呼吸衰竭的基础疾病的表现

依基础疾病的不同而有不同的表现，如脑血管意外，可有头痛、头晕、昏迷、偏瘫、呕吐、瞳孔改变和病理征等。细菌性肺炎则有寒战、发热、咳脓性痰或铁锈色痰、胸痛、呼吸困难，听诊可闻湿性啰音或肺实变体征等。基础疾病的表现是多种多样的，需要强调的是，不要被基础疾病的某些严重表现转移了对呼吸衰竭的注意，从而延误对呼吸衰竭的诊断和治疗。

2. 低氧血症的表现

低氧血症所致症状的严重程度取决于缺氧的程度、发生的速度和持续时间。轻度缺氧患者症状不明显，或有活动后气短、心悸、血压升高等。轻度缺氧对中枢神经系统的影响可仅有注意力不集中、智力减退及定向力障碍，随着缺氧的加重，患者可出现呼吸困难、明显发绀、心率增快、出冷汗、头痛、烦躁不安、神志恍惚、谵妄，甚至昏迷。进而呼吸表浅、节律不规则或减慢，心搏减弱，血压下降，直至呼吸心跳停止，患者死亡。

3. 高碳酸血症表现

早期表现为睡眠习惯改变，晚上失眠，白天嗜睡。头痛，晚上加重。多汗，小组肌肉不自主地抽动或震颤，或出现扑击样震颤；若CO_2继续增高时，患者可出现表情淡漠、意识混浊、昏睡、神志恍惚或狂躁多动，有寻衣摸床动作。眼结膜充血、水肿，瞳孔缩小或忽大忽小，皮肤潮红，肢端多温暖红润，可掩盖循环衰竭的真相，严重CO_2潴留时，患者进入半昏迷或深昏迷，部分患者出现惊厥、抽搐，以及其他多种神经症状。因呼吸衰竭二氧化碳潴留，酸中毒所致精神神经症状，无论轻重均称为"肺性脑病"。

4. 呼吸衰竭所致并发症的表现

呼吸衰竭可引起心、脑、肝、肾、胃肠、血液、营养、代谢等多个系统或器官的功能异常，从而发生相应的临床表现，如心律失常、心力衰竭、酸碱紊乱、电解质失衡、弥散性血管内凝血（DIC）、上消化道出血、黄疸、食欲减退、营养障碍等。出现呼吸衰竭并发症的临床表现时，应及时检查相应器官的功能，发现异常应及时治疗，以避免多脏器功能衰竭的发生。

五、治疗

呼吸衰竭总的治疗原则是：加强呼吸支持，包括保持呼吸道通畅、纠正缺氧和改善通气等；呼吸衰竭病因和诱发因素的治疗；加强一般支持治疗和对其他重要脏器功能的监测与支持。

（一）支持性治疗

1. 保持呼吸道通畅

对任何类型的呼吸衰竭，保持呼吸道通畅是最基本、最重要的治疗措施。气道不畅使呼吸阻力增加，呼吸功消耗增多，会加重呼吸肌疲劳；气道阻塞致分泌物排出困难将加重感染，同时也可能发生肺不张，使气体交换面积减少；气道如发生急性完全阻塞，会发生窒息，在短时间内导致患者死亡。

保持气道通畅的方法主要有：①若患者昏迷应使其处于仰卧位，头后仰，托起下颌并将口打开；②清除气道内分泌物及异物；③若以上方法不能奏效，必要时应建立人工气道。人工气道的建立一般有三种方法，即简便人工气道、气管插管及气管切开，后二者属气管内导管。简便人工气道主要有口咽通气道、鼻咽通气道和喉罩，是气管内导管的临时替代方式，在病情危重不具备插管条件时应用，待病情允许后再行气管插管或切开。气管内导管是重建呼吸通道最可靠的方法。

若患者有支气管痉挛，需积极使用支气管扩张药物，可选用 β_2 肾上腺素受体激动剂、抗胆碱药、糖皮质激素或茶碱类药物等。在急性呼吸衰竭时，主要经静脉给药。

2. 合理氧疗，改善通气

通过增加吸氧浓度来纠正患者缺氧状态的治疗方法即为氧疗。

（1）吸氧浓度：确定吸氧浓度的原则是保证 PaO_2 迅速提高到 60 mmHg 或脉搏容积血氧饱和度（SpO_2）达 90% 以上的前提下，尽量减低吸氧浓度。Ⅰ型呼吸衰竭的主要问题为氧合功能障碍而通气功能基本正常，较高浓度（>35%）给氧可以迅速缓解低氧血症而不会引起 CO_2 潴留。对于伴有高碳酸血症的急性呼吸衰竭，往往需要低浓度给氧。

（2）吸氧装置。

①鼻导管或鼻塞：主要优点为简单、方便；不影响患者咳痰、进食。缺点为氧浓度不恒定，易受患者呼吸的影响；高流量时对局部黏膜有刺激，氧流量不能大于 7 L/min。吸入氧浓度与氧流量的关系：吸入氧浓度（%）= 21 + 4 × 氧流量（L/min）。

②面罩：主要包括简单面罩、带储气囊无重复呼吸面罩和文丘里（Venturi）面罩，主要优点为吸氧浓度相对稳定，可按需调节，该方法对于鼻黏膜刺激小，缺点为在一定程度上影响患者咳痰、进食。

3. 呼吸兴奋剂的应用

呼吸兴奋剂的使用原则：必须保持气道通畅，否则会促发呼吸肌疲劳，并进而加重 CO_2 潴留；脑缺氧、水肿未纠正而出现频繁抽搐者慎用；患者的呼吸肌功能基本正常；不可突然停药。主要适用于以中枢抑制为主、通气量不足引起的呼吸衰竭，如睡眠呼吸暂停综合征、特发性肺泡低通气综合征、药物中毒性呼吸中枢麻醉等；对以肺换气功能障碍为主所导致的呼吸衰竭患者，不宜使用；常用的药物有尼可刹米和洛贝林，用量过大可引起不良反应。

4. 呼吸支持技术

当机体出现严重的通气和/或换气功能障碍时，以人工辅助通气装置（呼吸机）来改善通气和/或换气功能。呼吸衰竭时应用机械通气能维持必要的肺泡通气量，降低 $PaCO_2$；改善肺的气体交换效能；使呼吸肌得以休息，有利于恢复呼吸肌功能。气管插管的指征因病而异。急性呼吸衰竭患者昏迷逐渐加深，呼吸不规则或出现暂停，呼吸道分泌物增多，咳嗽和吞咽反射明显减弱或消失时，应行气管插管使用机械通气。机械通气过程中应根据血气分析和临床资料调整呼吸机参数。机械通气的主要并发症为通气过度，造成呼吸性碱中毒；通气不足，加重原有的呼吸性酸中毒和低氧血症；出现血压下降、心输出量下降、脉搏增快等循环功能障碍；气道压力过高或潮气量过大可致气压伤，如气胸、纵隔气肿或间质性肺气肿；人工气道长期存在，可并发呼吸机相关肺炎（ventilator associated pneumonia，VAP）。

近年来，无创正压通气（non-invasive positive pressure ventilation，NIPPV）用于急性呼吸衰竭的治疗已取得了良好效果。经鼻/面罩行无创正压通气，无须建立有创人工气道，简便易行，与机械通气相关的严重并发症的发生率低。但患者应具备以下基本条件：①清醒能够合作；②血流动力学稳定；③不需要气管插管保护（即患者无误吸、严重消化道出血、气道分泌物过多且排痰不利等情况）；④无影响使用鼻/面罩的面部创伤；⑤能够耐受鼻/面罩。

5. 营养支持

由于 COPD 等慢性基础肺疾病的长期消耗，或急性严重肺疾病（如严重肺感染等）的高代谢状态，都可使呼吸衰竭患者出现营养不良。营养不良可使呼吸肌萎缩、收缩力下降、耐力减低。营养不良时肺的防御机能减退，表面活性物质减少，使肺泡易于萎陷，严重营养不良时还可使呼吸中枢对缺氧和高碳酸血症的反应性减低，这些影响均可使呼吸衰竭容易发生而难以纠正和康复。机械通气者可使撤机发生困难，因此营养治疗是呼吸衰竭患者综合治疗的重要方面。

凡患者胃肠道消化和吸收功能尚好者，应首先推荐经口胃肠道营养，这较符合生理要求，口腔咀嚼可促进唾液和消化腺的分泌，减少应激性溃疡和胃肠道出血的发生，不能经口进食者可采用鼻饲。胃肠道营养补充不足时，可由外周静脉补充，但需注意输入的内容及其效价。近十多年来，人们试图应用重组人生长激素（rhGH）以改善氮潴留和蛋白质合成，增加肌肉质量，特别是呼吸肌。通常在接受营养支持治疗的同时或1周后应用rhGH，对于不能从消化道正常进食或自身胃肠功能极差者，可经穿刺锁骨下静脉或颈内静脉，插入硅胶管或聚氨酯管至上腔静脉输入高浓度的液体，最好用输液泵控制输液速度及液量。

（二）基础疾病的治疗

1. 针对呼吸衰竭病因的治疗

在进行支持性治疗的同时，应根据呼吸衰竭的不同原因采取不同的治疗方法。只有去除呼吸衰竭的病因，才能使呼吸衰竭得到有效的纠正。

2. 抗感染的治疗

根据各种不同严重感染和可能的致病菌，开始时经验性选药，抗生素的选用应遵循"联合、足量、交替"原则，在有培养结果后，根据细菌培养和药敏试验结果及初始的临床治疗效果调整抗菌药物。行气管插管或气管切开，机械通气者，吸痰应严格无菌操作，管道及时消毒，以防止发生呼吸机相关性肺炎。

3. 解除支气管痉挛，促进排痰

存在支气管痉挛时应给予有效的支气管舒张药物。目前支气管舒张药物主要有两种。①抗胆碱能药物：主要有异丙托品、溴化异丙托品（爱全乐气雾剂、爱全乐雾化吸入剂、可必特），它阻断气道副交感神经节、节后纤维及平滑肌 M_1、M_2、M_3 受体，使气道扩张及气道分泌物减少。气雾吸入作用时间比 β_2 受体激动剂稍慢，可持续 4～6 小时。目前有选择性作用于 M_1、M_3 受体异丙托溴铵（Tiotropium），疗效更好。② β_2 受体激动剂主要有沙丁胺醇、特布他林等制剂，β_2 受体激动剂被认为是目前最有效的支气管扩张剂，作用快而强，吸入数分钟可见效，15～30分钟达到峰值，持续疗效 4～5 小时。其长效制剂或控释片口服对夜间与清晨症状缓解有效。但COPD患者年龄较大，β_2 受体敏感性下降，应注意对心脏的副作用，大剂量应用可致低钾血症。

祛痰药按作用方式可分为三类：①恶心性和刺激性祛痰药：如氯化铵、愈创甘油醚属恶心性祛痰药，口服后可刺激胃黏膜，引起轻度恶心，反射性地促进呼吸道腺体的分泌增加，从而使黏痰稀释便于咳出；刺激性祛痰药是一些挥发性物质，如桉叶油、安息香酊等，加入沸水中，其蒸气挥发也可刺激呼吸道黏膜，增加分泌，使痰稀释便于咳出；②痰液溶解剂：如乙酰半胱氨酸，可分解痰液中的黏性成分，使痰液液化，黏滞性降低而易咳出；③黏液调节剂：如盐酸溴己新和羧甲司坦，作用于气管和支气管的黏液产生细胞，使分泌物黏滞性降低，痰液变稀而易咳出。

（三）并发症的治疗

1. 消化系统

（1）应激性溃疡及胃肠道出血：应激性溃疡的病理学改变是浅表黏膜的糜烂，可达肌层黏膜。这些多发的浅表糜烂主要累及胃，常发生于胃底部，少数在胃窦部。多因一种或数种胃防御机制的受损或暂时性衰竭导致。胃黏膜完整性的维持是一动态过程，依赖于机体组织的功能和体液因素。正常的胃血流、机体的酸碱平衡和正常的黏膜分泌功能是防止黏膜受破坏和溃疡所必需的，因胃血流减少而引起的黏膜缺血是诱发应激性溃疡的最重要因素。缺血减少了黏膜中和进入组织的酸的能力，氢离子的积聚，引起黏膜的酸化和溃疡，缺血也能影响胃的能量代谢。在应激性溃疡的发生机制中，胃酸和胃蛋白酶的作用是重要的，但并不是因为氢离子浓度的增加，与中枢神经系统疾病有关的应激性溃疡不同，并没有发现危重患者的胃酸或胃蛋白酶浓度增加。应激性溃疡的发生需要胃酸和胃蛋白酶的参与，但其发生的主要机制是组织酸中毒或缺血，这导致黏膜处理氢离子的功能受损。

根据呕血、黑便，鼻胃管中抽吸出鲜血或咖啡色胃液，或出现低血容量休克体征，可确定或疑及上消化道出血的临床诊断。鼻胃管吸出物潜血试验阳性，在缺乏急性失血的其他体征时，并不是十分可靠的上消化道出血的证据。绝大部分危重患者可以发现应激性溃疡，然而，不是所有的溃疡都引起上消化道出血。上消化道出血的发生率文献报道不一，与所用的诊断方法和研究的患者情况不同有关。ICU患者严重胃肠大出血的发生率约5%，发生胃肠道出血的危险因素包括严重创伤、任何原因的休克、脓毒症、肾功衰竭、黄疸和急性呼吸衰竭。ARDS的胃肠道出血发生率比其他原因引起的急性呼吸衰竭更高。

急性呼吸衰竭患者行机械通气者比未行通气者的胃肠道出血发生率要高。有一组报告，机械通气者胃肠道出血的发生率是30%，而未机械通气者是3%。延长机械通气时间（>5天）也与增加出血的危险性相关。凝血功能障碍增加胃肠道出血概率。机械通气患者伴发血小板减少，凝血酶原时间或部分促凝血酶原激酶时间延长，出血发生率达75%。弥散性血管内凝血（DIC）也和显著的胃肠道出血相关。大多数研究表明，随着危险因素的增多，或出现其他多系统衰竭的表现，尤其是肾衰竭和黄疸，胃肠道出血的危险性增加。并发胃肠道出血后必然加重病情，延长机械通气和住ICU所需时间，增加肺感染的机会，也必然增加死亡率。

治疗应激性溃疡应首先纠正应激性溃疡的各种诱因，如纠正缺氧、低血压、休克或酸中毒等。只要这些诱因能早期给予纠正，应激性溃疡的发生率可显著降低。然而，有时这些情况是并不可能很快消除或纠正的，这时就应采取各种预防措施。常用的预防措施有：用制酸剂中和胃酸，应用组胺受体阻断剂（如西咪替丁或雷尼替丁）减少胃酸的分泌，硫糖铝不减少胃酸但可保护胃黏膜。已有研究证明，制酸剂和H_2受体阻断剂在预防或治疗应激性溃疡方面几乎有相同的作用。但制酸剂引起的并发症（氢氧化铝可以在胃内引起血块结团）已明显降低了人们以前积极预防用药的热情，且应用制酸剂后还需定时（1~2小时）测定胃内pH，这也比较耗时费事。长期应用制酸剂和H_2受体阻断剂，可引起胃内pH的碱化而致胃内细菌的寄生，胃内细菌通过反流、误吸等播散至呼吸道，成为医院内肺炎的重要感染来源，而硫糖铝可能减少这种并发症。加强营养疗法对于预防应激性溃疡是有效的。

严重的上消化道大出血并不常见，主要发生于延长机械通气和伴有凝血功能障碍的患者。危重患者发生上消化道大出血可能是多器官受累的另一标志。对有些患者预防用药并不能阻止应激性溃疡和上消化道大出血的发生。也不是所有危重患者都需要预用药。但如果机械通气患者伴凝血功能障碍，或既往有消化性溃疡、上消化道大出血病史，或具有其他危险因素如脓毒症、休克、肾功衰竭等，那么采取预防用药的利可能大于并发症的弊。

（2）肝脏功能损害：严重呼吸衰竭患者由于严重缺氧、酸中毒、心衰，机械通气，呼气末正压等因素，易发生肝脏功能损害。有报道，呼吸衰竭患者有44%血清AST、ALT、LDH升高，其中25%来自肝脏。先是LDH升高，随之AST、ALT升高。血胆红素升高的也不少见，但大多为不显性黄疸，胆红素少于34 mmol/L（2 mg/dL）。因低氧血症引起者，PaO_2越低，持续时间越长，酶学改变越明显。随着低氧血症的改善，酶学改变可在7~14天恢复正常。肝酶的异常也与右心衰竭有关，若中心静脉压增高，即使轻度低氧血症，酶学也可异常。肝脏的供氧主要来自门静脉，门静脉是低压力系统，当中心静脉压升高时，肝脏的血流灌注减少，加之低氧血症使肝细胞严重缺氧，肝脏淤血又使肝窦扩张，扩张的肝窦对周围的机械性压迫，可导致肝细胞损伤。病理改变有肝小叶中心淤血及肝细胞的变性坏死。

呼吸衰竭治疗过程中应用各种药物，如某些抗生素、类固醇激素、抗结核药、过多输注蛋白等也可致肝功能损害。呼吸衰竭患者也可因输血等合并病毒性肝炎，临床上应注意鉴别。呼吸衰竭合并肝功能损害时的治疗，主要是去除诱因，如纠正严重缺氧、心衰，改善循环状况，纠正酸中毒，避免应用具有肝功损害的药物。对症处理可适当应用保肝药物，如肝太乐，每次0.2 g，一日3次。维生素C每次0.2~0.3 g，一日3次；联苯双酯，降低转氨酶效果明显，能增强肝脏解毒功能，减轻肝脏的病理损伤，促进肝细胞增生并保护肝细胞，从而改善肝功能。本药缺点为远期疗效较差，停药后肝酶易于反跳。用法：口服片剂，一日量75~150 mg，常用每次25~50 mg，一日3次。

2. 心血管系统

急性呼吸衰竭的心血管并发症有心脏血管的血流动力学改变（如肺动脉高压）、左心室功能改变、心输出量降低、低血压，以及心律失常和心肌缺血。这些并发症可以是由基础肺疾病引起，也可以由治疗措施，如机械通气、PEEP、血管内置管监护或药物等使用引起。

（1）心律失常：低氧血症、酸碱失衡（酸中毒或碱中毒）均可引起心律失常，有报道在高碳酸血症型呼吸衰竭中心律失常发生率可高达50%，以室上性心律失常较常见。代谢紊乱和电解质异常（低血钾或高血钾、低血钙、低血镁）也是发生心律失常的常见原因。因此，当患者发生持续性或复杂性房性或室性快速心律失常，或有证据提示潜在代谢异常（如QT间期延长、宽大U波、T波尖耸）时，应测定血清电解质。这也有助于判断心律失常发生时患者的情况和决定治疗措施。若在气道吸引或患者移动时发生慢速型心律失常，则提示缺氧或迷走神经张力过高。

药物的作用也常是急性呼吸衰竭危重患者发生房性或室性心律失常的原因。儿茶酚胺类药物注射常引起（或加重）窦性心动过速、室性期前收缩或室性心动过速。非卧床患者吸入儿茶酚胺类药物后罕有引起症状性心律失常的。但在危重型哮喘患者，多次频繁地应用此类药物则偶可引起心率和异位心律的变化。茶碱过量是房性和室性快速心律失常的常见原因，需要较大剂量应用茶碱类药物时，应定期监测患者的血茶碱浓度。

（2）心肌缺血：危重患者常发生心肌缺血，但由于患者神志或知觉的改变或表现不典型，临床上往往被疏漏。心肌缺血可引起典型的胸痛，但也可以没有典型的心绞痛而仅有其他临床表现。怀疑心肌缺血时，应常规作心电图和血清酶学检查。心电图出现异常并不是缺血性心脏病的特异性诊断，例如电解质紊乱、药物（强心药物）、机械通气等均可引起。在这种情况下，详细地分析临床情况，对心电图的动态观察和心电监护常可发现细微的变化和区别不同原因。必要时进行超声心动图检查也可能有所帮助。若超声心动图显示短暂性局部心肌壁运动（segmental wall motion）常提示局部心肌缺血。所有40岁以上或患有缺血性心脏病者在发生严重呼吸衰竭期间，应定期进行心电图检查或心电示波监护。

心肌缺血的治疗：①去除引起心肌缺血的原因，如纠正低血压、心律失常、严重缺氧、贫血等；②酌情应用扩张冠状动脉药物，如口服硝酸异山梨酯、硝苯地平，静脉滴注硝酸甘油等（同时监测血压）。

（3）心脏血管功能异常：慢性或急性呼吸衰竭，由于长期缺氧、高碳酸血症、呼吸性酸中毒以及合并电解质紊乱，因而并发心血管功能异常十分常见。最常见的是肺动脉高压，随后导致右心扩大、心肌肥厚和心功能不全。

长期呼吸衰竭对左心室功能也会产生不利影响，尸检材料证明，肺心病中约61.5%的患者有不同程度的左室肥厚，虽然其中部分老年患者可能合并有高血压或冠心病，但长期呼吸衰竭使左心功能受损的问题已逐渐被人们所重视。近年对呼吸衰竭引起心血管功能异常的研究发现，很多神经调节因素和血管活性介质如肾上腺素、胆碱能物质、前列腺素、内皮素心房肽、生物调节肽如VIP等，均参与其过程。

预防和治疗方面，应用血管扩张药如钙通道阻滞剂，长期持续的低浓度氧疗，氧化亚氮吸入疗法均已应用于临床，对降低肺动脉高压、改善心功能具有一定的疗效。急性呼吸衰竭合并心力衰竭时尚可酌情应用强心利尿和扩血管药物。由于心肌缺氧，对洋地黄的毒性比较敏感，故洋地黄的剂量宜偏小，如口服地高辛每日0.125～0.25 mg或病情紧急时用毛花苷C 0.2～0.4 mg静注，每日2次。利尿剂可用氢氯噻嗪25 mg加氨苯蝶啶50～100 mg均每日或隔日一次。有时用螺内酯20 mg取代氨苯蝶啶可达较好疗效。急性心衰或水肿严重时可注射呋塞米或丁脲胺，但应注意追随电解质的改变。利尿过多时应及时补充液体，以避免脱水、有效血容量不足或痰液黏滞。扩血管药物常用硝酸甘油，生理盐水200 mL加硝酸甘油2～4 mg，滴速20～40滴/分，注意观察血压改变。

（4）低血压：急性呼吸衰竭合并低血压的原因很多，如因入量不足致低血容量，以及严重感染或出血致感染性或失血性休克、合并肺栓塞、电解质紊乱以及药物影响等，均可诱发或加重低血压。应用正压通气，尤其是加用较高水平的PEEP，吸气时间或吸气后暂停时间过长等也可致低血压。患者出现低血压后，应迅速根据临床情况查清原因，并根据不同原因分别予以处置。原因不能很快纠正时，可酌情在输液中加用血管活性药物，如多巴胺、多巴酚丁胺、间羟胺等，浓度和滴速根据需要调整，维持患者血压11.3～12/6.67～8 kPa（85～95/50～60 mmHg）水平。过低的血压不能保证人体重要脏器如心、脑、肝、肾等的血流灌注，易导致重要脏器功能的损害或衰竭。

3. 肾脏

呼吸衰竭危重患者发生的肾脏并发症包括急性肾衰竭和水、钠排泄的异常。酸碱和电解质失衡可因肾脏并发症的发生而加重或复杂化。泌尿系统可以是脓毒症的来源。急性呼吸衰竭并发肾衰竭往往是预后不良的征兆，死亡率可达80%。

（1）急性肾衰竭：并发急性肾衰竭的最常见原因是肾血流灌注减少引起的肾前性氮质血症、严重缺氧和急性肾小管坏死，或应用肾毒性药物。ICU患者发生肾血流灌注减少的常见原因是低血压、心力衰竭、任何原因的血容量不足和脓毒症。抗生素，尤其是氨基糖苷类是肾毒性诱发肾衰竭的最常见原因，某些 β-内酰胺类抗生素，如头孢他啶，若应用剂量过大或时间过长，尤其是老年患者，也可导致肾功不全。

此外，某些药物如西咪替丁、放射线造影对比剂、抗癌化疗药物等也可导致肾衰竭。因此，在应用肾毒性药物时应严密监测肾功指标，如尿量、尿常规和比重、血肌酐、尿素氮，必要时检查肾小球和肾小管功能，以便发现问题及时停药。并发肾衰竭时的主要临床表现是少尿、无尿及氮质血症。患者24小时尿量少于 400 mL 称为少尿，少于 50 mL 称为无尿。少尿或无尿时，因代谢产物不能完全排出，血中尿素氮、肌酐升高，患者出现水肿、厌食、恶心、呕吐、口腔炎及结肠炎等症状。肾功受损后机体对酸碱平衡的调节能力下降，故常发生代谢性酸中毒及高钾血症。血压随之升高，严重者发生急性左心衰竭。在诊断每一位危重患者肾衰竭时必须排除阻塞性肾病（肾后性氮质血症）。

急性肾衰竭的治疗，首先要努力纠正导致肾衰竭的原因，补充血容量，纠正休克，缓解尿路的阻塞，对于改善肾前或肾后性氮质血症均有好处。对于急性肾小管坏死，至今缺乏特殊有效的治疗，故治疗的重点在于防止其发生，缩短其病程或增加尿量。急性肾衰竭的一般治疗包括预防感染和出血、维持水和电解质的平衡、提供适当的营养、酌情应用利尿剂（如呋塞米、丁脲胺等），必要时也可进行血液透析、血液灌流或腹膜透析等治疗。

发生肾衰竭后，一些主要经肾排泄的药物，如多种抗生素、茶碱类药物、强心药等均应根据肾功减退的程度相应减量，具有肾毒性的药物应禁用或慎用。

（2）水钠潴留：急性呼吸衰竭患者发生肾血流动力学和肾小管功能的改变，往往是缺氧、酸中毒、机械通气、应用过高 PEEP 等所致。其不良后果包括体内水的潴留（正平衡）、水肿、低钠血症，可能因此增加死亡率。其发生机制涉及体内激素和非激素因素的影响。研究表明，呼吸衰竭患者在发生低氧血症和高碳酸血症时，几乎有一半患者的抗利尿激素水平增加。水钠潴留不仅增加心脏负担，也使呼吸衰竭患者的气体交换更趋恶化。水钠潴留的处理，需纠正其原因，适当限制液体和钠的入量。也可酌情应用利尿剂（如氢氯噻嗪、螺内酯、呋塞米等）。

第三节 支气管哮喘

支气管哮喘（bronchial asthma，简称哮喘）是由多种细胞（如嗜酸性粒细胞、肥大细胞、T 淋巴细胞、中性粒细胞、气道上皮细胞等）和细胞组分参与的气道慢性炎症性疾病。这种慢性炎症与气道高反应性相关，通常出现广泛多变的可逆性气流受限，并引起反复发作性的喘息、气急、胸闷或咳嗽等症状，常在夜间和/或清晨发作、加剧，多数患者可自行缓解或经治疗缓解。

一、病因和发病机制

（一）病因

哮喘的病因还不十分清楚，患者个体过敏体质及外界环境的影响是发病的危险因素。哮喘与多基因遗传有关，同时受遗传因素和环境因素的双重影响。

哮喘发病的危险因素包括宿主因素（遗传因素）和环境因素两个方面。遗传因素在很多患者身上都可以体现出来，比如绝大多数患者的亲人（有血缘关系、近三代人）当中，都可以追溯到有哮喘（反复咳嗽、喘息）或其他过敏性疾病（过敏性鼻炎、特应性皮炎）病史。大多数哮喘患者属于过敏体质，本身可能伴有过敏性鼻炎和/或特应性皮炎，或者对常见的经空气传播的变应原（螨虫、花粉、宠物、真菌等）、某些食物（坚果、牛奶、花生、海鲜类等）和药物过敏等。

1. 吸入物

吸入物分为特异性和非特异性两种。前者如尘螨、花粉、真菌、动物毛屑等；非特异性吸入物如硫酸、二氧化硫、氯氨等。职业性哮喘的特异性吸入物如甲苯二异氰酸酯、邻苯二甲酸酐、乙二胺、青霉素、蛋白酶、淀粉酶、蚕丝、动物皮屑或排泄物等，此外，非特异性的尚有甲醛、甲酸等。

2. 感染哮喘的形成和发作与反复呼吸道感染有关

在哮喘患者中，可存在有细菌、病毒、支原体等的特异性IgE（免疫球蛋白E），如果吸入相应的抗原则可激发哮喘。在病毒感染后，可直接损害呼吸道上皮，致使呼吸道反应性增高。有学者认为病毒感染所产生的干扰素、IL-1使嗜碱性粒细胞释放的组胺增多。在乳儿期，呼吸道病毒（尤其是呼吸道合胞病毒）感染后，表现哮喘症状者也甚多。由于寄生虫如蛔虫、钩虫引起的哮喘，在农村仍可见到。

3. 食物

由于饮食关系而引起哮喘发作的现象在哮喘患者中常可见到，尤其是婴幼儿容易对食物过敏，但随年龄的增长而逐渐减少。引起过敏最常见的食物是鱼类、虾蟹、蛋类、牛奶等。

4. 气候改变

当气温、温度、气压和/或空气中离子等改变时可诱发哮喘，故在寒冷季节或秋冬气候转变时较多发病。

5. 精神因素

患者情绪激动、紧张不安、怨怒等，都会促使哮喘发作，一般认为它是大脑皮层和迷走神经反射或过度换气所致。

6. 运动

有70%～80%的哮喘患者在剧烈运动后诱发哮喘，称为运动诱发性哮喘，或称运动性哮喘。典型的病例是在运动6～10分钟，停止运动后1～10分钟内支气管痉挛最明显，许多患者在30～60分钟内自行恢复。运动后约有1小时的不应期，在此期间40%～50%的患者再进行运动则不发生支气管痉挛。临床表现有咳嗽、胸闷、气急、喘鸣，听诊可闻及哮鸣音。有些患者运动后虽无典型的哮喘表现，但运动前后的肺功能测定能发现有支气管痉挛。本病多见于青少年。如果预先给予色甘酸钠、酮替芬或氨茶碱等，则可减轻或防止发作。有关研究认为，剧烈运动后因过度通气，致使气道黏膜的水分和热量丢失，呼吸道上皮暂时出现克分子浓度过高，导致支气管平滑肌收缩。

7. 哮喘与药物

有些药物可引起哮喘发作，如普萘洛尔等因阻断 β_2-肾上腺素能受体而引起哮喘。2.3%～20%哮喘患者因服用阿司匹林类药物而诱发哮喘，称为阿司匹林哮喘。患者因伴有鼻息肉和对阿司匹林耐受低下，因而又将其称为阿司匹林三联症。其临床特点有：服用阿司匹林可诱发剧烈哮喘，症状多在用药后2小时内出现，偶可晚至2～4小时。患者对其他解热镇痛药和非甾体抗炎药可能有交叉反应；儿童哮喘患者发病多在2岁以前，但大多为中年患者，以30～40岁者居多；女性多于男性，男女之比约为2:3；发作无明显季节性，病情较重又顽固，大多对激素有依赖性；半数以上有鼻息肉，常伴有常年性过敏性鼻炎和/或鼻窦炎，鼻息肉切除术后有时哮喘症状加重或促发；常见吸入物变应原皮试多呈阴性反应；血清总IgE多正常；家族中较少有过敏性疾病的患者。关于其发病机制尚未完全阐明，有人认为患者的支气管环氧酶可能因一种传染性介质（可能是病毒）的影响，致使环氧酶易受阿司匹林类药物的抑制，即对阿司匹林不耐受。因此当患者应用阿司匹林类药物后，影响了花生四烯酸的代谢，抑制前列腺素的合成，使 $PGE_2/PGF_{2\alpha}$ 失调，使白细胞三烯生成量增多，导致支气管平滑肌强而持久地收缩。

（二）发病机制

哮喘的发病机制目前还不完全清楚。多数人认为哮喘与变态反应、气道炎症、气道反应性升高及神经等因素相互作用有关。

1. 变态反应

当变应原进入具有特应性体质的机体后，可刺激机体通过T淋巴细胞的传递，由B淋巴细胞合成特异性IgE，并结合与肥大细胞和嗜碱性粒细胞表面的高亲和性的IgE受体（$Fc\varepsilon RI$）。若变应原再次进入体内，可与结合在 $Fc\varepsilon R$ 上的IgE交联，使该细胞合成并释放多种活性介质，导致平滑肌收缩、黏液分泌增加、血管通透性增高和炎症细胞浸润等。炎症细胞在细胞因子的作用下又可分泌多种介质，使气道病变加重，炎症浸润增加，产生各种临床症状。

根据变应原吸入后哮喘发生的时间，可分为速发型哮喘反应（IAR）、迟发型哮喘反应（LAR）和双相型哮喘反应（OAR）。IAR 几乎在吸入变应原的同时立即发生反应，15～30 分钟达高峰，2 小时后逐渐恢复正常。LAR 约 6 小时左右发病，持续时间长，可达数天，而且临床症状重，常呈持续性哮喘表现，肺功能损害严重且持久。LAR 的发病机制较复杂，不仅与 IgE 介导的肥大细胞脱颗粒有关，而且主要是由气道炎症所致。现在认为哮喘是一种涉及多种炎症细胞相互作用、许多介质和细胞因子参与的慢性炎症疾病。LAR 是慢性炎症反应的结果。

2. 气道炎症

气道慢性炎症被认为是哮喘的本质。不管哪一种类型的哮喘，哪一期的哮喘，都表现为多种炎症细胞特别是肥大细胞、嗜酸性粒细胞和 T 淋巴细胞等多种炎症细胞在气道的浸润和聚集。这些细胞相互作用可以分泌出 50 多种炎症介质和 25 种以上的细胞因子，这些介质、细胞因子与炎症细胞互相作用构成复杂的网络，使气道反应性增高，气道收缩，黏液分泌增加，血管渗出增多。已知肥大细胞、嗜酸性粒细胞、中性粒细胞、上皮细胞、巨噬细胞和内皮细胞都可产生炎症介质，根据介质产生的先后可分为快速释放型介质，如组胺；继发产生性介质，如前列腺素（PG）、白三烯（LT）、血小板活化因子（PAF）等。肥大细胞激发后，可释放出组胺、嗜酸性粒细胞趋化因子（ECF-A）、中性粒细胞趋化因子（NCF-A）、LT 等介质。肺泡巨噬细胞激发后可释放血栓素（TX）、PG、PAF 等介质。ECF-A 使嗜酸性粒细胞趋化，并诱发释放主要碱基蛋白（MBP），嗜酸性粒细胞阳离子蛋白（ECP）、嗜酸性粒细胞过氧化酶（EPO）、嗜酸性粒细胞神经毒素（EDN）、PAF、LTC_4 等。这些介质均可加重气道反应性和炎症。其中 LTC_4、LTD_4 是很强的支气管收缩剂，并可使黏膜分泌增多，血管通透性增加。LTB_4 能使中性粒细胞、嗜酸性粒细胞和单核细胞趋化、聚集并分泌介质等。气道的结构细胞（包括上皮细胞、成纤维细胞、平滑肌细胞）还可分泌内皮素-1（ET-1），各种生长因子促进气道的增殖和重构。此外，黏附分子（adhesion molecules，AMs）是一类能介导细胞间黏附的糖蛋白，由血管内皮及气道上皮细胞产生的黏附分子介导白细胞与内皮细胞的黏附和跨内皮转移至炎症部位，在哮喘的发病中起重要作用。

总之，哮喘的炎症反应是由多种炎症细胞、炎症介质和细胞因子相互作用的结果，它们之间的关系十分复杂，有待进一步研究。

3. 气道高反应性（Airway hyperresponsiveness，AHR）

气道高反应性表现为气道对多种刺激因子出现过强的或过早的收缩反应，是哮喘患者发生发展的一个重要因素。目前普遍认为气道炎症是导致气道高反应性的重要机制之一。当气道受到变应原或其他刺激后，由于多种炎症细胞、炎症介质和细胞因子的参与，气道上皮和上皮内神经的损害等导致气道高反应性。AHR 常有家族倾向，受遗传因素的影响。AHR 为支气管哮喘患者的共同病理生理特征，然而出现 AHR 者并非都是支气管哮喘患者，如长期吸烟、接触臭氧、病毒性上呼吸道感染、慢性阻塞性肺疾病（COPD）等也可出现 AHR。

4. 神经机制

神经因素也是哮喘发病的重要环节。支气管受复杂的自主神经支配。除胆碱能神经、肾上腺素能神经外，还有非肾上腺素能非胆碱能（NANC）神经系统。支气管哮喘发作与 α-肾上腺素受体功能低下和迷走神经张力亢进有关，并可能存在 α-肾上腺素神经的反应性增加。NANC 能释放舒张支气管平滑肌的神经介质，如血管活性肠肽（VIP）、氧化亚氮（NO），及收缩支气管平滑肌的介质如 P 物质、神经激肽，两者平衡失调，则可引起支气管平滑肌收缩。

二、病理

疾病早期，因病理的可逆性，肉眼观解剖学上很少器质性改变。随疾病发展病理学变化逐渐明显，肉眼可见肺过度充气及肺气肿，肺柔软疏松，可合并有肺大泡。支气管及细支气管内含有黏稠痰液及黏液栓。支气管壁增厚、黏膜肿胀充血形成皱襞，黏液栓塞局部可发现肺不张。显微镜下的改变比较明显。即使在轻症的哮喘患者，可见气道上皮下有肥大细胞、肺泡巨噬细胞、嗜酸性粒细胞、淋巴细胞与嗜中性粒细胞浸润。哮喘发作期，有气道黏膜下组织水肿、微血管通透性增加、支气管内分泌物潴留、支气道平滑肌痉挛、纤毛上皮剥离、基底膜露出、杯状细胞增殖及支气管分泌物增加等病理改变。若哮喘长期反复发作，表现为支气管平滑肌的肌层肥厚，气道上皮细胞下的纤维化等致气道重构和周围肺组织对气道的支持作用消失。

三、临床表现

（一）症状

本病与哮喘相关的症状有咳嗽、喘息、呼吸困难、胸闷、咳痰等。典型的表现是发作性伴有哮鸣音的呼气性呼吸困难。严重者可被迫采取坐位或呈端坐呼吸，干咳或咯大量白色泡沫痰，甚至出现发绀等。哮喘症状可在数分钟内发作，经数小时至数天，用支气管扩张药或自行缓解。早期或轻症的患者多数以发作性咳嗽和胸闷为主要表现。这些表现缺乏特征性。哮喘的发病特征是：①发作性：当遇到诱发因素时呈发作性加重。②时间节律性：常在夜间及凌晨发作或加重。③季节性：常在秋冬季节发作或加重。④可逆性：平喘药通常能够缓解症状，可有明显的缓解期。认识这些特征，有利于哮喘的诊断与鉴别。

很多哮喘患者在确诊之前常常经历很长时间的误诊过程，被诊断为慢性支气管炎、咽炎等，由于错误的诊断导致治疗方案的错误，不仅延误治疗，给患者造成身体上的痛苦，也给患者带来精神上、心理上的痛苦，经济上的付出也白白浪费掉。并且他们会经常使用抗生素，由于抗生素对哮喘病没有治疗作用，反复使用容易造成耐药。当然合并细菌感染时，抗生素会有效。

成人不典型的哮喘常发生于严重的上呼吸道感染之后，由于某些病毒感染引起暂时性的支气管高度敏感状态，支气管黏膜的刺激感受器兴奋性异常升高。在某些非特异性刺激因素，如煤烟、油烟、冷空气、刺激性气味、飞扬的灰尘等刺激下，支气管平滑肌痉挛收缩，引起胸闷不适感，但无喘。由于咳嗽的神经反射与支气管收缩反射有相似的组成部分，所以局部的支气管收缩又可刺激咳嗽感受器，引起咳嗽反射，表现为阵发性干咳。这种不典型的哮喘常可误诊为慢性咽炎或慢性支气管炎。患者常用过多抗菌药物与止咳化痰药，但经久不愈或反复发作，无明显季节性。夜间迷走神经兴奋性增高，支气管黏膜上的迷走神经末梢处于高度敏感状态，较小的刺激即可引起支气管痉挛收缩，并刺激咳嗽感受器，诱发咳嗽反射，所以这种胸闷、干咳常在深夜及凌晨更为明显。

（二）体征

体检缓解期可以无任何体征。发作时胸部呈过度充气状态，有广泛的哮鸣音，呼气音延长。但在轻度哮喘或非常严重哮喘发作，哮鸣音可不出现。心率增快、奇脉、胸腹反常运动和发绀常出现在严重哮喘患者中。

四、实验室和其他检查

1. 痰液检查

如患者无痰咳出时可通过诱导痰方法进行检查。涂片在显微镜下可见较多嗜酸性粒细胞，可见嗜酸性粒细胞退化形成的尖棱结晶（Charcort-Leyden 结晶体），黏液栓（Curschmann 螺旋）和透明的哮喘珠（Laennec 珠）。如合并呼吸道细菌感染，痰涂片革兰染色、细胞培养及药物敏感试验有助于病原菌诊断及指导治疗。

2. 呼吸功能检查

（1）通气功能检测在哮喘发作时呈阻塞性通气功能改变，呼气流速指标均显著下降，1秒钟用力呼气容积（FEV_1）、1秒率，即1秒钟用力呼气量占用力肺活量比值（$FEV_1/FVC\%$）以及最高呼气流量（PEF）均减少。肺容量指标可见用力肺活量减少、残气量增加、功能残气量和肺总量增加，残气占肺总量百分比增高。缓解期上述通气功能指标可逐渐恢复。病变迁延、反复发作者，其通气功能可逐渐下降。

（2）支气管激发试验（bronchial provocation test，BPT）用以测定气道反应性。常用吸入激发剂为醋甲胆碱、组胺、甘露醇等。吸入激发剂后其通气功能下降、气道阻力增加。运动亦可诱发气道痉挛，使通气功能下降。一般适用于通气功能在正常预计值的70%以上的患者。如FEV_1下降≥20%，可诊断为激发试验阳性。通过剂量反应曲线计算使FEV_1下降20%的吸入药物累积剂量（PD_{20}-FEV_1）或累积浓度（PC_{20}-FEV_1），可对气道反应性增高的程度做出定量判断。

（3）支气管舒张试验（bronchial dilation test，BDT）用以测定气道可逆性。有效的支气管舒张药可使发作时的气道痉挛得到改善，肺功能指标好转。常用吸入型的支气管舒张剂如沙丁胺醇、特布他林及异丙托溴铵等。舒张试验阳性诊断标准：① FEV_1 较用药前增加 12% 或以上，且其绝对值增加 200 mL 或以上；② PEF 较治疗前增加 60 L/min 或增加 ≥ 20%。

（4）呼气峰流速（PEF）及其变异率测定。PEF 可反映气道通气功能的变化。哮喘发作时 PEF 下降。此外，由于哮喘有通气功能时间节律变化的特点，常于夜间或凌晨发作或加重，使其通气功能下降。若 24 小时内 PEF 或昼夜 PEF 波动率 ≥ 20%，也符合气道可逆性改变的特点。

3. 动脉血气分析

哮喘严重发作时可有缺氧，PaO_2 和 SaO_2 降低，由于过度通气可使 $PaCO_2$ 下降，pH 值上升，表现呼吸性碱中毒。如重症哮喘，病情进一步发展，气道阻塞严重，可有缺氧及 CO_2 潴留，$PaCO_2$ 上升，表现呼吸性酸中毒。如缺氧明显，可合并代谢性酸中毒。

4. 胸部 X 线检查

早期在哮喘发作时可见两肺透亮度增加，呈过度通气状态；在缓解期多无明显异常。如并发呼吸道感染，可见肺纹理增加及炎性浸润阴影。同时要注意肺不张、气胸或纵隔气肿等并发症的存在。

5. 特异性变应原的检测

可用放射性过敏原吸附试验（RAST）测定特异性 IgE，过敏性哮喘患者血清 IgE 可较正常人高 2~6 倍。在缓解期可做皮肤过敏试验判断相关的过敏原，但应防止发生过敏反应。

6. 血液常规检查

发作时可有嗜酸性粒细胞增高，但多数不明显，如并发感染可有白细胞数增高，分类嗜中性粒细胞比例增高。

五、诊断

（一）诊断标准

（1）反复发作喘息、气急、胸闷或咳嗽，多与接触变应原、冷空气、物理性刺激、化学性刺激、病毒性上呼吸道感染、运动等有关。

（2）发作时在双肺可闻及散在或弥漫性，以呼气相为主的哮鸣音，呼气相延长。

（3）上述症状可经治疗缓解或自行缓解。

（4）除外其他疾病所引起的喘息、气急、胸闷和咳嗽。

（5）临床表现不典型者（如无明显喘息或体征）应有下列三项中至少一项阳性：①支气管激发试验或运动试验阳性；②支气管舒张试验阳性；③昼夜 PEF 变异率 ≥ 20%。

符合（1）~（4）条或（4）、（5）条者，可以诊断为支气管哮喘。

（二）支气管哮喘的分期及控制水平分级

支气管哮喘可分为急性发作期、非急性发作期。

1. 急性发作期

急性发作期是指气促、咳嗽、胸闷等症状突然发生或症状加重，常有呼吸困难，以呼气流量降低为其特征，常由接触变应原等刺激物或治疗不当所致。哮喘急性发作时其程度轻重不一，病情加重可在数小时或数天内出现，偶尔可在数分钟内即危及生命，故应对病情做出正确评估，以便给予及时有效的紧急治疗。哮喘患者若出现严重急性发作，救治不及时可能致命。控制不佳的哮喘患者对日常工作及日常生活都会发生影响，可导致误工、误学，导致活动、运动受限，使生命质量下降，并带来经济上的负担及对家人的生活发生负面影响。

2. 非急性发作期（亦称慢性持续期）

许多哮喘患者即使没有急性发作，但在相当长的时间内仍不同频度和/或不同程度地出现症状（喘息、咳嗽、胸闷等），肺通气功能下降。过去曾以患者白天、夜间哮喘发作的频度和肺功能测定指标为依据，将非急性发作期的哮喘病情严重程度分为间歇性、轻度持续、中度持续和重度持续 4 级，目前则认为长期评估哮喘的控制水平是更为可靠和有用的严重性评估方法，对哮喘的评估和治疗的指导意义更大。哮喘控制水平分为控制、部分控制和未控制 3 个等级。

六、鉴别诊断

（一）左心衰竭引起的喘息样呼吸困难

左心衰竭引起的喘息样呼吸困难过去称为心源性哮喘，发作时的症状与哮喘相似，但其发病机制与病变本质则与支气管哮喘截然不同，为避免混淆，目前已不再使用"心源性哮喘"一词。患者多有高血压、冠状动脉粥样硬化性心脏病、风湿性心脏病和二尖瓣狭窄等病史和体征。阵发性咳嗽，常咳出粉红色泡沫痰，两肺可闻及广泛的湿啰音和哮鸣音，左心界扩大，心率增快，心尖部可闻及奔马律。病情许可做胸部 X 线检查时，可见心脏增大，肺淤血征，有助于鉴别。若一时难以鉴别，可雾化吸入肾上腺素受体激动剂或静脉注射氨茶碱缓解症状后，进一步检查，忌用肾上腺素或吗啡，以免造成危险。

（二）慢性阻塞性肺疾病（COPD）

左心衰竭引起的喘息样呼吸困难多见于中老年人，有慢性咳嗽史，喘息长年存在，有加重期。患者多有长期吸烟或接触有害气体的病史。有肺气肿体征，两肺或可闻及湿啰音。但临床上严格将 COPD 和哮喘区分有时十分困难，用支气管舒张剂和口服或吸入激素做治疗性试验可能有所帮助。COPD 也可与哮喘合并同时存在。

（三）上气道阻塞

上气道阻塞可见于中央型支气管肺癌、气管支气管结核、复发性多软骨炎等气道疾病或异物气管吸入，导致支气管狭窄或伴发感染时，可出现喘鸣或类似哮喘样呼吸困难，肺部可闻及哮鸣音。但根据临床病史，特别是出现吸气性呼吸困难，以及痰液细胞学或细菌学检查，胸部 X 线摄片、CT 或 MRI 检查或支气管镜检查等，常可明确诊断。

（四）变态反应性肺浸润

变态反应性肺浸润见于热带嗜酸性粒细胞增多症、肺嗜酸性粒细胞增多性浸润、多源性变态反应性肺泡炎等。致病原为寄生虫、原虫、花粉、化学药品、职业粉尘等，多有接触史，症状较轻，患者常有发热，胸部 X 线检查可见多发性、此起彼伏的淡薄斑片浸润阴影，可自行消失或再发。肺组织活检也有助于鉴别。

七、并发症

发作时可并发气胸、纵隔气肿、肺不张；长期反复发作和感染或并发慢性支气管炎、肺气肿、支气管扩张、间质性肺炎、肺纤维化和肺源性心脏病。

八、治疗

哮喘是一种对患者及其家庭和社会都有明显影响的慢性疾病。气道炎症几乎是所有类型哮喘的共同特征，也是临床症状和气道高反应性的基础。气道炎症存在于哮喘的所有时段。虽然哮喘目前尚不能根治，但以抑制炎症为主的规范治疗能够控制哮喘临床症状。国际一项研究表明，经氟替卡松/沙美特罗固定剂量升级和维持治疗，哮喘控制率接近 80%。尽管从患者和社会的角度来看，控制哮喘的花费似乎很高，但不正确地治疗哮喘其代价会更高。

哮喘治疗应采取综合治疗手段，包括：避免接触过敏原及其他哮喘触发因素，规范化的药物治疗，特异性免疫治疗及患者教育。

（一）脱离变应原

部分患者能找到引起哮喘发作的变应原或其他非特异性刺激因素，立即使患者脱离变应原的接触是防治哮喘最有效的方法。

（二）药物治疗

治疗哮喘药物主要分为两类：控制药物和缓解药物。

控制药物：是指需要长期每天使用的药物。这些药物主要通过抗炎作用使哮喘维持临床控制，其中包括吸入糖皮质激素（简称"激素"）、全身用激素、白三烯调节剂、长效 β_2- 受体激动剂（长效 β_2- 受体激动剂须与吸入激素联合应用）、缓释茶碱、抗IgE抗体及其他有助于减少全身激素剂量的药物等。

缓解药物：是指按需使用的药物。这些药物通过迅速解除支气管痉挛来缓解哮喘症状，其中包括速效吸入 β_2- 受体激动剂、全身用激素、吸入性抗胆碱能药物、短效茶碱及短效口服 β_2- 受体激动剂等。

1. β_2 肾上腺素受体激动剂（简称"β_2 激动剂"）

（1）短效 β_2- 受体激动剂：常用的药物如沙丁胺醇和特布他林等。

吸入给药：通常在数分钟内起效，疗效可维持数小时，是缓解轻至中度急性哮喘症状的首选药物，也可用于运动性哮喘。沙丁胺醇：哮喘发作时每次吸入 100～200 μg，或特布他林 250～500 μg，必要时每 20 分钟重复 1 次。1 小时后疗效不满意者应向医生咨询或去急诊。这类药物应按需间歇使用，不宜长期、单一使用，也不宜过量应用，否则可引起骨骼肌震颤、低血钾、心律失常等不良反应。使用量过多说明疾病急性发作，或日常控制治疗方案强度不够，需要加强。压力型定量手控气雾剂和干粉吸入装置吸入短效 β_2- 受体激动剂不适用于重度哮喘发作，其溶液（如沙丁胺醇、特布他林）经雾化泵吸入适用于轻至重度哮喘发作。

口服给药：若没有吸入剂型的短效 β_2- 受体激动剂，可短期内使用口服剂型替代，如沙丁胺醇、特布他林、丙卡特罗片等，通常在服药后 15～30 分钟起效，疗效维持 4～6 小时。如沙丁胺醇 2～4 mg，特布他林 1.25～2.5 mg，每天 3 次；丙卡特罗 25～50 μg，每天 2 次。使用虽较方便，但心悸、骨骼肌震颤等不良反应比吸入给药时明显。缓释剂型和控释剂型的平喘作用维持时间可达 8～12 小时，特布他林的前体药班布特罗的作用可维持 24 小时，可减少用药次数，适用于夜间哮喘患者的预防和治疗。

贴剂给药：为透皮吸收剂型。现有产品有妥洛特罗（tulobuterol），分为 0.5 mg、1 mg、2 mg 三种剂量。由于采用结晶储存系统来控制药物的释放，药物经过皮肤吸收，可以减轻全身不良反应，每天只需贴敷 1 次，效果可维持 24 小时，使用方法简单。

（2）长效 β_2- 受体激动剂。

不推荐长期单独使用长效 β_2- 受体激动剂。这类药物舒张支气管平滑肌的作用可维持 12 小时以上。沙美特罗：经气雾剂或碟剂装置给药，给药后 30 分钟起效，平喘作用维持 12 小时以上。推荐剂量 50 μg，每天 2 次吸入。福莫特罗：经吸入装置给药，给药后 3～5 分钟起效，平喘作用维持 8～12 小时以上。平喘作用具有一定的剂量依赖性，推荐剂量 4.5～9 μg，每天 2 次吸入。吸入长效 β_2- 受体激动剂适用于哮喘（尤其是夜间哮喘和运动诱发哮喘）的预防和治疗。福莫特罗因起效迅速，可按需用于哮喘急性发作时的治疗。

近年来推荐联合吸入激素和长效 β_2- 受体激动剂治疗哮喘。这两者具有协同的抗炎和平喘作用，可获得相当于（或优于）应用加倍剂量吸入激素时的疗效，并可增加患者的依从性、减少较大剂量吸入激素引起的不良反应，尤其适合于中至重度持续哮喘患者的长期治疗。

2. 抗胆碱药

吸入抗胆碱药如异丙托溴胺（ipratropine bromide），为胆碱能受体（M 受体）拮抗剂，可以阻断节后迷走神经通路，降低迷走神经兴奋性而起舒张支气管作用，并有减少痰液分泌的作用。与 β_2 受体激动剂联合吸入有协同作用，尤其适用于夜间哮喘及多痰的患者。可用 MDI，每日 3 次，每次 25～75 μg 或用 100～150 μg/mL 的溶液持续雾化吸入。约 10 分钟起效，维持 4～6 小时，不良反应少，少数患者有口苦或口干感。近年发展的选择性 M_1、M_3 受体拮抗剂如泰乌托品（噻托溴铵 tiotropium bromide）作用更强，持续时间更久（可达 24 小时），不良反应更少。本品对有吸烟史的老年哮喘患者较为适宜，但妊娠早期妇女和患有青光眼或前列腺肥大的患者应慎用。

3. 茶碱类

茶碱类除能抑制磷酸二酯酶，提高平滑肌细胞内的 cAMP（环磷酸腺苷）浓度外，还能拮抗腺苷受体；刺激肾上腺分泌肾上腺素，增强呼吸肌的收缩；增强气道纤毛清除功能和抗炎作用，是目前治疗哮喘的有效药物。茶碱与糖皮质激素合用具有协同作用。口服给药：包括氨茶碱和控（缓）释茶碱，后者且因其昼夜血药浓度平稳，不良反应较少，且可维持较好的治疗浓度，平喘作用可维持 12～24 小时，可用于控制夜间哮喘。一般剂量每日 6～10 mg/kg，用于轻 - 中度哮喘。静脉注射氨茶碱首次剂量为 4～6 mg/kg，注射速度不宜超过 0.25 mg/（kg·min），静脉滴注维持量为 0.6～0.8 mg/（kg·h）。日注射量一般不超过 1.0 g。静脉给药主要应用于重、危症哮喘。

茶碱的主要副作用为胃肠道症状（恶心、呕吐），心血管症状（心动过速、心律失常、血压下降）及尿多，偶可兴奋呼吸中枢，严重者可引起抽搐乃至死亡。最好在用药中监测血浆氨茶碱浓度，其安全有效浓度为 6～15 μg/mL。发热、妊娠、小儿或老年，患有肝、心、肾功能障碍及甲状腺功能亢进者尤须慎用。合用西咪替丁（甲氰咪胍）、喹诺酮类、大环内酯类药物等可影响茶碱代谢而使其排泄减慢，应减少用药量。

4. 糖皮质激素

由于哮喘时病理基础是慢性非特异性炎症，糖皮质激素是当前控制哮喘发作最有效的药物。主要作用机制是抑制炎症细胞的迁移和活化；抑制细胞因子的生成；抑制炎症介质的释放；增强平滑肌细胞 β_2 受体的反应性。可分为吸入、口服和静脉用药。

吸入治疗是目前推荐长期抗感染治疗哮喘的最常用方法。常用吸入药物有倍氯米松（beclomethasone，BDP）、布地奈德（budesonide）、氟替卡松（fluticasone）、莫米松（mometasone）等，后两者生物活性更强，作用更持久。通常需规律吸入一周以上方能生效。根据哮喘病情，吸入剂量（BDP 或等效量其他皮质激素）在轻度持续者一般 200～500 μg/d，中度持续者一般 500～1 000 μg/d，重度持续者一般 > 1 000 μg/d（不宜超过 2 000 μg/d）（氟替卡松剂量减半）。吸入治疗药物全身性不良反应少，少数患者可引起口咽念珠菌感染、声音嘶哑或呼吸道不适，吸药后用清水漱口可减轻局部反应和胃肠吸收。长期使用较大剂量（> 1 000 μg/d）者应注意预防全身性不良反应，如肾上腺皮质功能抑制、骨质疏松等。为减少吸入大剂量糖皮质激素的不良反应，可与长效 β_2 受体激动剂、控释茶碱或白三烯受体拮抗剂联合使用。

口服剂有泼尼松（强的松）、泼尼松龙（强的松龙），用于吸入糖皮质激素无效或需要短期加强的患者。起始 30～60 mg/d，症状缓解后逐渐减量至 10 mg/d。然后停用，或改用吸入剂。

静脉用药：重度或严重哮喘发作时应及早应用琥珀酸氢化可的松，注射后 4～6 小时起作用，常用量 100～400 mg/d，或甲泼尼龙（甲基强的松龙，80～160 mg/d），起效时间更短（2～4 小时）。地塞米松因在体内半衰期较长、不良反应较多，宜慎用，一般 10～30 mg/d。症状缓解后逐渐减量，然后改口服和吸入制剂维持。

5. 白三烯受体拮抗剂

本品可减轻哮喘症状，改善肺功能，减少哮喘的恶化。轻症哮喘患者可单独使用该类药物，但其作用不如吸入激素，中、重度哮喘患者可将此类药物作为联合治疗中的一种药物。本品可减少中至重度哮喘患者每天吸入激素的剂量，并可提高吸入激素治疗的临床疗效，联用本品与吸入激素的疗效比联用吸入长效 β_2- 受体激动剂与吸入激素的疗效稍差。本品服用方便，尤适用于阿司匹林哮喘、运动性哮喘和伴有过敏性鼻炎哮喘患者的治疗。本品使用较为安全，孟鲁司特钠 10 mg，每天 1 次；扎鲁司特 20 mg，每天 2 次；异丁司特 10 mg，每天 2 次。

6. 其他药物

酮替酚（ketotifen）和新一代组胺 H_1 受体拮抗剂阿司咪唑、曲尼斯特、氯雷他定在轻症哮喘和季节性哮喘有一定效果，也可与 β_2 受体激动剂联合用药。

7. 抗 IgE 治疗

抗 IgE 单克隆抗体可应用于血清 IgE 水平增高的哮喘患者。目前它主要用于经过吸入糖皮质激素和

长效 β₂- 受体激动剂联合治疗后症状仍未控制的严重哮喘患者。目前在 11～50 岁的哮喘患者的治疗研究中尚没有发现抗 IgE 治疗有明显不良反应，但因该药临床使用的时间尚短，其远期疗效与安全性有待进一步观察。价格昂贵也使其临床应用受到限制。

8. 变应原特异性免疫疗法

通过皮下或舌下含服给予常见吸入变应原提取液（如尘螨、猫毛、豚草等），可减轻哮喘症状和降低气道高反应性，适用于变应原明确但难以避免的哮喘患者。有证据显示，该治疗方法可减少常用哮喘药物（包括激素类药物）的剂量，改善哮喘症状，降低气道高反应性，降低过敏性鼻炎患者未来发生哮喘的危险性，减少未来新的过敏原种类，远期效果可节约医疗经费。哮喘患者应用此疗法应严格在医师指导下，在有资质的医疗单位进行。

（三）长期治疗方案的确定

医生为哮喘患者制定治疗方案时，应以病情严重程度为基础，根据其控制水平类别选择适当的治疗方案。哮喘药物的选择既要考虑药物的疗效及其安全性，也要考虑患者的实际状况，如经济收入和当地的医疗资源等。要为每个初诊患者制订哮喘防治计划，定期随访、监测，改善患者的依从性，并根据患者病情变化及时修订治疗方案。哮喘患者长期治疗方案分为 5 级。对以往未经规范治疗的初诊哮喘患者可选择第 2 级治疗方案，哮喘患者症状明显，应直接选择第 3 级治疗方案。在每一级中都应按需使用缓解药物，以迅速缓解哮喘症状。如果使用含有福莫特罗和布地奈德单一吸入装置进行联合治疗时，可作为控制和缓解药物应用。如果使用该分级治疗方案不能够使哮喘得到控制，治疗方案应该升级直至达到哮喘控制为止。当哮喘控制并维持至少 3 个月后，治疗方案可考虑谨慎地进行降级治疗，如减少药物种类、剂量等。

由于哮喘的复发性以及多变性，需不断评估哮喘的控制水平，治疗方法则依据控制水平进行调整。如果目前的治疗方案不能够使哮喘得到控制，治疗方案应该升级直至达到哮喘控制为止。当哮喘控制维持至少 3 个月后，治疗方案可以降级。通常情况下，患者在初诊后 1～3 个月回访，以后每 3 个月随访一次。如出现哮喘发作时，应在 2 周至 1 个月内进行回访。对大多数控制剂来说，最大的治疗效果可能要在 3 到 4 个月后才能显现，只有在这种治疗策略维持 3 到 4 个月后，仍未达到哮喘控制，才考虑增加剂量。对所有达到控制的患者，必须通过常规跟踪及阶段性地减少剂量来寻求最小控制剂量。大多数患者可以达到并维持哮喘控制，但一部分难治性哮喘患者可能无法达成同样水平的控制效果。

（四）急性发作期的治疗

对于具有哮喘相关死亡高危因素的患者，需要给予高度重视，这些患者应当尽早到医疗机构就诊。高危患者包括：

（1）曾经有过气管插管和机械通气的濒于致死性哮喘的病史。

（2）在过去 1 年中因为哮喘而住院或看急诊。

（3）正在使用或最近刚刚停用口服激素。

（4）目前未使用吸入激素。

（5）过分依赖速效 β₂- 受体激动剂，特别是每月使用沙丁胺醇（或等效药物）超过 1 支的患者。

（6）有心理疾病或社会心理问题，包括使用镇静剂。

（7）有对哮喘治疗计划不依从的历史。

轻度和部分中度急性发作可以在家庭中或社区中治疗。家庭或社区中的治疗措施主要为重复吸入速效 β₂- 受体激动剂（如沙丁胺醇），在第 1 小时每 20 分钟吸入 2～4 喷。随后根据治疗反应，轻度急性发作可调整为每 3～4 小时 2～4 喷，中度急性发作每 1～2 小时 6～10 喷。联合使用 β₂- 受体激动剂和抗胆碱能制剂（如异丙托溴铵）能够取得更好的支气管舒张作用。茶碱的支气管舒张作用弱于 SABA（受体激动剂），不良反应较大，应谨慎使用。如果对吸入性 β₂- 受体激动剂反应良好（呼吸困难显著缓解，PEF 占预计值 > 80% 或个人最佳值，且疗效维持 3～4 小时），通常不需要使用其他的药物。如果治疗反应不完全，尤其是在控制性治疗的基础上发生的急性发作，应尽早口服激素（如泼尼松龙，每公斤体重 0.5～1 mg），必要时到医院就诊。

部分中度和所有重度急性发作的患者均应到急诊室或医院治疗。除氧疗外，应重复使用速效 β_2-受体激动剂，可通过压力定量气雾剂的储雾器给药，也可通过射流雾化装置给药。推荐在初始治疗时连续雾化给药，随后根据需要间断给药（每4小时1次）。

中、重度哮喘急性发作应尽早使用全身激素，特别是对速效 β_2-受体激动剂初始治疗反应不完全或疗效不能维持，以及在口服激素基础上仍然出现急性发作的患者。口服激素与静脉给药疗效相当，副作用小。推荐用法：泼尼松龙 30～50 mg 每日单次给药。严重的急性发作或口服激素不能耐受时，可采用静脉注射或滴注，如甲基泼尼松龙 80～160 mg，或氢化可的松 400～1 000 mg 分次给药。地塞米松因半衰期较长，对肾上腺皮质功能抑制作用较强，一般不推荐使用。静脉给药和口服给药的序贯疗法有可能减少激素用量和不良反应，如静脉使用激素 2～3 日，继之以口服激素 3～5 日。

重度和危重哮喘急性发作经过上述药物治疗，临床症状和肺功能无改善甚至继续恶化，应及时给予机械通气治疗（无创机械通气或有创机械通气）。

大多数哮喘急性发作并非由细菌感染引起，应严格控制抗菌药物的使用指征，除非有细菌感染的证据，或属于重度或危重哮喘急性发作。

九、哮喘的教育与管理

通过有效的哮喘管理，通常可以实现并维持哮喘控制。

成功的哮喘管理目标是：①达到并维持症状的控制；②维持正常活动，包括运动能力；③维持肺功能水平尽量接近正常；④预防哮喘急性加重；⑤避免因哮喘药物治疗导致的不良反应；⑥预防哮喘导致的死亡。

建立医患之间的合作关系是实现有效的哮喘管理的首要措施。有效的治疗手段是通过患者的有效实施而得以实现。医生应指导患者自我管理，对治疗目标达成共识，制订个体化的书面管理计划，包括自我监测、对治疗方案和哮喘控制水平周期性评估、在症状和/或 PEF 提示哮喘控制水平变化的情况下，针对控制水平及时调整治疗以达到并维持哮喘控制。其中对患者进行哮喘教育是最基本的环节。

哮喘教育必须成为医患之间所有互助关系中的组成部分。患者教育可增加理解、增强技能、增强自信心、增加依从性和自我管理能力，增进健康，减少卫生保健资源使用。

1. 确定并减少危险因素接触

尽管对已确诊的哮喘患者应用药物干预对控制症状和改善生活质量非常有效，但仍应尽可能避免或减少接触危险因素，以预防哮喘发病和症状加重。

许多危险因素可引起哮喘急性加重，被称为"触发因素"，包括变应原、病毒感染、污染物、烟草烟雾、药物。减少患者对危险因素的接触，可改善哮喘控制并减少治疗药物需求量。早期确定职业性致敏因素，并防止患者进一步接触，是职业性哮喘管理的重要组成部分。

2. 评估、治疗和监测

患者的起始治疗及调整是以患者的哮喘控制水平为依据，包括评估哮喘控制、治疗以达到控制，以及监测以维持控制这样一个持续循环过程。

哮喘控制测试（ACT）问卷通过回答有关哮喘症状和生活质量的5个问题的评分进行综合判定，25分为控制、20～24分为部分控制、19分以下为未控制，并不需要患者检查肺功能。通过长期连续检测维持哮喘控制，尤其适合在基层医疗机构推广，作为肺功能的补充，既适用于医生，也适用于患者自我评估哮喘控制，患者可以在家庭或医院，在就诊前或就诊期间完成哮喘控制水平的自我评估。

十、预后

哮喘的转归和预后因人而异，与正确的治疗方案关系密切。儿童哮喘通过积极而规范的治疗，临床控制率可达95%。轻症容易恢复，病情重，气道反应性增高明显，或伴有其他过敏性疾病不易控制。若长期发作而并发COPD、肺源性心脏病者，预后不良。

参考文献

[1] 李为民,刘伦旭. 呼吸系统疾病基础与临床[M]. 北京:人民卫生出版社,2017.

[2] 梁名吉. 呼吸内科急危重症[M]. 北京:中国协和医科大学出版社,2018.

[3] 陈亚红,杨汀. 慢性阻塞性肺疾病[M]. 北京:人民卫生出版社,2017.

[4] 钟南山. 呼吸病学新进展. 北京:人民军医出版社,2015.

[5] 陈荣昌. 呼吸与危重症医学[M]. 北京:人民卫生出版社,2017.

[6] 阎锡新. 呼吸衰竭[M]. 北京:人民卫生出版社,2016.

[7] 王胜昱. 实用临床呼吸治疗手册[M]. 北京:世界图书出版公司,2017.

[8] 赵建平. 呼吸疾病诊疗指南[M]. 北京:科学出版社,2016.

[9] 韩颖萍,李俊,刘勤社,实用呼吸病临床手册[M]. 北京:中国中医药出版社,2016.

[10] 王辰. 呼吸与危重症医学[M]. 北京:人民卫生出版社,2015.

[11] 李万成,姜轶. 微创呼吸病学[M]. 成都:四川科学技术出版社,2016.

[12] 胡成平,罗百灵. 呼吸科临床心得[M]. 北京:科学出版社,2016.

[13] 胡建林,杨和平. 呼吸疾病鉴别诊断与治疗学[M]. 北京:人民军医出版社,2015.

[14] 杨岚,沈华浩. 呼吸系统疾病[M]. 北京:人民卫生出版社,2015.

[15] 吴丛山,李勋光,顾锋,等. 呼吸系统疾病的检验诊断与临床[M]. 上海:上海交通大学出版社,2016.

[16] 苏惠萍. 呼吸疾病安全用药手册[M]. 北京:科学出版社,2015.

[17] 林典义. 呼吸内科疾病诊疗新进展[M]. 西安:西安交通大学出版社,2015.

[18] 白春学,蔡柏蔷,宋元林. 现代呼吸病学[M]. 上海:复旦大学出版社,2014.

[19] 梁群. 呼吸重症疾病的诊断与治疗[M]. 北京:人民卫生出版社,2014.

[20] 刘又宁. 呼吸内科学高级教程[M]. 北京:人民卫生出版社,2014.

[21] 朱惠莉,任涛,贝政平. 呼吸系统疾病诊疗标准[M]. 上海:上海科学普及出版社,2014.

[22] 李云霞,王静. 呼吸系统疾病[M]. 北京:人民卫生出版社,2014.

[23] 曾勉. 呼吸治疗及临床应用[M]. 北京:科学出版社,2014.

[24] 罗彬,吴海峰,唐全. 呼吸系统疾病诊疗技术[M]. 北京:科学出版社,2014.